普通高等教育"十一五"国家级规划教材
新世纪全国高等中医药院校规划教材

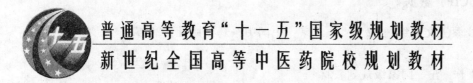

组织学与胚胎学

（新世纪第二版）

（供中医药类专业护理专业用）

主　编　蔡玉文（辽宁中医药大学）

副主编　祝彼得（成都中医药大学）

　　　　周忠光（黑龙江中医药大学）

主　审　夏蓉西（天津中医药大学）

U0335031

中国中医药出版社

·北京·

图书在版编目（CIP）数据

组织学与胚胎学/蔡玉文主编．—2版．—北京：中国中医药出版社，2007.1
（2012.7重印）

普通高等教育"十一五"国家级规划教材

ISBN 978 - 7 - 80156 - 431 - 3

Ⅰ. 组… Ⅱ. 蔡… Ⅲ. ①人体组织学-中医学院-教材 ②人体胚胎学-
中医学院-教材 Ⅳ. R32

中国版本图书馆 CIP 数据核字（2007）第 002887 号

中国中医药出版社出版

北京市朝阳区北三环东路 28 号易亨大厦 16 层

邮政编码 100013

传真 010 64405750

北京市松源印刷有限公司印刷

各地新华书店经销

*

开本 850×1168 1/16 印张 18.75 彩插 0.75 字数 445 千字

2007 年 1 月第 2 版 2012 年 7 月第 21 次印刷

书号 ISBN 978 - 7 - 80156 - 431 - 3

*

定价 26.00 元

网址 www.cptcm.com

社长热线 010 64405720

读者服务部电话 010 64065415 010 84042153

书店网址 csln. net/qksd/

全国高等中医药教材建设
专家指导委员会

《组织学与胚胎学》（新世纪第二版）编委会

再版前言

"新世纪全国高等中医药院校规划教材"是全国唯一的行业规划教材。由"政府指导，学会主办，院校联办，出版社协办"。即：教育部、国家中医药管理局宏观指导；全国中医药高等教育学会及全国高等中医药教材建设研究会主办，具体制定编写原则、编写要求、主编遴选和组织编写等工作；全国26所高等中医药院校学科专家联合编写；中国中医药出版社协助编写管理工作和出版。目前新世纪第一版中医学、针灸推拿学和中药学三个专业46门教材，已相继出版3~4年，并在全国各高等中医药院校广泛使用，得到广大师生的好评。其中34门教材遴选为教育部"普通高等教育'十五'国家级规划教材"，41门教材遴选为教育部"普通高等教育'十一五'国家级规划教材"（有32门教材连续遴选为"十五"、"十一五"国家级规划教材）。2004年本套教材还被国家中医药管理局中医师资格认证中心指定为执业中医师、执业中医助理医师和中医药行业专业技术资格考试的指导用书；2006年国家中医、中西医结合执业医师、执业助理医师资格考试和中医药行业专业技术资格考试大纲，均依据"新世纪全国高等中医药院校规划教材"予以修改。

新世纪规划教材第一版出版后，国家中医药管理局高度重视，先后两次组织国内有关专家对本套教材进行了全面、认真的评议。专家们的总体评价是："本次规划教材，体现了继承与发扬、传统与现代、理论与实践的结合，学科定位准确，理论阐述系统，概念表述规范，结构设计合理，印刷装帧格调健康，风格鲜明，教材的科学性、继承性、先进性、启发性及教学适应性较之以往教材都有不同程度的提高。"同时也指出了存在的问题和不足。全国中医药高等教育学会、全国高等中医药教材建设研究会也投入了大量的时间和精力，深入教学第一线，分别召开以学校为单位的座谈会17次，以学科为单位的研讨会15次，并采用函评等形式，广泛征求、收集全国各高等中医药院校有关领导、专家，尤其是一线任课教师的意见和建议，为本套教材的进一步修订提高做了大量工作，这在中医药教育和教材建设史上是前所未有的。这些工作为本套教材的修订打下了坚实的基础。

2005年10月，新世纪规划教材第二版的修订工作全面启动。修订原则是：①有错必纠。凡第一版中遗留的错误，包括错别字、使用不当的标点符号、不规范的计量单位和不规范的名词术语、未被公认的学术观点等，要求必须纠正。②精益求精。凡表述欠准确的观点、表达欠畅的文字和与本科教育培养目的不相适应的内容，予以修改、精练、删除。③精编瘦身。针对课时有限，教材却越编越厚的反应，要求精简内容、精练文字、缩编瘦身。尤其是超课时较多的教材必须"忍痛割爱"。④根据学科发展需要，增加相应内容。⑤吸收更多院校的学科专家参加修订，使新二版教材更具代表性，学术覆盖面更广，能够全面反应全国高等中医药教学的水平。总之，希冀通过修订，使教材语言更加精练、规范，内容准确，结构合理，教学适应性更强，成为本学科的精品教材。

根据以上原则，各门学科的主编和编委们以极大的热情和认真负责的态度投入到紧张的修订工作中。他们挤出宝贵的时间，不辞辛劳，精益求精，确保了46门教材的修订按时按质完成，使整套教材内容得到进一步完善，质量有了新的提高。

    教材建设是一项长期而艰巨的系统工程，此次修订只是这项宏伟工程的一部分，它同样要接受教学实践的检验，接受专家、师生的评判。为此，恳请各院校学科专家、一线教师和学生一如既往关心、关注新世纪第二版教材，及时提出宝贵意见，从中再发现问题与不足，以便进一步修改完善或第三版修订提高。

全国中医药高等教育学会

全国高等中医药教材建设研究会

2006 年 10 月

修订说明

　　《组织学与胚胎学》教材的修订工作是在国家中医药管理局和全国中医药高等教育学会领导下，由新世纪全国高等中医药院校规划教材建设研究会组织下进行的。修订的宗旨是使本教材更适应时代发展的需要、高等教育发展的需要和提高教材自身质量的需要。

　　本教材第一版以简明、实用、生动和便于学生自学的特点而受到广大师生欢迎，全体教材编写人员遵循教材修订会议要求，第二版教材继续为此作出了努力。

　　在内容选择上，进一步突出了实验课学生独立学习的指导内容。组织学是一门实践性很强的学科，实验课是教学的重要组成部分，在教学中占有较大比重，其主要内容是观察组织切片标本。本版教材在每章后面增加了相应的"标本观察指导"（含34种标本，15种示教），试验课的其他内容（如特殊染色切片、电镜照片、教学多媒体、模型等），各校可根据其教学资源自行设置。

　　对本教材后面30幅光镜照片，予以重新制版，提高照片的清晰度。并以"箭头、阿拉伯数字等"对主要结构加以注释，配合简要文字说明。突出了组织结构层次，在促进学生理解组织结构理论的学习中，将起到确切的引导作用。

　　修订的本版教材仍然保留了插入框，个别之处进行了修改。其内容是与本章内容相关的中医药知识或科研新成果。插入框内容不需要学生掌握，而在于对学生的启发思考、扩展知识范围，受到学生欢迎。

　　第二版教材的修订工作得到广大同行的支持和帮助，在此向他们以及所有关心和支持第二版教材修订工作的领导和朋友们致以衷心感谢。

　　教材建设是一项艰巨复杂的工程，需要在教学实践中不断补充、完善和提高。而我们编写水平有限，纰误疏漏之处在所难免。热诚欢迎同行专家、广大师生和其他读者惠予指正，并顺致谢意。

《组织学与胚胎学》编委会

2006 年 10 月

目　录

第一章
绪 论

第一节 组织学与胚胎学的研究内容和意义

组织学（histology）是研究机体微细结构及其相关功能的科学。**胚胎学**（embryology）是研究个体发生、发育及发生机制的科学。组织学与胚胎学是互相联系的两门独立学科。它们是随着显微镜的出现从宏观向微观发展形成的。一般光学显微镜下所显示的形态结构，称为光镜结构；电子显微镜下显示的结构，称为亚微结构，又称作超微结构。

依据研究方法的不同，可分为：①描述组织学和描述胚胎学：用显微镜观察机体组织结构与胚胎发生过程的形态演变。②比较组织学和比较胚胎学：是比较不同种系动物的组织结构功能与胚胎发育过程。③实验组织学和实验胚胎学：应用实验方法观察与研究细胞和组织之间的相互关系，不同生物因素或各种理化因素等对组织结构功能及生长发育的影响。④分子生物学和分子胚胎学：从分子水平探讨生命活动的物质基础及其异常变化，这些过程是基因活动的结果。

一、组织学研究内容

组织学分为基本组织和器官系统两大部分。细胞是组成机体的基本结构和功能的单位，一个成人约有 200 余种，1×10^{15} 个细胞。**细胞外基质**（extracellular matrix）也是由细胞产生的。细胞由细胞膜、细胞质和细胞核三部分构成，不同的细胞有各自的亚细胞结构特点。组成所有亚细胞结构的生物大分子，特别是核酸与蛋白质，是决定细胞形态和功能的关键因素。**组织**（tissue）是由细胞群和细胞外基质构成的。人体的组织可归纳为上皮组织、结缔组织、肌组织和神经组织四大基本类型。四种组织以不同的数量和方式组合形成器官；若干功能相关的器官构成系统。四种组织的概念虽已被广泛应用，但近年来随着组织学研究的深入，发现各类组织的来源与分化往往是多胚层的，一种组织内的细胞结构和功能也是不同的，因此，现有组织的分类法是一种归纳性的相对概念。

二、胚胎学研究内容

胚胎发育是一个连续发生、发育的过程，分为胚胎早期发育和各器官系统发育，以及遗传因素和环境因素对胚胎发育的影响，先天畸形及再生现象。研究各种先天畸形发生的原因、机理和预防措施的科学为**畸形学**（teratology）。研究通过人工介入早期生殖工程获得人们期望的新生个体的科学为**生殖工程学**（reproductive engineering）。

三、学习组织学与胚胎学的意义

组织学与胚胎学是重要的基础医学课程，与解剖学、生物学、生理学、病理学、生物化学等其他基础医学及妇产科等临床医学有着极密切的联系。医学生通过组织学与胚胎学的学习及对组织切片观察能力的培养，系统掌握人体的微细结构及发生规律，为学习其他基础和临床医学打下必备的形态学基础和基本技能。

四、组织学与胚胎学进展

当代组织学与胚胎学的研究伴随着科学技术的迅猛发展，已从经典技术的基础上逐步发展为应用各种特殊显微镜、电子显微镜、荧光技术、组织化学、免疫组织化学、组织培养、细胞融合、同位素示踪标记、蛋白与核酸的分离提取、原位杂交技术、分子重组和基因工程等多种技术手段进行综合性科学研究阶段，突破了微观结构研究领域，不仅涉及生物学等多种医学学科许多基本理论，而且与人类面临的诸多实际问题密切相关。因此，组织学与胚胎学的内容在不断充实、更新和发展，处于当代生物科学与各学科相互交叉的网络中，理论上相互关联渗透，技术上相互引用促进。近年发展的组织工程学技术，在体外已成功模拟培养出了皮肤、软骨、骨等器官和组织，使组织学第一次与临床治疗密切相关，显现出广阔的应用前景。

第二节　组织学与胚胎学的学习方法

一、突出组织学与胚胎学内容

组织学与胚胎学都要涉及组织、细胞、亚细胞和分子四个水平。在学习过程中，组织学必须紧紧围绕人体基本组织结构这个中心，即人体各系统主要器官从内向外（空腔性器官）、由表及里（实质性器官）的基本组织结构层次及排列关系。某个器官具有哪些特异性微细结构和细胞，这些组织、微细结构和细胞与本器官的功能关系如何。其次进一步明确在器官和组织中主要细胞的大小、形态结构、微细结构特点（对少部分功能重要的细胞，也须掌握其亚微结构及分子结构）及主要功能。胚胎学必须紧紧围绕个体发生与发育的基本规律与机制。虽然当代组织学与胚胎学涉及许多分子水平内容，但有关机体分子水平部分的教学将在生物化学等学科深入系统学习，在组织学与胚胎学中，只要求学生记住其名称及基本作用。

二、建立平面和立体的关系

显微镜为我们学习与了解人体结构开辟了一个新的视觉空间，但看到的切片与照片所显示的组织和细胞均为平面结构。要重视每一次实习课，每一张切片标本，认真观察教科书中每一幅插图和照片，积极培养与启动自己的空间思维能力，将看到的平面、局部的二维图像逐渐还原为事物的三维图像，完整理解它的立体结构与整体结构。

三、形态与功能的统一

组织学与胚胎学是以形态为主的科学，但其形态结构和生理功能是密切相关的。尽管组织学涉及的功能远不如生理学深入全面，但多为器官和细胞最重要的功能。所以在学习时要把形态与功能结合起来。例如红细胞内含有丰富的血红蛋白，因而才具有结合和携带氧与二氧化碳的功能；蛋白质分泌细胞内含有丰富的粗面内质网和发达的高尔基复合体，它可合成大量的蛋白质。因此，形态结构与功能密切联系是学习组织学与胚胎学的一个重要的基本方法。

学习中应时刻注意，在掌握形态结构基本知识的前提下，要善于分析、比较，善于自学参考资料，不断扩大知识面，进而达到深刻理解、融会贯通，为进一步学习其他医学基础课和临床医学奠定坚实的基础。

第三节 组织学与胚胎学的研究方法

组织学与胚胎学的研究方法种类繁多，每一类技术又包含许多分支技术。有的操作程序十分复杂，有的所用仪器极其精密，其原理涉及物理、化学、生物化学、免疫学、分子生物学等学科的知识。凡有机会应用某种研究方法的读者，必须阅读有关专著。这里仅就最基本、最常用的一些方法作简要介绍。

一、光镜技术

（一）石蜡切片术

石蜡切片术（paraffin sectioning）是经典的最常用的技术，其基本程序大致如下：

1. **取材和固定** 用蛋白质凝固剂（甲醛等）固定新鲜的组织块（一般不超过 1.0cm 大小），使其尽量保持活体时的原本结构状态。

2. **脱水和包埋** 把固定好的组织块用酒精脱尽其中的水分；由于酒精不溶于石蜡，故用二甲苯置换出组织块中的酒精；然后将组织块置于融化的石蜡中，让蜡液浸入组织细胞内，待冷却后组织具有了石蜡的硬度。

3. **切片和染色** 将包有组织的蜡块用切片机切为 $5 \sim 10\mu m$ 的薄片，贴于载玻片上，脱蜡后进行染色，以提高组织成分的反差，便于观察。最常用的染色法是**苏木精–伊红染色法**（hematoxylin – eosin staining），简称 HE 染色法。苏木精染料为碱性，主要使细胞核内的染色质与胞质内的核糖体着紫蓝色，称为**嗜碱性**（basophilia）；伊红为酸性染料，主要使细胞质和细胞外基质中的成分着粉红色，称**嗜酸性**（acidophilia）；对碱性和酸性染液亲和力都不强的结构，称为**中性**（neutrophilia）。

4. **封片** 切片经脱水等处理后，滴加树胶，用盖玻片密封保存。（彩图1）

除 HE 染色法外，还有许多种染色方法显示机体内某些结构成分。如经硝酸银处理（镀银或银染）时可将硝酸银还原，形成银的微粒附着在某组织结构上，呈棕黑色，称这种性质为**亲银性**（argentaffin）。有些组织结构本身不能使硝酸银还原，需加还原剂使硝酸银还原，称为**嗜银性**（argyrophilia）。此外，为了显示某些特殊结构成分，如雷锁新品红染色显示弹性纤维，铁苏木素染色显示骨骼肌横纹等，这些染色法习惯统称为特殊染色（彩图 8）。

（二）涂片、铺片、磨片术

血液等液体材料，可直接在载玻片上涂片，干燥后再进行固定和染色（彩图 31）。疏松结缔组织和肠系膜等薄层组织，可在载玻片上撕开展平，制成铺片，待干燥后进行固定和染色（彩图 5）。骨和牙等坚硬组织除用酸（如稀硝酸等）脱钙后再常规制成切片外，还可直接研磨成薄的磨片进行染色观察（彩图 7）。

各种标本制备过程中，组织要经过各种物理和化学试剂的处理，在标本中有时出现不是活体所固有的形态结构，这是在标本制作过程中所产生的人为现象，统称为**人工假象**（artefact）。

以上方法制备的标本一般是用普通光镜进行观察。在组织化学术，常使用荧光染料染色或作为标记物，用**荧光显微镜**（fluorescence microscope）观察。荧光显微镜以紫外线为光源，能激发染料发出荧光。在细胞培养术，一般光镜不易分辨无色透明的活细胞，用**相差显微镜**（phase contrast microscope）才能观察。相差显微镜可将活细胞不同厚度及细胞内各种结构对光产生不同折射，转换为光密度差异（明暗差），从而使镜下结构反差明显，影像清晰。

此外，还有用来观察晶体物质和纤维等结构的**偏光显微镜**（polarizing microscope），用来研究核酸的分布和定量的**紫外光显微镜**（ultraviolet microscope），以及能重建细胞三维结构，进行体视学定量分析的**共焦激光扫描显微镜**（confocal laser scanning microscope，CLSM）等。

二、电镜技术

与一般光镜相比，电镜用电子束代替可见光，用电磁透镜代替光学透镜，用荧光屏将肉眼不可见的电子束成像。

（一）透射电镜术

透射电镜术（transmission electron microscope，TEM）因用电子束穿透样品，产生物像而得名。透射电镜的分辨率为 0.1nm，放大倍数为几万到几十万倍。由于电子易散射或被物质吸收，故穿透力低，必须制备更薄的超薄切片（通常厚为 50 ~ 80nm）。其制备过程与石蜡切片相似，但要求极严格。必须在机体死亡后的数分钟内取材，组织块要小（1mm³ 以内），常用戊二醛和锇酸进行双重固定，树脂包埋，用特制的超薄切片机切成超薄切片，再经醋酸铀和柠檬酸铅等进行电子染色。

电子束投射到样品时，可随组织构成成分的密度不同而发生相应的电子散射，如电子束投射到质量大的结构时，电子被散射的多，因此投射到荧光屏上的电子少而呈暗像，电镜照片上则呈黑色，称**电子密度高**（electron dense）；反之，则称为**电子密度低**（electron lucent）。

（二）扫描电镜术

扫描电镜术（scanning electron microscope，SEM）扫描电镜用极细的电子束在样品表面扫描，将产生的二次电子用特制的探测器收集，形成电信号运送到显像管，在荧光屏上显示物体（细胞组织）表面的立体结构，可摄制成照片。

扫描电镜样品用戊二醛和锇酸等固定，经脱水和临界点干燥后，再于样品表面喷镀薄层金膜，以增加二次电子数。扫描电镜观察较大的组织表面结构，由于它的景深长，1mm 左右的凸凹不平表面也能清晰成像，故样品图像富有立体感。

三、组织化学术

组织化学术（histochemistry）是应用物理、化学、生物化学、免疫学或分子生物学原理和技术，与组织学技术相结合而产生的技术，该技术能在组织切片上定性、定位地显示某种物质的存在与否，以及分布状态。并可以应用显微分光光度计或图像分析仪等对光镜切片中该物质进行定量分析。应用这种技术于游离细胞的样品（如细胞涂片），称**细胞化学术**（cytochemistry）。

（一）一般组织化学术

一般组织化学术原理是在切片上加某种试剂，与组织中的某待检物质发生化学反应，其最终产物或为有色沉淀物，可用光镜观察；或为重金属沉淀，可用电镜观察。

1. **糖类** 最常用于显示细胞、组织内的多糖和蛋白多糖的方法是**过碘酸 – 希夫反应**（periodic acid Schiff reaction，PAS 反应）。基本原理是：糖被强氧化剂过碘酸（HIO_4）氧化后，形成多醛；后者再与无色的品红硫酸复合物（即希夫试剂）结合，形成紫红色反应产物，PAS 反应阳性部位即表示多糖的存在。

2. **酶类** 酶细胞化学技术应用广泛，细胞内酶的种类甚多，至今已有 100 多种酶的显示法。酶显示法的特点是要显示酶的活性表明酶的存在，而不是酶本身。将具有酶活性的组织切片放入含有一定底物的溶液中孵育，底物经酶的作用形成初级反应产物，后者再与某种捕捉剂相结合，形成显微镜下可视的有色反应产物，即可检出酶的存在、酶存在的部位及活性强弱。以酸性磷酸酶（Acp）显示法为例：

$$底物 \xrightarrow[37℃ \ (pH \ 5.0)]{Acp} PO_4^- \xrightarrow{+ Pb \ (NO_3)_2} Pb_3 \ (PO_4)_2 \downarrow \xrightarrow{+ \ (NH_4)_2S} PbS \downarrow$$

（β – 甘油磷酸钠） （无色初级产物） （黑色最终产物）

3. **脂类** 标本用甲醛固定，冷冻切片，用油红 O、尼罗蓝或苏丹类脂溶性染料染色，使脂类（脂肪，类脂）呈相应颜色。亦可用锇酸固定兼染色，脂类呈黑色。

4. **核酸** 显示 DNA 的传统方法为福尔根反应（Feulgen reaction）。切片先经稀盐酸处理后，使细胞内 DNA 水解，打开 DNA 分子中脱氧核糖核酸和嘌呤碱之间的连接键，使其释放出醛基再用 Schiff 试剂处理，形成紫红色反应产物。如用甲基绿 – 派若宁反应，可同时显示细胞内 DNA 和 RNA。甲基绿与细胞核中的 DNA 结合呈蓝绿色，派若宁与核仁及胞质内的

RNA 结合呈红色。

（二）免疫细胞化学术

免疫细胞化学术（immunocytochemistry）是将免疫学基本理论与细胞化学技术相结合而建立起来的新技术。主要是应用抗原与抗体特异性结合的特点，检测细胞内某些肽类和蛋白质等大分子物质的分布。肽类和蛋白质种类很多，均具有抗原性。提取动物的某些肽类或蛋白质，作为抗原注入另一种动物体内，则产生与抗原相应的特异性抗体（免疫球蛋白），从血清中提取该抗体，常用的方法为 PAP 法（彩图 30）。如使抗体与荧光素结合，则形成荧光标记抗体。常用的荧光素为**异硫氰酸荧光素**（fluorescein isothiocyanate，FITC），当用该荧光素标记抗体处理组织切片时，则与组织内的相应抗原发生特异结合，在荧光显微镜下呈黄绿色荧光部分，即为抗原，称此为荧光标记抗体法。如抗体与**辣根过氧化物酶**（horseradish peroxidase，HRP）等酶结合后，呈棕红色，可在光镜或电镜下观察，此即酶标抗体法。

（三）原位杂交术

原位杂交术（in situ hybridization）即核酸分子杂交组织化学术。其基本原理是两条核苷酸单链片段，在适宜的条件下，通过氢键结合，形成 DNA – DNA，DNA – RNA 或 RNA – RNA 双链分子的特点，应用带有标记的（有放射性同位素，如 ^{3}H、^{35}S、^{32}P 及荧光素、生物素、地高辛等非放射性物质）DNA 或 RNA 片段作为核酸探针，与组织切片或细胞内待测核酸（RNA 或 DNA）片段进行杂交，然后可用放射自显影等方法予以显示。在光镜或电镜下观察目的 mRNA 或 DNA 的存在与定位。用此技术可在原位研究细胞合成某种多肽或蛋白质的基因表达。此方法有极高的敏感性和特异性，可进一步从分子水平探讨细胞的功能表达及其调控机制，已成为当今细胞生物学、分子生物学研究的重要手段。

四、放射自显影术

放射自显影术（autoradiography，ARG）是通过活细胞对放射性物质的特异性摄入，以显示该细胞的功能状态或该物质在组织或细胞内的代谢过程。将放射性同位素或放射性同位素标记的物质注入体内，间隔一定时间后取材、制备切片，并在其上面涂以感光材料（感光乳胶或贴以照相底片），置暗处曝光，再显影、定影。结果，在放射性同位素或其标记物存在的部位，溴化银被还原为黑色的微细颗粒，可在光镜或电镜下观察，从而获知被检物质在组织或细胞内的分布及相对含量。在注入同位素标记物后，如果有规律地在若干时间段取材，则可以观察到被检物质的动态分布及变化过程。如将 ^{131}I 注入体内可以观察碘在甲状腺滤泡内的代谢情况；将 ^{3}H 标记的胸腺嘧啶核苷注入体内，就能研究蛋白质或核酸在组织、细胞内的代谢过程。

五、形态计量术

形态计量术（morphometry）是研究组织和细胞内各种有形成分的数量、体积、表面积等的绝对值或相对值的方法。研究机体某些结构的立体数值的科学，称为**体视学**（stereology）。数值以"量"的概念进一步阐述了结构与功能关系及其病理状态下发生的变化。目前常用的精密定量方法有以下几种：

（一）显微分光光度术

显微分光光度术（microspectrophotometry）是显微镜技术与分光光度技术的结合，可测出细胞内各种化学成分的含量，如测定蛋白质、酶、脂类、糖及 DNA 与 RNA 等的含量。

（二）显微荧光光度术

显微荧光光度术（microfluorometry）是利用对细胞内原有发荧光的物质，或对细胞内各种化学成分用不同荧光素标记后，进行定性、定位和定量的测量。

（三）流式细胞术

流式细胞术（flow cytometry）是一种对流体单个细胞及其他生物微粒进行快速定量分析与分选技术。同时可测量一个细胞 8 个相关参数，测速可达 5000 个细胞/秒，分选纯度可高达 99% 以上。

（四）图像分析术

图像分析术（image analysis）是把计算机、电视和数字图像处理等结合在一起的一种新技术，可快速准确地测量组织切片或电镜照片中的微细结构，通过软件程序获得各项数据。也可测量组织化学染色切片，根据染色深浅而提供该物质含量的相对数值。还可以根据连续的组织切片应用计算机进行三维重建。该仪器使用面广泛，所得数据迅速、准确。

六、细胞培养术

细胞培养术（cell culture）是把从机体取得的细胞在体外模拟体内的条件下进行培养的技术。如果培养的是组织块、器官的较大部分或全部，则分别称为组织培养术与器官培养术。细胞培养术是在无菌条件下，从机体取得活细胞，或者可供长期传代的细胞株，放入盛有营养液培养基（天然的或人工合成的）的培养瓶（板）内，在一定温度、适宜的 O_2 与 CO_2 浓度、pH 值等条件下培养。可在倒置相差显微镜下直接观察细胞的增殖、分化、运动、吞噬等动态变化，并可用显微录像或显微摄影真实地记录下活细胞的连续变化过程。应用此技术可研究各种物理因素或化学、药物等因素对活细胞的影响，获得单纯体内实验难以达到的效果。

七、组织工程

组织工程（tissue engineering）是用细胞培养术在体外模拟构建机体组织或器官的技术。组织工程主要包括以下四方面：①获取生长旺盛的细胞，即种子细胞。②准备细胞外基质，包括生物材料（如牛胶原）及无毒、可被机体吸收的人工合成高分子材料。③构建组织或器官，即有目的地把种子细胞置于细胞外基质中进行三维培养，并形成所需要的形状。④将构建物移植机体。目前正在研究构建的组织器官主要有皮肤、软骨、骨、肌腱、骨骼肌、血管及角膜等，其中以组织工程皮肤较为成功，并已应用于临床治疗烧伤、皮肤静脉性溃疡等疾病。

第二章
上皮组织

上皮组织（epithelial tissue）简称上皮（epithelium），由排列紧密、形态规则的上皮细胞与极少量的细胞外基质所组成。上皮细胞具有明显的**极性**（polarity），即细胞的不同表面在结构和功能上具有明显的差别。它们朝向身体的表面或空腔性器官的腔面，称游离面；与游离面相对的朝向深部附着于基膜上与结缔组织相连的一面，称基底面；上皮细胞之间的连接面为侧面。上皮内大都无血管，所需营养依靠结缔组织内的血管提供，营养物质透过基膜渗透到上皮细胞间隙中。上皮组织中神经末梢丰富，能感受各种刺激。上皮组织可分为被覆上皮、腺上皮、感觉上皮等。它们分别具有保护、吸收、分泌、排泄、感觉等功能。

第一节　被　覆　上　皮

被覆上皮（covering epithelium）覆盖于体表，衬贴在体腔和管腔器官内表面，根据其构成细胞的层数和镜下观察单层上皮细胞或复层上皮浅层细胞垂直切面上的形状进行分类（表2-1）。

表 2-1　　　　　　　　　　　　　被覆上皮的类型和主要分布

	上皮类型	主要分布
单层上皮	单层扁平上皮	内皮：心、血管和淋巴管的内表面
		间皮：胸膜、腹膜和心包膜的腔面
		其他：肺泡和肾小囊壁层
	单层立方上皮	肾小管、甲状腺滤泡等
	单层柱状上皮	胃、肠、胆囊、子宫等的腔面
	假复层纤毛柱状上皮	呼吸道内表面
复层上皮	复层扁平上皮	未角化的：口腔、食管和阴道的内表面
		角化的：皮肤表皮
	复层柱状上皮	眼睑结膜、男性尿道等
	变移上皮	肾盏、肾盂、输尿管和膀胱的腔面

一、单层扁平上皮

单层扁平上皮（simple squamous epithelium）是由一层很薄的扁平细胞构成。从上皮细胞表面观察，细胞呈不规则形或多边形，核椭圆形，位于细胞中央；细胞边缘呈锯齿状，互相嵌合。从垂直切面观察，细胞扁薄，胞质很少，核略突向管腔（图2-1，彩图1）。分布在心、血管和淋巴管内表面的单层扁平上皮称**内皮**（endothelium）。分布在胸膜、腹膜和心包膜表面的单层扁平上皮称**间皮**（mesothelium）。其功能主要是保持器官表面光滑，有利于物质交换和液体流动，便于内脏器官活动。

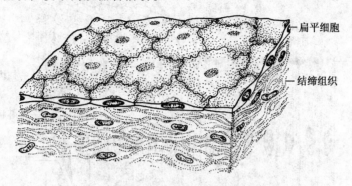

图 2-1　单层扁平上皮模式图

二、单层立方上皮

单层立方上皮（simple cuboidal epithelium）由一层近似立方形的细胞组成。从上皮细胞表面观察，每个细胞呈六角形或多角形；而在垂直切面上，细胞呈立方形，核圆形，位于中央（图 2-2）。这种上皮见于甲状腺、肾小管等处，具有吸收和分泌功能。

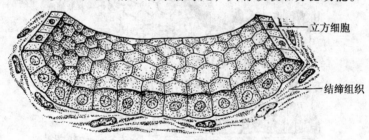

图 2-2　单层立方上皮模式图

三、单层柱状上皮

单层柱状上皮（simple columnar epithelium）由一层柱状细胞组成，表面观亦为多边形，而垂直切面上，细胞为柱状，核椭圆形，靠近细胞基底部，其长轴多与细胞长轴一致（图 2-3，彩图 2）。此种上皮分布在胃肠、胆囊和子宫等器官，具有吸收或分泌功能。在肠上皮细胞之间有许多散在的**杯状细胞**（goblet cell）。细胞形态上宽下窄似高脚酒杯状，细胞核呈三角形，染色深，近细胞基底部，细胞质内充满**黏原颗粒**（mucinogen granule），分泌的黏液为酸性糖蛋白，对上皮表面有保护作用。

四、假复层纤毛柱状上皮

假复层纤毛柱状上皮（pseudostratified ciliated columnar epithelium）主要分布在呼吸道黏膜，由柱状细胞、梭形细胞、锥形细胞和杯状细胞组成，其中柱状细胞最多。柱状细胞游离面有大量纤毛（见后述）。这些细胞形态不同，高矮不等，核的位置不在同一水平上，但所有细胞基底面都与基膜相接触。因此在垂直切面上观察貌似复层，其实是单层（图 2-4，彩图 3）。

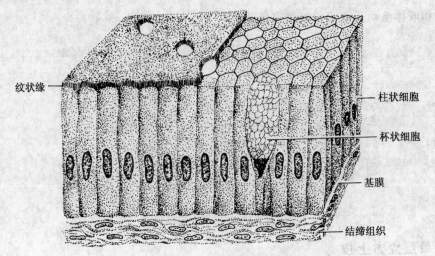

图 2 - 3　单层柱状上皮模式图

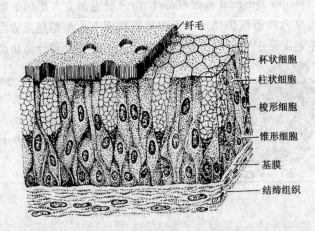

图 2 - 4　假复层纤毛柱状上皮模式图

五、复层扁平上皮

复层扁平上皮（stratified squamous epithelium）由多层细胞组成，细胞形状不一。基底层细胞呈矮柱状，中间数层细胞为多边形，浅表数层上皮细胞为扁平形并出现退化、脱落现象。这种上皮与深层结缔组织的连接凹凸不平，可增加两者的连接面积，既保证上皮组织的营养供应，又使连接更加牢固（图 2 - 5，彩图 4）。此种上皮具有很强的机械保护作用，如分布在皮肤表面的上皮细胞已无核，含有大量角蛋白，称为**角化的复层扁平上皮**（keratinized stratified squamous epithelium）。分布于口腔、食管和阴道腔面上的浅层细胞则有核，含角蛋白亦少，故称**非角化的复层扁平上皮**（nonkeratinized stratified squamous epithelium）。

六、复层柱状上皮

复层柱状上皮（stratified columnar epithelium）其浅层为一层排列整齐的柱状细胞，深层为一层或几层多边形细胞。此种上皮见于眼睑结膜和男性尿道等处。

七、变移上皮

变移上皮（transitional epithelium）分布于膀胱及排尿管道，分为表层细胞、中间层细胞和基底层细胞。其特点是细胞形状和层数随器官的收缩或扩张状态而变化。如膀胱收缩时，上皮变厚，细胞层数变多，表面细胞呈大立方形；反之，膀胱扩张时，上皮变薄，细胞层数则减少，表面细胞多呈扁平形。其表面细胞较大较厚，称盖细胞。研究认为各层细胞均附于基膜上，故变移上皮亦属假复层上皮（图2-6）。

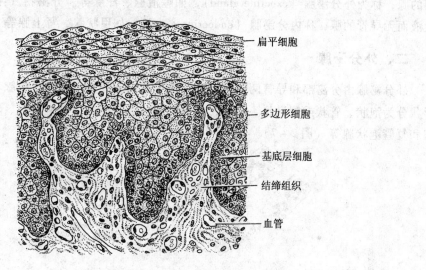

图2-5 复层扁平上皮模式图

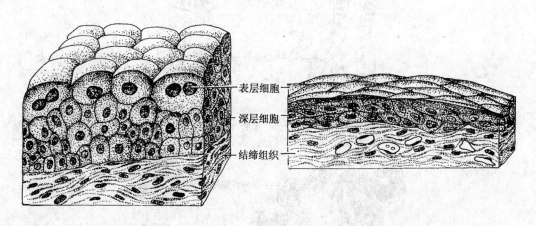

1. 膀胱收缩时 2. 膀胱扩张时

图2-6 变移上皮模式图（膀胱）

第二节　腺上皮和腺

一、腺上皮

以分泌功能为主的上皮，称腺上皮（glandular epithelium）。以腺上皮为主要成分的器官称为腺（gland）。腺细胞的分泌物有黏液、酶类和激素等。分泌物经导管排至体表或器官腔内的腺，称为**外分泌腺**（exocrine gland），如唾液腺、汗腺等。分泌物（主要为激素）释入血液而无导管的腺，称内分泌腺（endocrine gland），如甲状腺、肾上腺等（见第十四章）。

二、外分泌腺

外分泌腺由分泌部和导管两部分组成。按导管有无分支，又分为单腺和复腺。分泌部的形状分为泡状、管状或管泡状。因此，外分泌腺的形态亦分为单泡状腺、单管状腺、复泡状腺和复管泡状腺等（图2-7）。

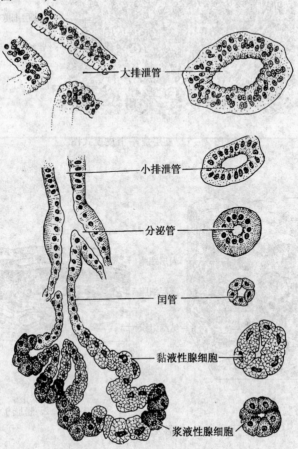

图2-7　外分泌腺的一般结构

（一）分泌部

多由一层细胞组成，中央有腺腔。泡状或管泡状的分泌部称**腺泡**（acinus）。腺细胞多呈锥体形，因分泌物不同而形态各异。在消化系统和呼吸系统中的腺细胞可分为浆液性细胞与黏液性细胞两种（图2-8）（在其他系统中的腺细胞各具特点，在各章叙述）。

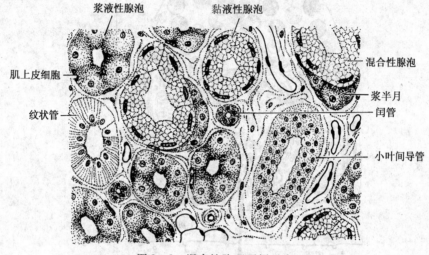

图2-8 混合性腺（下颌下腺）

1. **浆液性细胞**（serous cell） 核圆形，位于细胞基底部；顶部胞质含许多嗜酸性的分泌颗粒，称**酶原颗粒**（zymogen granule），不同的浆液性细胞含不同的酶类（如各种消化酶，见第九章）。细胞基底部胞质呈强嗜碱性，电镜下可见胞质中（尤为基底部胞质）有密集的粗面内质网，而在核上区可见较发达的高尔基复合体和电子密度高的分泌颗粒。这些均是**蛋白质分泌细胞**的超微结构特点。这些细胞器的规律分布反映了腺细胞合成与分泌蛋白质的过程（图2-9）。

2. **黏液性细胞**（mucous cell） 核扁圆形，位于细胞基底部；除核周的少量胞质呈嗜碱性染色外，大部分胞质呈泡沫状或空泡状，几乎不着色。电镜下可见基底部胞质中有一定量的粗面内质网，核上区有发达的高尔基复合体与粗大的黏原颗粒。

这两种腺细胞可以分别组成浆液性腺泡和黏液性腺泡。分泌部完全由浆液性腺泡构成的腺体，称**浆液性腺**，如腮腺、胰腺；完全由黏液性腺泡构成的腺体称**黏液性腺**，如十二指肠腺；由两种腺泡共同构成的腺体称**混合性腺**，如下颌下腺和舌下腺（图2-8，见第九章）。大部分混合性腺主要由黏液性腺组成，少量浆液性细胞位于腺泡的底部，在切片中呈半月形结构，称**浆半月**（serous demilune）。黏液性细胞间隙局部扩大，形成分泌小管，浆半月的分泌物经黏液性腺细胞间小管进入腺泡腔。在腺细胞的外方，还可见有扁平、多突起的**肌上皮细胞**（myoepithelial cell），胞质内含肌动蛋白丝，其收缩有助于分泌物的排出。

（二）导管

导管（duct）直接与分泌部连通，由单层或复层上皮构成，可将分泌部的分泌物排至体表或器官腔内。有的导管上皮细胞尚具有分泌或吸收水和电解质的功能。

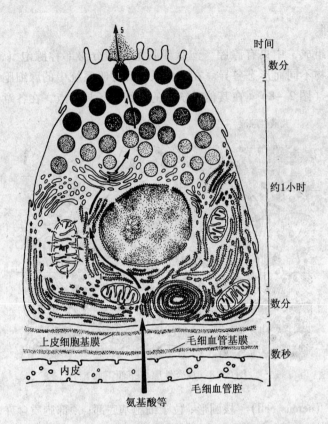

图2-9　蛋白质分泌细胞超微结构和分泌过程示意图
1. 合成　2. 输送　3. 包裹　4. 聚集　5. 排出
右侧表示每个步骤大致所需的时间

第三节　上皮细胞的特殊结构

上皮细胞具有极性,在细胞的各个面常形成与其功能相适应的特殊结构。这些细胞表面的特殊结构也可见于其他组织的细胞。

一、上皮细胞的游离面

(一) 微绒毛

微绒毛 (microvillus) 是细胞膜和细胞质共同向腔面伸出的微细指状突起。光镜下所见小肠柱状上皮的**纹状缘** (striated border) 和肾小管的**刷状缘** (brush border) 就是由密集、排列整齐的微绒毛组成 (图2-3、图2-10)。微绒毛直径约0.1μm,长度因细胞种类或细胞生理状态而有所差别。微绒毛在电镜下清晰可见,表面包绕一层细胞膜,中轴含有许多纵行微丝,微丝自微绒毛的顶部下行到达微绒毛根部,与**终末网** (terminal web) 的横行微丝相移行。终末网是微绒毛基部胞质中与细胞表面平行的微丝网,其边缘部附着于细胞的中间连接（见后述）。微丝为肌动蛋白丝，终末网中还有肌动蛋白，其收缩可使微绒毛伸长或变短。微绒毛使细胞的表面积显著增大，促进并参与细胞吸收物质的功能。

微绒毛的细胞膜外面常覆盖一层较厚的**细胞衣**（cell coat）。它是上皮细胞表面的固有结构，其化学成分主要由黏多糖与细胞外侧的糖链组成。细胞衣具有黏着、保护和物质交换的分子筛作用。此外还与细胞表面抗原性、细胞识别等相关联。

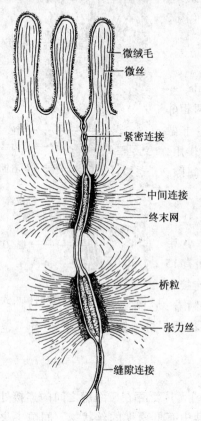

图 2 - 10　单层柱状上皮的微绒毛与
细胞连接超微结构模式图

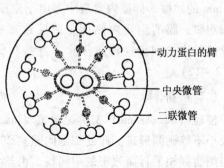

图 2 - 11　纤毛横切面超微结构模式图

（二）纤毛

纤毛（cilium）是上皮细胞游离面伸出的较长突起，具有节律性定向摆动的能力。纤毛长约 5 ~ 10μm，直径 0.2μm。电镜下可见纤毛中央有两条单独的微管，周围有 9 组二联微管（即 9 + 2 结构）（图 2 - 11），根部有一个致密颗粒称基体（basal body），基体的结构与中心粒基本相同，具有产生纤毛的功能。微管可以相互滑动，致使纤毛摆动。许多纤毛的协调摆动像风吹麦浪一样，把上皮表面黏附的颗粒物质及其黏液定向推送或排除。呼吸道的假复层纤毛柱状上皮细胞表面有大量纤毛，其摆动可将灰尘和细菌等推至咽部成痰咳出。

二、上皮细胞的侧面

上皮细胞的侧面是细胞的相邻面，细胞间隙很窄，只有少量的细胞外基质，相邻细胞之间除有少量的**钙黏蛋白**（cadherin）具有黏着作用外，在相邻细胞侧面还形成特殊结构的**细胞连接**（cell junction），细胞连接不仅存在于上皮组织细胞间，其他排列紧密的细胞间也有细胞连接。此种结构具有增强细胞间紧密结合、封闭细胞间的游离面、防止细胞间的营养物质外溢等功能。细胞连接只在电镜下才能观察到，可以分为紧密连接、中间连接、桥粒和缝隙连接等（图2–12，电镜图1）。

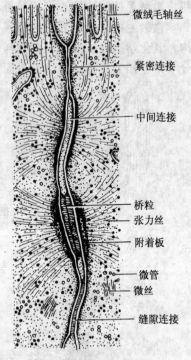

右侧标注（自上而下）：微绒毛轴丝、紧密连接、中间连接、桥粒、张力丝、附着板、微管、微丝、缝隙连接

图2–12　细胞连接结构模式图

（一）紧密连接

紧密连接（tight junction）又称**闭锁小带**（zonula occludens），位于细胞侧面的顶部，呈箍状环绕细胞。两相邻细胞外形成约2~4个点状融合，融合处无细胞间隙，非融合处有极窄的细胞间隙。此结构既可起到机械性连接作用，又可封闭细胞的游离端，防止大分子物质进入细胞间隙，也防止组织液的流失（图2–12）。

（二）中间连接

中间连接（intermediate junction）或称**黏着小带**（zonula adherens），位于紧密连接下方，相邻细胞之间有15~20nm的间隙，间隙内含有中等电子密度的丝状物连接相邻细胞膜，膜的胞质内侧面有薄层致密物质和微丝附着，微丝组成终末网。这种连接除了支持和保持细胞形状外，对细胞收缩与松弛有一定作用（图2–12）。

（三）桥粒

桥粒（desmosome）又称**黏着斑**（macula adherens），广泛存在于细胞之间的连接处，常呈大小不等椭圆形斑。此处细胞间隙宽20~30nm，其中有低密度的丝状物，间隙中央有一条与细胞膜相平行而致密的中间线，由丝状物交织而成。细胞膜的胞质面有较厚的致密物质构成的附着板，胞质中有许多直径10nm的角蛋白丝（张力丝）附着于板上，并折成袢状返回胞质中，起固定和支持作用。桥粒是一种很牢固的连接方式，像铆钉一样连接相邻细胞，在易受机械性磨擦的皮肤、食管等部位的复层扁平上皮中较多见。

（四）缝隙连接

缝隙连接（gap junction）位于桥粒的深部，是一种大的平板状连接，细胞间隙仅约3nm，内有许多间隔大致相等的连接点。在连接点处两细胞中的镶嵌蛋白相互结合，无空隙。蛋白颗粒直径约为7~9nm，由6个杆状的**连接素**（connexin）分子围成六角柱状，中央有直径约2nm的管腔，称**连接小体**（connexon）（图2–12，图2–13）。连接小体贯穿细胞膜的双层脂质，并突出于细胞表面约1.5nm，相邻两细胞膜中的连接小体对接，管腔亦相通，成为细胞间直接交通的管道。在钙离子及其他因素作用下，管道可闭合或开放，一般分子量小于1500D的物质，如离子、氨基酸、葡萄糖、cAMP等信息分子、维生素等，都可以在相邻的细胞间流通，调节细胞的分化和增殖。因此，缝隙连接又称**通讯连接**（communication junction）。

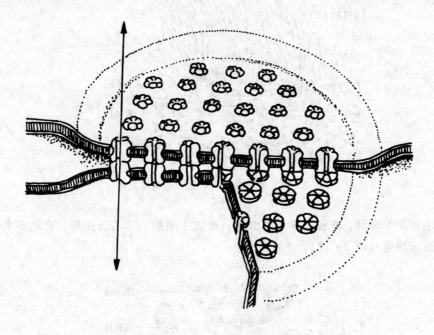

图 2-13　缝隙连接模式图

以上四种细胞连接，一般只要有两个或两个以上同时存在，即称为**连接复合体**（junctional complex）。

三、上皮细胞的基底面

（一）基膜

基膜（basement membrane）是上皮细胞基底面与深部结缔组织之间共同形成的薄膜。基膜厚度不一，但假复层纤毛柱状上皮和复层扁平上皮的基膜较厚，光镜下可见，HE 染色呈粉红色（图 2-14，彩图 3）。电镜下，基膜由基板和网板组成。**基板**（basal lamina）是由上皮细胞分泌产生，厚 50~100nm，可分两层：电子密度低的紧贴上皮细胞基底面的一薄层为**透明层**（lamina lucida），其下面电子密度较高的为**致密层**（lamina densa）。构成基板的主要成分为层粘连蛋白、IV型胶原蛋白和硫酸肝素蛋白多糖等。**网板**（reticular lamina）由结缔组织的成纤维细胞分泌产生，主要由基质与网状纤维构成。

基膜的功能是选择性地使某些物质透过，同时具有支持、连接和固着作用。基膜还能引导上皮细胞移动，影响细胞的增殖和分化。

（二）质膜内褶

质膜内褶（plasma membrane infolding）是上皮细胞基底面的细胞膜折向胞质形成的许多内褶，内褶与细胞基底面垂直，电镜下可见内褶处的胞质内含有与其平行的大量线粒体。以

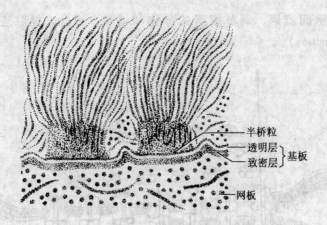

图 2 - 14　基膜和半桥粒超微结构模式图

肾的近端小管最为典型，光镜下称基底纵纹，扩大了细胞基部的表面积，有利于水和电解质等物质的迅速转运（图 2 - 15）。

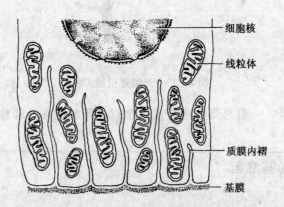

图 2 - 15　质膜内褶超微结构模式图

（三）半桥粒

半桥粒（hemidesmosome）位于上皮细胞基底面与基膜接触处。半桥粒是桥粒结构的一半，质膜内附着板上有张力丝附着，折成襻状返回胞质。半桥粒具有将上皮细胞固着于基膜上的作用（图 2 - 14）。

第四节　感　觉　上　皮

感觉上皮（sensory epithelium）是上皮组织在分化过程中，形成具有接受某种特殊感觉机能的上皮细胞。例如视觉上皮、听觉上皮、味觉上皮和嗅觉上皮等（详见各有关器官）。

标本观察指导

观察标本基本要求

1. 学生自己在显微镜下观察切片标本是学习组织学的重要环节。不仅有利于加深对所学理论内容的理解和记忆，还能训练学生的敏锐观察和准确描述所观察结构的能力。

2. 熟练应用低倍镜向高倍镜的转换，善于对实质器官由表及里、管腔器官由内向外依次观察的科学程序。

3. 观察切片时结合阅览相关教材彩图，有助于在切片中寻找到相应的典型结构。

4. 养成空间思维能力，善于将细胞、组织和器官的平面二维图像还原为立体三维构象。

5. 绘图是一项重要的学习程序。将镜下结构的典型形态、大小比例及位置关系描绘下来。HE 染色切片，用蓝铅笔画细胞核及嗜碱性结构，用红铅笔画细胞质、细胞外基质等。注意各成分色调的深浅。绘完后用拉线注明图内的主要结构、染色法、名称、日期等。

观察标本

一、单层扁平上皮（大白鼠肠系膜）

方法 铺片、镀银

肉眼 此标本是铺片，各部薄厚不一，应选择较薄的部位观察。

低倍镜 镀银染色为淡黄色。银盐沉淀在细胞外基质内形成黑色线状，将细胞轮廓显示出来。

高倍镜 细胞呈锯齿状相互嵌合，细胞排列紧密。细胞核扁圆形，不着色、较明亮，位于细胞中央。

二、单层柱状上皮（小肠）

方法 HE 染色

肉眼 标本一侧起伏不平，蓝紫色，有许多细小突起，为小肠绒毛。其余红色部分为肠壁的其他部分。

低倍镜 找到小肠绒毛，呈现纵、横、斜切面，表面被覆单层柱状上皮。大部分为柱状细胞，其中夹有杯状细胞。

高倍镜

1. 柱状细胞：垂直切面呈高柱状，界限不清；核长圆形，位于细胞基底部，其长轴与细胞长轴一致；胞质粉红色。在细胞游离面可见厚度均一、薄层红色结构，即纹状缘。

2. 杯状细胞：底部狭窄，含深染的三角形或扁圆形核；颈部膨大，充满黏原颗粒。呈空泡状。

三、复层扁平上皮（食管横切面）

方法　HE 染色

肉眼　器官管腔面染成蓝紫色的部分，即为复层扁平上皮。

低倍镜　上皮由多层细胞紧密排列而成；上皮基底侧的结缔组织呈乳头状突入上皮，二者连接处凹凸不平。

高倍镜　由深至浅逐渐观察各层上皮细胞。

1. 基底层：由一层矮柱状细胞组成；核圆形，胞质嗜碱性，染色强于其他各层细胞。

2. 中间层：为数层多边形细胞，近表层的细胞逐渐变为扁平形；核圆形或椭圆形，位于中央。

3. 表层：细胞呈扁平状，核扁平，较小；有的细胞已开始与下方细胞脱离。

四、示教

1. 假复层纤毛柱状上皮。

2. 变异上皮。

（各章标本观察指导均由蔡玉文编写）

第三章
结缔组织

结缔组织（connective tissue）是四大基本组织中形式最多样的组织，其功能复杂，但它们之间却有着共同的特点：细胞的种类多，数量少，无极性地分散在细胞外基质中，细胞外基质多由基质和纤维构成，功能多样，主要为连接、支持、保护、防御、运输和营养等。

根据结缔组织中基质的物理性状，可将结缔组织分为：基质呈胶体状的固有结缔组织，基质呈液体状的血液，以及基质呈固体状的软骨组织和骨组织三大类。

结缔组织由胚胎时期的**间充质**（mesenchyme）演变而来。间充质由间充质细胞和基质组成。间充质细胞呈星状，有突起，细胞以突起相互连接成网状。细胞核大，核仁明显，胞质弱嗜碱性（图3-1）。间充质细胞分化程度很低，有很强的分裂分化能力。在胚胎发育过程中能分化成多种结缔组织细胞、内皮细胞（endothelial cell）和平滑肌细胞等。成体的结缔组织内仍保留少量未分化的间充质细胞。

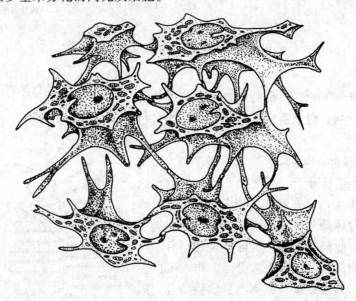

图3-1 间充质模式图

第一节 固有结缔组织

固有结缔组织（connective tissue proper）分布广泛，按其结构和功能的不同可分为疏松结缔组织、致密结缔组织、网状组织和脂肪组织。

一、疏松结缔组织

疏松结缔组织（loose connective tissue）又称蜂窝组织，广泛分布于器官之间和组织之间，具有连接、支持、防御和修复等功能。其特点是细胞种类较多而数量较少，纤维数量较少，排列稀疏，基质含量较多（图3－2，彩图5）。

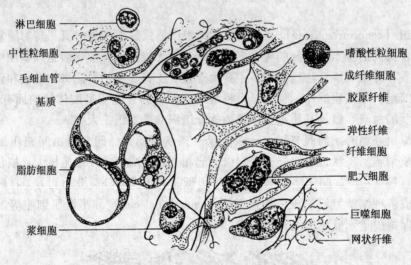

淋巴细胞
中性粒细胞
毛细血管
基质
脂肪细胞
浆细胞

嗜酸性粒细胞
成纤维细胞
胶原纤维
弹性纤维
纤维细胞
肥大细胞
巨噬细胞
网状纤维

图3－2　疏松结缔组织铺片模式图

（一）基质

基质（ground substance）是由生物大分子构成的黏稠的无定形胶状物，包括蛋白多糖和纤维粘连蛋白及组织液等。

1. 蛋白多糖（proteoglycan）　又称黏多糖，为基质的主要成分，是多糖分子与蛋白质结合成的复合物。多糖部分为糖胺多糖，又称氨基己糖多糖，由成纤维细胞产生，主要分硫酸化和非硫酸化两类。前一类主要有硫酸软骨素、硫酸角质素、硫酸肝素等；后一类为透明质酸，是曲折盘绕的长链大分子，构成蛋白多糖复合物的主干，其他糖胺多糖则与蛋白质结合，形成蛋白多糖亚单位，后者再通过结合蛋白连于透明质酸长链分子形成蛋白多糖聚合体（图3－3）。大量蛋白多糖聚合物形成有许多微小孔隙的分子筛，使基质成为限制细菌、肿瘤细胞、寄生虫等有害大分子物质扩散的防御屏障。某些能产生透明质酸酶的细菌、癌细胞等，可通过破坏基质的防御屏障而得到扩散。

2. 纤维粘连蛋白（fibronectin）　是基质中最主

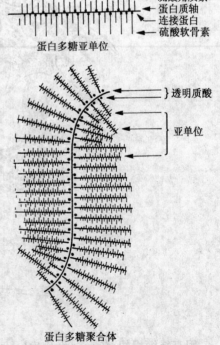

硫酸角质素
蛋白质轴
连接蛋白
硫酸软骨素

蛋白多糖亚单位

透明质酸

亚单位

蛋白多糖聚合体

图3－3　蛋白多糖分子结构模型

要的粘连性糖蛋白，具有与多种细胞、胶原及蛋白多糖相结合的化学基团，在细胞识别、黏附、迁移和增殖中有重要作用。

3. **组织液**（tissue fluid） 是从毛细血管动脉端渗出的部分血浆成分，其中含有血液中的多种营养成分。组织液经毛细血管静脉端和毛细淋巴管回流入血液或淋巴。组织液不断更新，有利于血液和组织中的细胞进行物质交换，成为细胞赖以生存的体液内环境。当组织液的渗出和回流失去平衡时，基质中的组织液含量可增多或减少，导致组织水肿或脱水。

（二）纤维

1. **胶原纤维**（collagenous fiber） 是三种纤维中数量最多的一种，由成纤维细胞产生。纤维在新鲜时呈白色，有光泽，故又称白纤维。在 HE 染色标本上，呈浅红色。纤维粗细不等，直径 1～20μm，分支交织成网。其化学成分主要是 I 型和 III 型胶原蛋白。电镜下，胶原纤维由许多平行排列的细丝组成，此细丝为**胶原原纤维**（collagen fibril），再黏合为胶原纤维。电镜下，其直径为 20～200nm，呈明暗交替的周期性横纹，横纹周期为 64nm。胶原纤维的韧性大，抗拉力强。

2. **弹性纤维**（elastic fiber） 含量较胶原纤维少，但分布很广。新鲜状态下呈黄色，又名黄纤维。在 HE 染色标本中折光性较强，着色淡红，纤维较细，直径 0.2～1.0μm，表面光滑，断端常卷曲，分支交织成网（彩图5）。电镜下，弹性纤维核心部分由电子密度较低的均质状弹性蛋白组成；外周包裹电子密度较高的**微原纤维**（microfibril），其直径为12nm，主要是原纤维蛋白。弹性纤维弹性很强，牵拉时可伸展拉长，除去外力后，又回复原状。弹性纤维和胶原纤维交织在一起，使疏松结缔组织既有弹性又有韧性。

3. **网状纤维**（reticular fiber） 是一种较细的纤维，直径 0.2～1.0μm，分支交织成网。普通 HE 染色标本不易着色，用银盐可染成黑色，故又称嗜银纤维。其主要由 III 型胶原蛋白构成，因其表面包裹有蛋白多糖和糖蛋白，故具嗜银性。电镜下网状纤维也有 64nm 的周期性横纹，与胶原纤维电镜下结构基本相同。网状纤维主要存于网状组织，也分布在结缔组织与其他组织交界处，如基膜的网板等。

（三）细胞

疏松结缔组织内有成纤维细胞、巨噬细胞、浆细胞、肥大细胞、脂肪细胞、未分化间充质细胞以及从血液中游走出的各种血细胞等。各种细胞的数量和分布随存在的部位和功能状态而不同。

1. **成纤维细胞**（fibroblast） 是疏松结缔组织中最主要的细胞。光镜下，细胞扁平不规则，有突起，胞质较丰富，呈弱嗜碱性，胞核较大，长卵圆形，着色浅，核仁明显。电镜下，胞质内含有丰富的粗面内质网、游离核糖体和发达的高尔基复合体，表明该细胞合成蛋白质功能旺盛（图3-2，图3-4）。成纤维细胞可合成和分泌胶原蛋白和弹性蛋白，构成疏松结缔组织中的各种纤维和基质。

成纤维细胞功能处于静止状态时，称纤维细胞（fibrocyte）（图3-2）。

2. **巨噬细胞**（macrophage） 是体内广泛存在的一种具有强大吞噬功能的细胞。光镜下，细胞形态多样，随功能状态而改变。功能活跃者，常伸出伪足而形态不规则，核小呈卵圆形，着色深，核仁不明显，胞浆丰富，多呈嗜酸性。当向机体内注入染料或墨汁时，巨噬

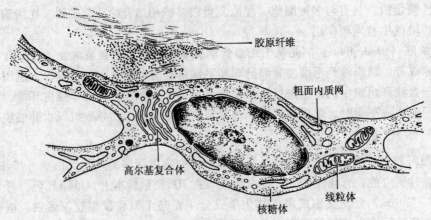

图 3-4　成纤维细胞超微结构模式图

细胞表现出活跃的吞噬功能，胞浆中可出现许多吞噬染料或墨汁的颗粒（彩图 5）。电镜下，胞质内含大量初级和次级溶酶体、吞噬体，吞饮泡和残余体，也有线粒体、高尔基体和粗面内质网。巨噬细胞来源于血液中的单核细胞。

　　巨噬细胞行使多种功能参与免疫应答。可通过特异性和非特异性吞噬功能，行使其吞噬作用；巨噬细胞参与和调节免疫应答，是一种抗原提呈细胞；巨噬细胞还有活跃的分泌功

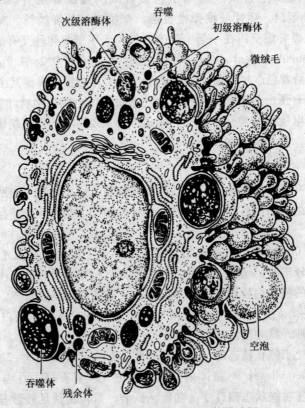

图 3-5　巨噬细胞超微结构立体模式图

能，能合成和分泌上百种生物活性物质，如溶菌酶、补体、白细胞介素-1 等，具有重要的防御功能（图 3 - 5）。

3. **浆细胞**（plasma cell） 光镜下，呈卵圆形或圆形，胞浆丰富，呈嗜碱性，核旁有一浅染区。核圆，多偏于细胞一侧，异染色质粗，多分布于核膜处，呈车轮状。电镜下，浆细胞胞质内含大量平行排列的粗面内质网和游离核糖体，浅染区内有高尔基复合体和中心体。

浆细胞合成和分泌**免疫球蛋白**（immunoglobulin，Ig）即**抗体**（antibody），参与体液免疫。浆细胞来源于 B 淋巴细胞（图 3 - 6，电镜图 2）。

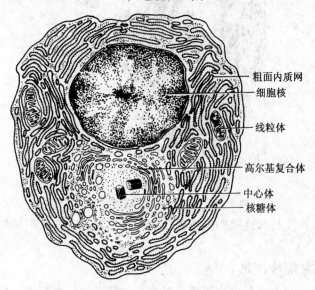

图 3 - 6 浆细胞超微结构模式图

4. **肥大细胞**（mast cell） 光镜下，细胞较大，圆形或卵圆形，胞质丰富，充满易溶于水的异染性嗜碱性颗粒，胞核小而圆，染色深，位于中央。电镜下，胞浆中充满有膜包被的板层状或指纹状颗粒，还有发达的高尔基复合体。

肥大细胞常沿小血管分布，特殊颗粒中含有肝素、组织胺和嗜酸粒细胞趋化因子等。肥大细胞还能合成白三烯（leukotriene）。肝素具有抗凝血作用，组织胺和白三烯可使平滑肌收缩和毛细血管扩张，通透性增加，引起过敏反应，如哮喘、药物过敏等（图 3 - 2，图 3 - 7，彩图 5）。嗜酸粒细胞趋化因子能吸引嗜酸粒细胞聚集到过敏反应部位。

5. **未分化间充质细胞**（undifferentiated mesenchymal cell） 是结缔组织中一些较原始细胞，形态上很难与成纤维细胞区别。它保留着间充质细胞多向分化的潜能，在炎症或创伤修复时可增殖分化为成纤维细胞，以及血管壁上的内皮细胞和平滑肌细胞。

除以上细胞外，疏松结缔组织内还可见到脂肪细胞和各种游走到组织中的血细胞，游走到结缔组织中的单核细胞将分化为巨噬细胞。

二、致密结缔组织

致密结缔组织（dense connective tissue）是一种以纤维为主要成分的固有结缔组织，纤

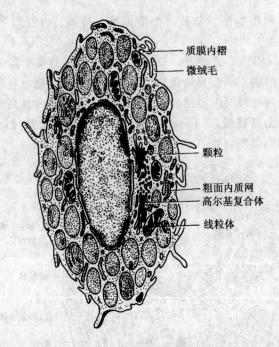

质膜内褶

微绒毛

颗粒

粗面内质网
高尔基复合体
线粒体

图 3 - 7 肥大细胞超微结构模式图

维粗大，排列紧密，以支持和连接为其主要功能。根据纤维的性质和排列方式，分为以下几种类型：

（一）规则致密结缔组织

由大量粗大而平行排列的纤维束组成，纤维束之间有成纤维细胞。如以胶原纤维束密集排列而成的肌腱、韧带等。

（二）不规则致密结缔组织

见于真皮、巩膜及许多器官的被膜等，其特点是由一些方向不一、粗大的胶原纤维彼此交织而成，纤维之间含少量基质和成纤维细胞。

（三）弹性组织

是以弹性纤维为主的致密结缔组织。粗大的弹性纤维或平行排列成束或编织成膜状，如项韧带、黄韧带、弹性动脉的中膜等。

三、脂肪组织

脂肪组织（adipose tissue）主要是由大量密集的脂肪细胞构成。脂肪细胞呈圆形，胞浆内含有一个或多个脂滴，核和细胞质被挤到细胞的边缘，呈月牙状，常规染色时因脂滴被溶解而呈空泡状。疏松结缔组织将脂肪细胞分隔成小叶，内含丰富的血管和神经。根据脂肪细胞的结构和功能的不同，脂肪组织可分为黄色脂肪组织和棕色脂肪组织两大类。黄色脂肪主要分布于皮下、网膜和系膜等处。棕色脂肪细胞内散在许多小脂滴，线粒体大而丰富，核位于细胞中央，主要分布在新生儿的肩胛间区、腋窝和颈后部等处。故脂肪组织是体内最大的贮能库，具有供能、保温、缓冲、保护、支持和软垫等作用（图 3 - 8）。

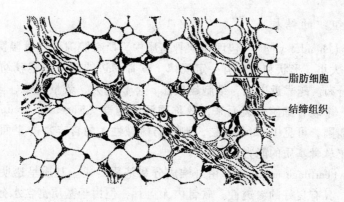

脂肪细胞

结缔组织

图 3 - 8 脂肪组织

四、网状组织

网状组织（reticular tissue）由网状细胞、网状纤维和基质组成。网状细胞（reticular cell）是星形有突起的细胞，相邻细胞突起相互连接成网，胞质丰富，粗面内质网发达，胞核较大，圆形或卵圆形，着色浅，常见 1~2 个核仁。网状细胞产生网状纤维（reticular fiber），网状纤维交织成网，是网状细胞依附的支架。网状组织主要分布于骨髓、脾、淋巴结等处。为血细胞发生和淋巴细胞发育提供适宜的微环境（图 3-9）。

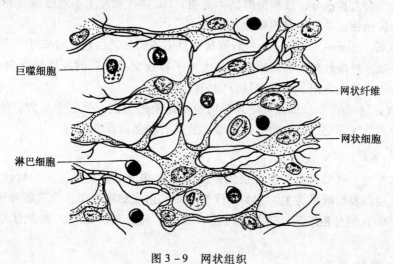

巨噬细胞

网状纤维

网状细胞

淋巴细胞

图 3-9 网状组织

第二节 软 骨 和 骨

一、软骨

软骨（cartilage）是由软骨组织及周围的软骨膜构成；而**软骨组织**（cartilage tissue）则由软骨细胞和软骨基质所构成。软骨的功能主要是支持和保护作用。

（一）软骨组织的结构

1. **软骨细胞**（chondrocyte）　包埋在软骨基质中，所在腔隙称**软骨陷窝**（cartilage lacuna）。软骨细胞的大小、形状和分布有一定规律。软骨周边的软骨细胞较幼稚，形态较小呈扁圆形，常单个分布。越靠近中央，细胞越成熟，体积越大，数量越多，多为 2~8 个聚集在一起，它们由一个软骨细胞分裂而来，故称**同源细胞群**（isogenous group）（彩图6）。成熟软骨细胞核小而圆，可见 1~2 个核仁，胞质弱嗜碱性，内含丰富的粗面内质网和高尔基复合体。具有分泌软骨基质的能力。

2. **软骨基质**（cartilage matrix）　由纤维成分和基质组成。基质呈透明凝胶状态，主要含蛋白多糖和水，具有良好的渗透性。软骨内无血管，但由于基质富含水分，通透性强，故营养物质可进入软骨组织深部。纤维成分埋于基质中，使软骨具韧性和弹性。纤维成分的种类及多少因软骨类型而异。

（二）软骨组织的类型

根据软骨基质内所含纤维成分不同，可将软骨分为透明软骨、纤维软骨和弹性软骨三类。

1. **透明软骨**（hyaline cartilage）　主要分布于肋软骨、呼吸道软骨以及关节软骨等处。透明软骨内的纤维成分主要是交织排列的胶原原纤维，由于纤维很细，且折光率与基质相近，又因基质中含大量水分，故新鲜时呈半透明，HE 染色切片上不能分辨（彩图6）。透明软骨具较强的抗压性，并有一定的弹性和韧性。

2. **纤维软骨**（fibrous cartilage）　新鲜状态呈不透明的乳白色。分布于椎间盘、关节盘和耻骨联合等处。纤维软骨内的纤维成分是大量平行或交叉排列的胶原纤维束，基质很少，软骨细胞散在于纤维束之间。故纤维软骨的韧性强大。

3. **弹性软骨**（elastic cartilage）　新鲜时呈不透明的黄色。分布于耳廓、咽喉及会厌等处。弹性软骨内含大量交织分布的弹性纤维，故具有较强的弹性。

（三）软骨膜

除关节软骨外，软骨表面被覆薄层致密结缔组织构成的软骨膜（perichondrium），分为内外两层。外层以胶原纤维为主，主要起保护作用；内层细胞较多，含有能分化为**成软骨细胞**（chondroblast）的骨祖细胞。软骨膜内还含血管、神经和淋巴管，软骨营养来自软骨膜内的血管。

（四）软骨的生长

软骨的生长分软骨膜下生长和软骨内生长两种方式，前者使软骨增厚，后者使软骨从内部生长向周围扩大。

二、骨

骨是体内坚硬的结缔组织，由骨组织、骨膜和骨髓构成。骨组织由各种类型的骨细胞和骨细胞外基质构成，是骨的结构主体。骨对机体起支持和保护作用，其内的骨髓是血发生的主要部位，此外骨还是机体钙、磷的贮存库。

（一）骨组织的结构

骨组织（osseous tissue）由细胞和钙化的细胞外基质组成。

1. **骨组织的细胞** 骨组织内有骨祖细胞、骨细胞、成骨细胞和破骨细胞等类型，骨细胞最多，位于骨组织内部，其余三种细胞均分布在骨组织边缘。

（1）**骨细胞**（osteocyte）：是一种多突起的细胞，呈扁椭圆形或星形，单个分散于骨板内或骨板间，细胞器较少，核为圆形。骨细胞胞体所在的腔隙称**骨陷窝**（bone lacuna），突起占的腔隙称**骨小管**（bone canaliculus）（彩图 7），骨陷窝借骨小管彼此相通，内含组织液，可营养骨细胞并带走代谢产物。骨细胞参与调节钙、磷代谢。

（2）**骨祖细胞**（osteoprogenitor cell）：是骨组织的干细胞，位于骨膜内。可分化为成骨细胞和成软骨细胞。

（3）**成骨细胞**（osteoblast）：分布在骨组织表面，呈立方形或矮柱状，常单层排列，核圆，胞质嗜碱性，内含大量粗面内质网和高尔基复合体。成骨细胞合成并分泌骨基质中的有机成分，形成类骨质，而自身则被包埋其中，转变为骨细胞。成骨细胞还分泌多种细胞因子，调节骨组织的形成和吸收。

（4）**破骨细胞**（osteoclast）：分布于骨组织边缘，是一种多核巨细胞，由血液多个单核细胞融合而成。核 6～50 个，胞浆嗜酸性，含丰富溶酶体和线粒体。破骨细胞释放多种水解酶和有机酸，有溶解和吸收骨基质的作用，参与骨的生长和改建。

2. **骨组织的细胞外基质** 由基质和纤维组成。**骨基质**（bone matrix）简称骨质，包括有机成分和无机成分。有机成分包括大量胶原纤维和少量基质，其中胶原纤维占 90%，化学成分主要是 I 型胶原蛋白。基质呈凝胶状，主要是蛋白多糖及复合物，具有黏合纤维的作用。无机成分又称骨盐，占干骨重量的 65% 左右，以钙、磷元素为主，其存在形式主要是羟基磷灰石结晶，呈细针状，沿胶原原纤维长轴排列并与之紧密结合，使骨基质既坚硬又有韧性。

骨质结构成板层状，称**骨板**（bone lamella），同一骨板内的胶原纤维相互平行，相邻骨板间的纤维相互垂直，这种结构形式有效地增加了骨的强度。

在长骨骨干、扁骨和短骨的表层，骨板排列规则，层数多，构成**密质骨**（compact bone）。在长骨的骨骺、扁骨和不规则骨的内部，数层不规则骨板形成大量针状或片状骨小梁，它们纵横交错成为多孔的立体网状结构，形成**松质骨**（spongy bone）。

（二）长骨的结构

长骨是器官，由骨干和骨骺构成，表面被覆骨膜和关节软骨，内部有骨髓腔，充填着骨髓。

1. **骨干** 主要由密质骨构成，在骨干的内外表层形成内环骨板和外环骨板，在中间形成哈弗斯系统和间骨板。骨干中有横穿其间的穿通管又称福尔克曼管，是血管、神经和淋巴管的通道。

（1）**环骨板**（circumferential lamella）：是围绕骨干内外表面排列的骨板，分别称为内环骨板和外环骨板。外环骨板较厚，由许多层骨板组成。内环骨板较薄，不甚规则。

（2）**哈弗斯系统**（Haversian system）：又称**骨单位**（osteon），位于内、外环骨板之间，是长骨的主要支持结构。每个哈弗斯系统呈圆筒状，由同心圆排列5~20层的哈弗斯骨板围绕中央哈弗斯管共同组成（图3-10，彩图7）。

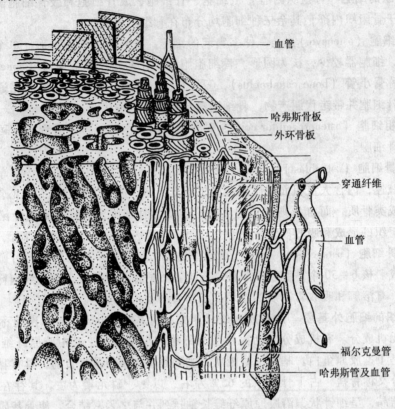

图3-10　长骨骨干结构模式图

（3）**间骨板**（interstitial lamella）：位于哈弗斯系统之间，是骨生长和改建过程中哈弗斯骨板或环骨板未被吸收的残留部分，是一些形态不规则、数量不等的平行骨板。

2. **骨骺**　主要由松质骨构成，表面有薄层密质骨，骺端的关节面上有透明的关节软骨，松质骨内的小腔隙与骨髓腔相通。

3. **骨膜**　除长骨的关节面外，骨的内、外表面均被覆结缔组织构成的骨膜，分别称骨内膜和骨外膜。**骨外膜**（periosteum）分内外两层。外层厚，纤维粗大密集，交织成网，其中有些纤维束还穿入骨质，使骨外膜与骨不易分开，称**穿通纤维**（perforating fiber）；内层薄，富含血管、神经及骨祖细胞。**骨内膜**（endosteum）很薄，由一层扁平的骨祖细胞和少量结缔组织构成，衬附在骨髓腔面及骨小梁表面。骨膜的主要功能是营养骨组织，并为骨的生长和修复提供成骨细胞。

三、骨的发生和生长

骨来源于胚胎时期的间充质。骨发生有膜内成骨和软骨内成骨两种不同方式，但其骨组织形成的过程基本相似。

（一）骨发生的基本过程

1. **骨组织的形成** 由骨祖细胞增殖分化为成骨细胞并分泌类骨质，成骨细胞被类骨质包埋转变为骨细胞，类骨质钙化形成骨组织。

2. **骨组织的吸收** 在骨组织形成的同时，破骨细胞又侵蚀溶解与吸收原有骨组织的某些部位。

骨组织的形成和吸收同时存在，处于动态平衡，保证骨的生长发育与个体的生长发育相适应。

（二）骨发生的方式

1. **膜内成骨**（intramembranous ossification） 是由间充质细胞先分化形成原始结缔组织膜，然后在此膜内成骨。额骨、顶骨等扁骨和不规则骨多以此方式发生。首先形成的骨组织部位称**骨化中心**（ossification center）。

2. **软骨内成骨**（endochondral ossification） 指在骨发生的部位先出现透明软骨的雏形，在成骨过程中，软骨逐渐被骨替换。体内大部分骨以此方式形成，如四肢骨、躯干骨等。现以长骨为例简述如下（图 3 - 11）。

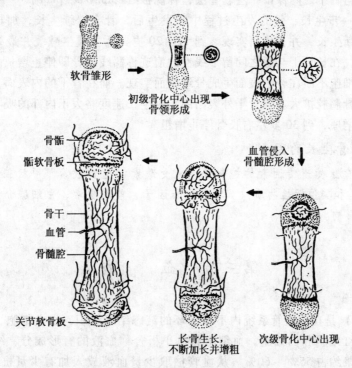

图 3 - 11 长骨的软骨内成骨示意图

（1）软骨雏形形成：在将要成骨的部位，间充质细胞分化为骨祖细胞，并继续分化为成软骨细胞。成软骨细胞生成软骨基质和纤维，自身被包埋其中成为软骨细胞。软骨细胞和软骨基质逐渐形成一块外形与将要形成的长骨相似的透明软骨，称**软骨雏形**（cartilage model）。周围的间充质分化为软骨膜。

（2）骨领形成：在软骨雏形中段，软骨膜内的骨祖细胞分化为成骨细胞，并在软骨膜下形成一层围绕软骨雏形中段的领状薄层原始骨组织，称**骨领**（bone collar）。此时软骨膜改称骨膜。

（3）初级骨化中心与骨髓腔形成：软骨雏形中央的软骨细胞停止分裂，体积增大，胞质出现空泡。其周围的软骨基质钙化，软骨细胞退化死亡。同时骨膜中的血管连同结缔组织、破骨细胞、成骨细胞、骨祖细胞等穿越骨领，进入初级骨化中心，破骨细胞消化分解退化的软骨，形成许多与软骨雏形长轴一致的隧道。成骨细胞贴附在残存的软骨基质表面成骨。这种以钙化软骨基质为中轴，表面贴附骨组织的结构称过渡型骨小梁。开始出现过渡型骨小梁的部位即为**初级骨化中心**（primary ossification center）。过渡型骨小梁的周围为初级骨髓腔，间充质细胞在此分化为网状组织，当造血干细胞进入并繁殖，即形成骨髓。

（4）次级骨化中心与骨骺形成：**次级骨化中心**（secondary ossification center）出现在骨干两端的软骨中央，时间大多在出生后数月或数年。其过程和初级骨化中心相似，骨化由中央向四周放射进行，最终由骨组织取代软骨形成骨骺。骺端表面的一层软骨始终不骨化成为关节软骨。骨骺与骨干之间保留一层软骨层，称**骺板**（epiphyseal plate）。

（5）骨的进一步生长：骨的发生过程中和发生后，骨会继续生长，加长加粗。其加长是通过骺板的不断生长，并骨化而实现。到17~20岁，骺板增生减缓并最终停止，骺板软骨被骨组织代替，在长骨干与骺之间留下线性的痕迹称骺线，骨即停止增长。骨的增粗是由骨外膜内的成骨细胞不断在骨干表面生成骨组织而实现。而在骨干的内表面，破骨细胞不断吸收骨小梁，使骨髓腔扩大。但骨干外表面的新骨生长速度略大于内部的吸收速度，这样骨干的密质骨适当增厚，到30岁左右长骨停止增粗。

（三）影响骨生长的因素

骨的生长发育除受遗传因素的控制外，也受激素（生长激素、甲状腺素等）、维生素（VitA、VitD等）和其他活性物质（如转化生长因子、前列腺素、白细胞介素-1和白细胞介素-4等）的影响。

第三节 血 液

血液（blood）是在心血管系统内不断循环的液态结缔组织，由血细胞、血小板和血浆组成。血细胞分红细胞和白细胞，血细胞和血小板合称血液的有形成分，约占血液容积的40%~45%，血浆约占55%~60%。从血管抽取少量血液放入加有少量抗凝剂的试管中，静置或离心沉淀后，血液可分出三层：上层为淡黄色的血浆，中间的薄层为白细胞和血小板，下层是红细胞。血液担负着向全身各处运送营养物质和氧的重任，同时运走机体代谢产生的废物和二氧化碳。

血液中的血细胞陆续衰老，而由红骨髓产生的新生血细胞又不断输送到外周血液中，形成动态平衡。正常情况下，血细胞的形态、数量和血红蛋白的含量都是相对稳定的。当机体出现疾病或异常情况时，血液中的细胞形态、数量等发生变化。故血液学检查是医学临床工作中诊断疾病的重要依据之一。用 Wright 或 Giemsa 染色法染血涂片，是最常用的观察血细胞形态的方法（彩图31）。血细胞形态、数量、百分比和血红蛋白含量的测定称为血象（表3-1）。

表3-1　　　　　　　　　　　血液有形成分分类和计数的正常值

血细胞	分类	正常值
红细胞		男：$(4.0 \sim 5.5) \times 10^{12}/L$
		女：$(3.5 \sim 5.0) \times 10^{12}/L$
白细胞		$(4.0 \sim 10) \times 10^9/L$
	中性粒细胞	50%～70%
	嗜酸粒细胞	0.5%～3%
	嗜碱粒细胞	0%～1%
	单核细胞	3%～8%
	淋巴细胞	25%～30%
血小板		$(100 \sim 300) \times 10^9/L$

一、血浆

血浆（plasma）是血液的液态细胞外基质，呈黏稠的淡黄色半透明状，比重约1.030，主要成分是水，占90%，其余为血浆蛋白（白蛋白、球蛋白、纤维蛋白原等）、脂蛋白、糖、酶、激素、维生素、无机盐、微量元素和各种代谢产物。若将血浆中的纤维蛋白原除掉，剩余的液体即血清（serum）。血清为淡黄清明液体，不凝固。

二、血液的有形成分

（一）红细胞

红细胞（erythrocyte，red blood cell）呈双凹盘状，直径约7.5μm，中央较薄，约1μm，边缘较厚约2μm。因此在血涂片上，红细胞中央着色比周缘浅。红细胞的这种形态特点使它具有较大的表面积，有利于细胞内外的气体交换。

成熟的红细胞外被细胞膜，无核也无任何细胞器，胞质内充满**血红蛋白**（hemoglobin，Hb），它具有结合与运输 O_2 和 CO_2 的功能。

红细胞是血液有形成分中数量最多的一种细胞，正常成年男性为 $(4.0 \sim 5.5) \times 10^{12}/L$，成年女性为 $(3.5 \sim 5.0) \times 10^{12}/L$，儿童及新生儿更多。正常成人血液中血红蛋白的含量，男性为120～150g/L，女性为110～140g/L。红细胞和血红蛋白低于正常值时，称为贫血，当红细胞破裂，血红蛋白逸出，称为**溶血**（hemolysis）。

红细胞具有一定弹性和形态可变性，它能非常灵活地变形而顺利地通过比它直径小的毛细血管。

红细胞的细胞膜上有一些镶嵌蛋白质，它们是血型抗原A和（或）血型抗原B，构成人类的ABO血型抗原系统，在临床输血中有重要的意义。

红细胞的寿命为 120 天，老化的红细胞在经过脾和肝脏时，被巨噬细胞清除。与此同时，每天都有大量新生的红细胞从骨髓进入血液，这些新生细胞内残留部分核糖体，用煌焦油蓝染色呈细网状，故称**网织红细胞**（reticulocyte），它们在外周血液中只存在 24 小时，核糖体消失，网织红细胞即完全成熟为红细胞。在成人，网织红细胞约占红细胞总数的 0.5%～1.5%，新生儿可达 3%～6%。网织红细胞计数常作为判断骨髓生成红细胞能力的指标之一，对血液病诊断、疗效判定和预后有重要意义。

（二）白细胞

白细胞（leukocyte，white blood cell）是有核的球形细胞，它们从骨髓进入外周血液后一般在 24 小时内即离开血液进入结缔组织或淋巴组织，在血管外发挥防御和免疫功能。根据白细胞质内有无特殊颗粒，可将其分为有粒和无粒两种白细胞，而有粒白细胞又可根据其特殊颗粒的染色性分为中性粒细胞、嗜碱粒细胞和嗜酸粒细胞三种（图 3 - 12）；无粒白细胞则分为单核细胞和淋巴细胞两种（彩图 31）。

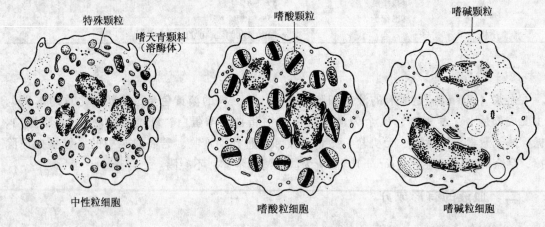

图 3 - 12　三种粒细胞电镜模式图

1. 中性粒细胞（neutrophilic granulocyte，neutrophil）　是白细胞中数量最多的一种，占白细胞总数的 50%～70%。细胞呈圆球形，直径 10～12μm，胞浆呈粉红色，充满均匀分布的细小颗粒，呈浅红或浅紫色。胞核着色深，呈杆状或分叶状，叶间有细丝相连，一般为 2～5 叶。核分叶愈多，细胞愈老。在疾病情况下，1～2 叶核的细胞百分率增高，称核左移；4～5 叶核的细胞增多，称核右移，表明骨髓造血功能障碍。

中性粒细胞的颗粒分特殊颗粒和嗜天青颗粒两种（电镜图 4）。特殊颗粒占颗粒总数 80%，颗粒较小，电镜下呈哑铃状或椭圆形，内含碱性磷酸酶、溶菌酶、吞噬素等。嗜天青颗粒约占颗粒总数的 20%，电镜下颗粒较大，呈圆形或椭圆形，电子密度高，它是一种溶酶体，内含酸性磷酸酶、髓过氧化物酶与多种酸性水解酶。两种颗粒均有膜包裹。这些颗粒中的各种酶类，具有消化、分解细菌和异物的作用。

中性粒细胞有很强的吞噬杀菌功能，吞噬对象以细菌为主，也吞噬异物。中性粒细胞吞噬处理细菌后自身也死亡，成为脓细胞。

2. **嗜碱粒细胞**（basophilic granulocyte，basophil） 数量最少，仅占白细胞总数的0%~1%，直径10~12μm。胞质内含有大小不等、分布不均的蓝紫色嗜碱颗粒。核分叶，呈"S"形或不规则形，因常被颗粒掩盖而不易看清。嗜碱颗粒内含肝素、组胺、嗜酸粒细胞趋化因子等。胞质内还有白三烯。故嗜碱粒细胞与肥大细胞一样参与过敏反应。

3. **嗜酸粒细胞**（eosinophilic granulocyte，eosinophil） 占白细胞总数的0.5%~3%，直径10~15μm，核多为两叶。胞质内充满粗大、大小相等、分布均匀的橘红色嗜酸性颗粒，电镜下，颗粒内含长方形结晶体（电镜图3）。嗜酸性颗粒是溶酶体，除含一般溶酶体酶外，还含组胺酶、芳基硫酸酯酶以及四种阳离子蛋白等。嗜酸粒细胞可吞噬异物或抗原抗体复合物，灭活组胺，从而抑制过敏反应；嗜酸粒细胞对寄生虫也有很强的杀灭作用。

4. **单核细胞**（monocyte） 是体积最大的白细胞，直径约14~20μm，占白细胞总数的3%~8%。胞质丰富，呈灰蓝色，内含许多细小的嗜天青颗粒，即溶酶体。核多呈肾形、马蹄形或扭曲折叠的不规则形，染色质呈细丝网状。嗜天青颗粒内含有过氧化物酶、非特异性酯酶、溶菌酶等。单核细胞具有活跃的变形运动能力、明显的趋化性和一定的吞噬功能。单核细胞在血液中生存1~2天，进入结缔组织分化为巨噬细胞。单核细胞还能分泌多种生物活性物质参与造血调控。

5. **淋巴细胞**（lymphocyte） 占白细胞总数的25%~30%。按其直径大小可分为小淋巴细胞、中淋巴细胞和大淋巴细胞。直径约5~20μm。而血液中以直径在5~8μm的小淋巴细胞为主，也有少量直径9~12μm的中淋巴细胞存在。13~20μm的大淋巴细胞主要在淋巴组织中。小淋巴细胞的胞质很少，仅在核周形成一窄带，具较强的嗜碱性，染成蔚蓝色。核为圆形，一侧常有浅凹，染色质浓密呈粗块状，着色深。电镜下，淋巴细胞含大量核糖体，少量粗面内质网、高尔基复合体和线粒体。

淋巴细胞不仅产生于骨髓，也产生于淋巴器官和淋巴组织。淋巴细胞是体内功能与分类最为复杂的细胞群，根据其发生来源、细胞表面标志和功能的不同，至少分三类：①**胸腺依赖淋巴细胞**（thymus dependent lymphocyte），简称T细胞，产生于胸腺，占血液中淋巴细胞的60%~80%，参与机体的细胞免疫。②**骨髓依赖淋巴细胞**（bone marrow dependent lymphocyte），简称B细胞，产生于骨髓，约占10%~15%；受抗原刺激后可分化为浆细胞，产生抗体，参与机体的体液免疫。③**自然杀伤细胞**（natural killer cell），简称NK细胞，NK细胞不借助抗体，也不需抗原刺激即能直接杀伤某些肿瘤细胞和病毒感染细胞。以上三类淋巴细胞，在血常规染色标本上不能分辨。

淋巴细胞是机体主要的免疫细胞，在机体防御疾病过程中发挥重要作用（见第八章）。

（三）血小板

血小板（blood platelet）是从骨髓巨核细胞胞质脱落下来的细胞质小块，不具有完整的细胞结构，也无细胞核。正常人血小板的数量约为（100~300）×10⁹/L。血小板呈双凸圆盘状，直径2~4μm，往往成群存在。受到刺激时则可伸出突起，呈不规则形。在血涂片上观察血小板的中央部可见到紫色颗粒，称颗粒区（granulomere）；周边部则呈浅蓝色，称透明区（hyalomere）（彩图31）。电镜下，颗粒区有特殊颗粒、致密颗粒和溶酶体等多种颗粒。其中特殊颗粒体积大，圆形，电子密度中等，内含血小板因子Ⅳ、血小板源性生长因子、凝血酶敏感蛋白等物质；致密颗粒较小、电子密度大，内含5-羟色胺、ADP、ATP、钙离子、肾上腺素等。透明区含微丝和微管，以维持血小板的形状和参与变形。血小板内还有两套小管系统，即开放小管系统和致密小管系统。前者与血小板表面相连，可增加血小板与血浆接触的面积，有利于摄取和释放物质。后者能收集Ca^{2+}和合成前列腺素等物质。

血小板在止血和凝血过程中起重要作用。当机体受伤，血管破裂时，血小板聚集在创面上形成血栓，堵塞破口或小血管管腔。血小板还可释放颗粒物质促进凝血酶生成，使血浆纤维蛋白原转变为纤维蛋白，使血液凝固。血小板寿命为7~14天。

三、血细胞发生

各种血细胞都有一定的寿命，每天都有一定数量的血细胞衰老死亡，同时又有相同数量的血细胞在骨髓中生成并释放入血，使外周血中血细胞数量维持动态平衡。

人的血细胞最初是在胚胎第3周的卵黄囊壁上血岛内生成第一代多能造血干细胞；在人胚第6周，肝开始造血，随后，第4个月，脾脏开始造血，增殖分化产生各种血细胞；从胚胎后期至出生后，骨髓成为主要的造血器官。

（一）骨髓的结构

骨髓（Bone marrow）分为红骨髓和黄骨髓，红骨髓是造血组织（hemopoietic tissue），黄骨髓是脂肪组织。胎儿和婴幼儿时期的骨髓都是红骨髓，成人的红骨髓和黄骨髓约各占一半。红骨髓主要分布在扁骨、不规则骨和长骨骺端的松质骨中。黄骨髓内仅有少量幼稚血细胞，故仍保持造血潜能。当机体需要时，可转变为红骨髓进行造血。红骨髓主要由造血组织和血窦构成。网状细胞和网状纤维构成红骨髓的网架和微环境，网眼内充满不同发育阶段的造血细胞，血窦为管腔大、形状不规则的毛细血管。造血细胞赖以生长发育的环境称**造血诱导微环境**（hemopoietic inductive microenviroment）。基质细胞是造血微环境中的重要成分，包括网状细胞、成纤维细胞、血窦内皮细胞、巨噬细胞等。

（二）造血干细胞和造血祖细胞

血细胞的发生是造血干细胞在一定因素和微环境的调节下，先增殖分化为各类造血祖细胞，再定向增殖分化成各种成熟血细胞的过程。

1. **造血干细胞**（hemopoietic stem cell）又称**多能干细胞**（multipotential stem cell）。是各种血细胞的始祖，起源于胚胎第3周卵黄囊血岛。一般认为它形态似小淋巴细胞。造血干细胞的特征是：①有很强的增殖潜能，在一定条件下能反复分裂，大量增殖；但在一般生理状态下，多数细胞处于G_0期静止状态。②具多向分化能力，在一些因素作用下能分化成不同的祖细胞。③有自我复制能力，以保持造血干细胞的恒定数量和原有特性。

2. **造血祖细胞**（hemopoietic progenitor）也称**定向干细胞**（committed stem cell）。是造血干细胞分化而来的分化方向确定的干细胞，它们在不同集落刺激因子的作用下，分化为形态可识别的各种血细胞，目前已确认的造血祖细胞有：红细胞系造血祖细胞，粒细胞单核细胞系造血祖细胞，巨核细胞系造血祖细胞等。

来源于骨髓、脐带血的造血干细胞移植可用于临床治疗血液病。

（三）血细胞发生的一般规律

各种血细胞分化发育过程一般分三个阶段：①原始阶段；②幼稚阶段（包括早幼、中幼、晚幼阶段三期）；③成熟阶段。

形态演变的一般规律是：①胞体由大变小，巨核细胞除外（由小变大）。②胞核由大变小，粒细胞的核由圆形逐渐变成杆状、分叶；红细胞的核最后消失；但巨核细胞的核由小变大，呈分叶状。核内染色质由细疏变粗密。核仁由明显渐至不明显，最后消失。③胞质由少变多，嗜碱性逐渐变弱；胞质内特殊颗粒、血红蛋白等由无到有，并逐渐增多。④细胞分裂能力从有到无，但淋巴细胞仍保持潜在分裂能力（彩图32）。

（四）各种血细胞发生的过程

1. **红细胞发生** 原始红细胞→早幼红细胞→中幼红细胞→晚幼红细胞→网织红细胞→成熟红细胞。

2. **粒细胞发生** 原始粒细胞→早幼粒细胞→中幼粒细胞→晚幼粒细胞→杆状核粒细胞→分叶核粒细胞。

3. **单核细胞发生** 原始单核细胞→幼单核细胞→单核细胞。

4. **血小板发生** 原巨核细胞→幼巨核细胞→巨核细胞→胞质块脱落→ 血小板。

5. **淋巴细胞发生** 淋巴造血干细胞→原淋巴细胞→幼淋巴细胞→淋巴细胞。

血虚证及其现代研究

中医理论认为，血液的生成主要由营气和津液转化而成。"食气入胃，脾经化汁，上奉心火，心火得之，变化而赤，是之谓血"（清·唐宗海《血证论》）。"有形之血生于无形之气"（清·汪昂《医方集解》）。气能生血是脾胃心肺肝肾各脏腑功能活动正常和协调气化的结果。血虚多因失血过多，或脾胃虚弱、血液生化乏源，或因瘀血阻滞新血不生等。临床证候多表现为面色苍白或萎黄，唇、舌、指甲色淡而无华，头晕、心悸、失眠、手足发麻，脉细无力等。治疗血虚，采用补气生血。

由于现代医学中的贫血症状属于中医血虚范畴，故通常采用造成贫血的方法制造血虚动物模型，如使外周血红细胞数减少，血红蛋白含量降低，或使动物骨髓抑制，造血干细胞及祖细胞减少，进而影响红细胞、白细胞及血小板的生成。因此可在动物模型上进行中药药理和中医理论相关的实验研究。造成血虚模型的方法有失血法、溶血法、辐射损伤法、营养和化学法等。上述方法中，失血法方法简单，但放血量可以完全相同。溶血法系利用酰苯肼的氧化作用，破坏红细胞膜，造成溶血，但如果所试药物具有较强的氧化作用，也可保护红细胞，但对补血作用的评价有干扰。另外，失血法和溶血法均作用于外周血的红细胞，不影响造血功能。辐射损伤虽能损伤骨髓，但对不同体重动物需要探索适合的照射剂量，且需要特殊设备，操作不太方便。化学损伤法简单易行，可灵活选用给药剂量、次数，例如，环磷酰胺可使骨髓造血干细胞和网织红细胞减少，脾萎缩，血细胞和血小板减少。给予小鼠一次性腹腔注射环磷酰胺（250mg/kg）后第四天，其外周血血象、骨髓有核细胞数和正常小鼠比较，均显著降低，造成骨髓抑制，造血功能受损，形成中医血虚证动物模型（骨髓抑制型）。运用血虚动物模型，对中医气血理论以及补气补血药作用及机制的研究具有重要的意义。

标本观察指导

一、疏松结缔组织（大白鼠肠系膜铺片）

方法 大白鼠腹腔注射胎盘兰，数日后取材；特殊染色。
肉眼 此标本是铺片，各部薄厚不一，应选择较薄的部位观察。
低倍镜 可见许多深染的细胞、细丝状纤维和无定形基质（纤维与细胞以外的淡粉红色区域）；还可见毛细血管网，内有红细胞。
高倍镜
1. 成纤维细胞：胞体大，有突起，细胞界限不明显；胞质呈弱嗜碱性。核较大，卵圆形。
2. 巨噬细胞：圆或卵圆形；胞质内可见大小不等、吞噬的胎盘兰颗粒。核小而圆，染色深。
3. 肥大细胞：圆形或卵圆形，胞质内含有丰富的粗大紫色颗粒，核小，常被颗粒掩盖。
4. 胶原纤维：数量多，粗大；相互交织成网，被伊红染成粉红色。
5. 弹性纤维：很细，多为单根走行，有分支，被醛复红染成紫色。

二、透明软骨（兔气管软骨）

方法 HE 染色
肉眼 在气管壁中染成紫蓝色的 C 形部分为透明软骨。
低倍镜 从软骨表面向中心顺序观察
1. 软骨膜：软骨周边的染成粉红色的薄层结缔组织。
2. 软骨组织：可见大量均质、淡蓝色的软骨基质，其中有单个或成群的软骨细胞。
高倍镜 软骨细胞 靠近软骨膜的软骨细胞较小，呈扁圆形，单个分布。软骨中央的细胞大，圆形或卵圆形，2～8 个成群分布，即同源细胞群。在基质中尚可见小空腔，是软骨陷窝，为软骨细胞脱落所致。

三、骨磨片（长骨骨干局部横切面）

方法　磨片　镀银染色

肉眼　标本凸面是骨的表面，为外环骨板所在，其对侧凹面不甚规则，为内环骨板所在，即骨髓腔面。

低倍镜

1. 外环骨板：位于骨干外侧，由平行排列的数层或十几层骨板构成，与骨干外表面平行。

2. 内环骨板：位于骨干内侧，由几层骨板构成，与骨干内表面平行。

3. 哈弗斯系统（骨单位）：位于内、外环骨板之间，成圆、卵圆或不规则形，大小不一，由环行的哈弗斯骨板同心圆围绕中央管构成。

4. 间骨板：位于哈弗斯系统之间，一些不规则的、呈弧形的骨板。

高倍镜

1. 骨陷窝：在骨板之间或骨板内，呈椭圆形黑色腔隙，为骨细胞体所在处。

2. 骨小管：由骨陷窝向四周发出的许多黑色线条，即骨细胞突起所在的腔隙。相邻骨陷窝之间的骨小管彼此相通。

四、血涂片

方法　人血液涂片 Wight 染色

肉眼　血液被涂染成粉红色薄膜，选择较薄而均匀的部位镜下观察。

低倍镜　可见大量圆形、粉红色、无核的红细胞。红细胞之间可见胞体较大、核染成紫蓝色、形态多样的白细胞。

高倍镜（或油镜）

1. 红细胞：数量多，较小，圆盘形，中央比周边染色浅，无核。

2. 白细胞：移动标本，寻找各种白细胞进行辨认。

（1）中性粒细胞　圆形，胞质浅粉色，隐约可见许多细小中性颗粒；核深染，呈杆状或分 2~5 个叶，叶间有染色质细丝相连。

（2）嗜酸性粒细胞　胞质内充满粗大、均匀的鲜红色嗜酸性颗粒；核多为 2 叶。

（3）嗜碱性粒细胞　数目极少，在标本上很难找到。胞质内含大小不等、分布不均的紫蓝色颗粒。核呈 S 形或不规则形，常被颗粒掩盖。

（4）淋巴细胞　多为小淋巴细胞，与红细胞大小相似。胞质少，天蓝色。核大，圆形，一侧常有凹陷。染色质粗密呈块状，着色深。偶可见到中淋巴细胞，其胞质较多，核着色略浅。

（5）单核细胞　胞体最大。胞质丰富，浅灰蓝色。核呈肾形、马蹄铁形或扭曲的不规则形。染色质呈细网状，染色较浅。

3. 血小板：在血细胞之间成群存在，最小，不规则形的胞质小块。中央含紫红色颗粒，周围呈淡蓝色。

四、示教

浆细胞

第四章

肌　组　织

　　肌组织（muscle tissue）是由肌细胞（muscle cell）和肌细胞间少量的结缔组织、血管、淋巴管及神经构成。肌细胞呈细长纤维形，故又称**肌纤维**（muscle fiber），肌细胞膜称**肌膜**（sarcolemma），肌细胞质称**肌浆**（sarcoplasm）。根据肌组织的形态结构和机能的不同，分骨骼肌、心肌和平滑肌三种类型，骨骼肌、心肌属**横纹肌**（striated muscle）。骨骼肌受躯体神经支配，属随意肌；心肌和平滑肌受自主神经支配，属不随意肌。

第一节　骨　骼　肌

　　骨骼肌（skeletal muscle）一般借肌腱附于骨骼，属随意肌。收缩特点为迅速有力、易疲劳。包裹在整块肌肉外面的结缔组织形成**肌外膜**（epimysium）。肌外膜的结缔组织伸入肌肉内，分隔和包裹大小不等的肌束，包裹肌束的结缔组织称**肌束膜**（perimysium），分布在每条肌纤维周围少量的结缔组织称**肌内膜**（endomysium）（图 4-1）。结缔组织对骨骼肌具有支持、连接、营养和功能调节作用。其中，骨骼肌中还有一种扁平、有突起的**肌卫星细胞**（muscle

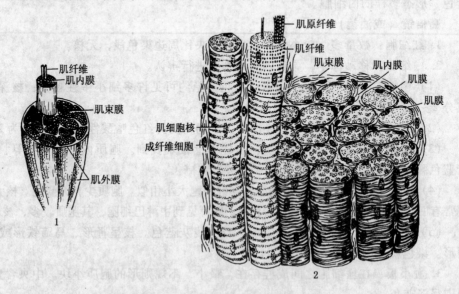

图 4-1　骨骼肌与周围结缔组织膜
1. 一块骨骼肌模式图，示肌外膜、肌束膜和肌内膜
2. 骨骼肌纤维立体模式图

satellite cell），附着在肌纤维表面。当肌纤维受损伤后，肌卫星细胞可增殖分化，参与肌纤维的修复。

一、骨骼肌纤维的光镜结构

骨骼肌纤维呈长圆柱形，直径约 10～100μm，长约 1～40mm，肌膜外面附有基膜。有多个甚至几百个核，核呈扁椭圆形，位于肌膜下。在肌浆中有沿肌纤维长轴平行排列、呈细丝样的**肌原纤维**（myofibril），直径约 1～2μm。每条肌原纤维上都有明暗相间的带，各条肌原纤维的明带和暗带都相应地排列在同一平面上，因而构成了骨骼肌纤维明暗相间的规则交替的**横纹**（cross striation）（彩图 8）。**明带**（light band）称 I 带，**暗带**（dark band）称 A 带。暗带中央有一条浅色窄带，称 H 带，H 带中央有一条较深色的 M 线。明带中央有一条较深而细的 Z 线。相邻两条 Z 线之间的一段肌原纤维称为**肌节**（sarcomere）。每个肌节由 1/2 I 带（明带）＋ A 带（暗带）＋1/2 I 带（明带）组成，它是骨骼肌纤维结构和功能的基本单位。

二、骨骼肌纤维的超微结构

（一）肌原纤维

肌原纤维由上千条粗、细两种肌丝（myofilament）构成，按长轴规律地平行排列。**粗肌丝**（thick filament）位于肌节中部，两端游离，中央借 M 线固定。**细肌丝**（thin filament）位于肌节两侧，一端附着于 Z 线，另一端伸至粗肌丝之间，并与之平行，其末端游离，止于 H 带的外侧。明带仅由细肌丝构成，H 带仅有粗肌丝，H 带两侧的暗带由粗、细两种肌丝构成。

细肌丝长约 1μm，直径 5nm，由**肌动蛋白**（actin）、**原肌球蛋白**（tropomyosin）和**肌钙蛋白**（troponin）组成。肌动蛋白由球形肌动蛋白单体连接成串珠状，并形成双股螺旋链，每个肌动蛋白单体都有一个可与粗肌丝的肌球蛋白头部相结合的位点，肌纤维处于非收缩状态时，该位点被原肌球蛋白掩盖。原肌球蛋白是由两条多肽链绞合而成的双股螺旋，首尾相连，镶嵌在肌动蛋白分子链的螺旋内。肌钙蛋白为球形，附着于原肌球蛋白分子上，可与 Ca^{2+} 相结合（图 4-2）。

粗肌丝长约 1.5μm，直径 15nm，由**肌球蛋白**（myosin）分子组成。大量肌球蛋白分子平行排列，集合成束，组成一条粗肌丝。分子尾端朝向 M 线，头部朝向 Z 线，并露于表面，形成电镜下可见的**横桥**（cross bridge）。肌球蛋白的头部具有 ATP 酶活性。当头部与细肌丝的肌动蛋白接触时，ATP 酶被激活，分解 ATP 并释放能量，使横桥屈动（图 4-2）。

（二）横小管

横小管（transverse tubule）是骨骼肌纤维的肌膜向肌浆内凹陷形成的管状结构，其走向与肌纤维长轴垂直，人与哺乳动物的横小管位于暗带与明带交界处。同一水平面上的横小管分支吻合，环绕每条肌原纤维（图 4-3），可将肌膜的兴奋迅速传至肌纤维内部。

（三）肌浆网

肌浆网（sarcoplasmic reticulum）是肌纤维中特化的滑面内质网，位于横小管之间。其中部纵行包绕每条肌原纤维，称**纵小管**（longitudinal tubule）；两端扩大呈扁囊状，称**终池**（terminal cisterna）（图4-3）。每条横小管与两侧的终池组成**三联体**（triad）。肌浆网膜上钙泵能逆浓度差把肌浆中的 Ca^{2+} 泵入肌浆网内贮存。当肌浆网膜接受兴奋后，钙通道开放，大量 Ca^{2+} 涌入肌浆。

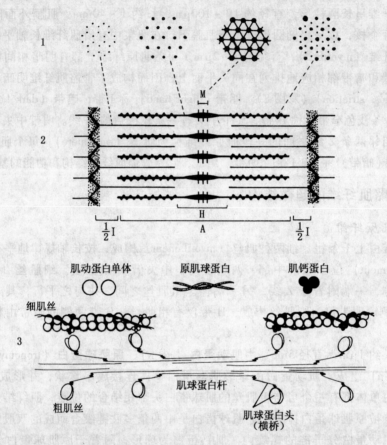

图4-2　骨骼肌肌原纤维超微结构及两种肌丝分子结构模式图

1. 肌节不同部位的横切面，示粗肌丝与细肌丝的分布　2. 一个肌节的纵切面，示两种肌丝的排列　3. 粗肌丝与细肌丝的分子结构

三、骨骼肌纤维的收缩原理

骨骼肌纤维的收缩机制为肌丝滑动原理，其收缩过程如下：①运动神经末梢将神经冲动从运动终板传递给肌膜。②肌膜的兴奋经横小管传递给肌浆网，大量 Ca^{2+} 涌入肌浆。③ Ca^{2+} 与肌钙蛋白结合，肌钙蛋白、原肌球蛋白发生构型或位置变化，暴露出肌动蛋白上与肌球蛋白头部的结合位点，二者迅速结合。④肌球蛋白头的 ATP 酶被激活，ATP 被分解并释放能量，肌球蛋白头及杆发生屈动，将肌动蛋白拉向 M 线。⑤细肌丝在粗肌丝之间向 M 线滑动，明带缩窄，H 带缩窄或消失，肌节缩短，肌纤维收缩。⑥收缩结束后，肌浆内的 Ca^{2+} 被泵回肌浆网，肌钙蛋白等恢复原状，肌纤维松弛（图4-4）。

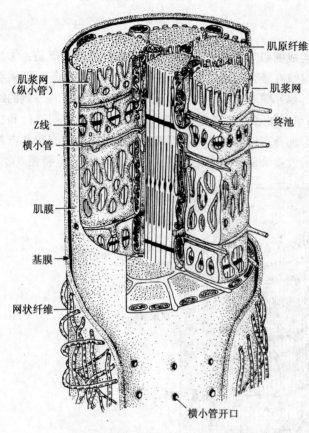

肌原纤维

肌浆网
（纵小管）

肌浆网

Z线

终池

横小管

肌膜

基膜

网状纤维

横小管开口

图 4 - 3 骨骼肌纤维超微结构立体模式图

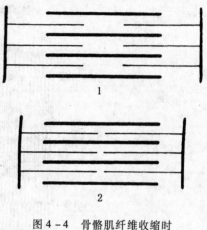

图 4 - 4 骨骼肌纤维收缩时
肌节结构变化图解
1. 肌纤维舒张 2. 肌纤维收缩

第二节 心 肌

心肌（cardiac muscle）分布于心壁和邻近心脏的大血管壁近段，其收缩特点为自动节律性、缓慢持久、不易疲劳。心肌也具有与骨骼肌纤维相同的横纹，故二者同属横纹肌。心肌受自主神经支配，属不随意肌。

一、心肌纤维的光镜结构

心肌纤维呈不规则的短圆柱状，有分支并相互吻合成网。相邻心肌纤维分支的连接处染色较深，称**闰盘**（intercalated disk）（图 4 - 5，彩图 9）。多数心肌纤维有一个核，少数有双核，核呈卵圆形，位于细胞的中央。心肌纤维也呈明暗相间的规则性横纹，核周围的胞质内含脂褐素，随年龄增长而增多。

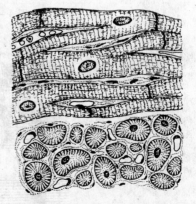

图 4 - 5 心肌纤维纵横切面

二、心肌纤维的超微结构

心肌纤维含有粗、细两种肌丝及其组成的肌节,与骨骼肌相似。心肌纤维的特点是:①肌原纤维的粗细不等、界限不清,肌原纤维间有极为丰富的线粒体及横小管、肌浆网等。②横小管较粗,位于Z线水平。③肌浆网稀疏,纵小管不发达,终池少而小,多见横小管与一侧的终池紧贴形成**二联体**(diad)。④闰盘在心肌纤维表面有紧密连接,在横位部分有中间连接和桥粒,起着牢固的连接作用,在闰盘的纵位部分有缝隙连接,利于细胞间化学信息的交流和电冲动的传导,分别使心房肌和心室肌整体的收缩和舒张同步化(图4-6,图4-7,电镜图6)。

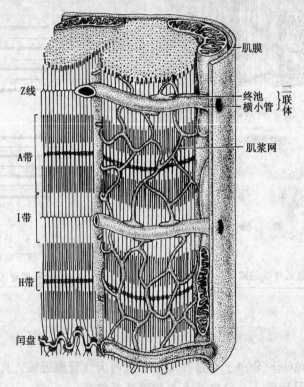

图4-6 心肌纤维超微结构立体模式图

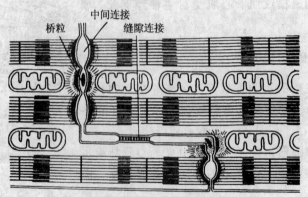

图4-7 心肌纤维闰盘超微结构模式图

第三节 平 滑 肌

平滑肌（smooth muscle）分布于消化管、呼吸道、血管等中空性器官的管壁内，属不随意肌。收缩特点为缓慢持久、不易疲劳。

一、平滑肌纤维的光镜结构

平滑肌纤维呈长梭形，细胞中央有一个杆状或椭圆形的核，常呈扭曲状，无横纹（图4-8，彩图10）。平滑肌纤维大小不均，一般长约200μm，直径约8μm。如小血管壁上的平滑肌纤维长约20μm，妊娠子宫平滑肌纤维可长达500μm。

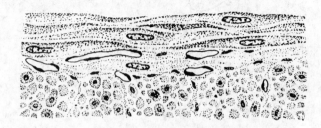

图4-8 平滑肌纵横切面

二、平滑肌纤维的超微结构

平滑肌纤维内无肌原纤维，可见大量**密斑**（dense patch）、**密体**（dense body）、中间丝、细肌丝和粗肌丝。密斑和密体的电子密度较高。密斑位于肌膜下方，密体位于肌浆内。中间丝由**结蛋白**（desmin）构成，直径10nm，形成梭形的细胞骨架（图4-9）。粗、细肌丝的数量比约为1：12。细肌丝主要由肌动蛋白组成，一端附着于密斑或密体，另一端游离，环绕在粗肌丝周围。粗肌丝由肌球蛋白构成，呈圆柱状，表面有成行排列的横桥，相邻的两行横桥屈动方向相反（图4-10）。若干条粗肌丝和细肌丝集合成束，聚集形成肌丝单位，又称收缩单位。它相当于光镜下的肌原纤维。

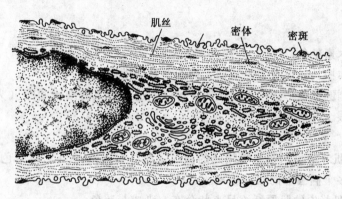

图4-9 平滑肌纤维纵切面超微结构模式图

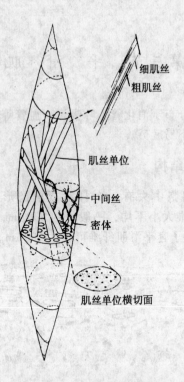

细肌丝
粗肌丝

肌丝单位

中间丝

密体

肌丝单位横切面

图 4 - 10　平滑肌纤维超微结构图解
（示两种肌丝组成的收缩单位）

　　平滑肌纤维的收缩原理与骨骼肌纤维相类似，即以粗、细肌丝间的滑动为基础。由于细肌丝以及细胞骨架的附着点密斑呈螺旋状分布，当肌丝滑动时，肌纤维呈螺旋状扭曲，长轴缩短。平滑肌纤维之间有较发达的缝隙连接，可传递信息和电冲动，引起相邻肌纤维，甚至整个肌束或肌层的同步功能活动。

标本观察指导

一、骨骼肌

　　方法　铁苏木素染色。
　　肉眼　此标本中长条形者为纵切面，椭圆形者为横切面。
　　低倍镜　规则圆形或多边性。由于肌纤维收缩造成较大的细胞间隙（为人工假象），故每条肌纤维的界限十分清楚。
　　高倍镜
　　1. 纵切面：肌纤维显示明、暗相间的横纹，肌纤维的周边可见到染色较深的线条即肌膜。肌膜下可见多个椭圆形的肌细胞核。
　　2. 横切面：肌浆内的肌原纤维呈点状分布，染成灰蓝色。

二、心肌

方法 HE 染色

肉眼 绝大部分组织呈红色，为心肌。

低倍镜

1. 纵切面：心肌纤维呈不规则的短带状，有分支，互相连接。

2. 横切面：心肌纤维成圆或不规则形，大小不等；在心肌纤维间有少量疏松结缔组织和大量毛细血管。

高倍镜

1. 纵切面：核呈卵圆形，位于细胞中央；核周胞质染色浅，有的细胞浆内可见棕色的脂褐素；肌原纤维纵行排列，也可见横纹；相邻心肌纤维的连接处，呈深红色阶梯状，为闰盘。

2. 横切面：有的心肌纤维中央可见圆形细胞核，有的未切到核，此处空白；核周胞浆丰富，染色浅；肌原纤维呈红色点状，但不易看清。

三、平滑肌

方法 小肠 HE 染色

肉眼 肠壁靠光滑面染为深红色的一厚层，即平滑肌形成的肌层。

低倍镜 可见平滑肌分为两层，一层为纵切面，另一层为横切面。

高倍镜

1. 纵切面：平滑肌纤维呈长梭形，互相交错，密集排列；一个杆状或长椭圆形核位于中央，常扭曲，染色较深；肌浆嗜酸性。

2. 横切面：平滑肌纤维呈大小不等的圆或多边形，切面较大的细胞中央可见紫蓝色圆形核，切面较小的细胞未切到核。

第五章
神经组织

由神经细胞和神经胶质细胞组成的**神经组织**（nervous tissue）是神经系统中最主要的组织成分。**神经细胞**（nerve cell）又称**神经元**（neuron），是有突起的细胞，它们具有接受刺激、传导冲动和整合信息的能力。通过神经元之间的联系，可将接受到的信息传递给相应的组织器官，以产生效应。此外有一些神经元（如丘脑下部某些神经元）具有内分泌的功能。**神经胶质细胞**（neuroglial cell）也是带有突起的细胞，数量为神经元的 10 ~ 50 倍，不具有接受刺激、传导冲动的能力，对神经元起支持、保护、营养和绝缘等作用。

第一节 神 经 元

一、神经元的形态结构

神经元是高度分化的细胞，形态多种多样，大小不一，是神经系统的结构和功能单位。神经元是由胞体和突起组成，突起又分树突和轴突两部分（图 5-1，图 5-2）。

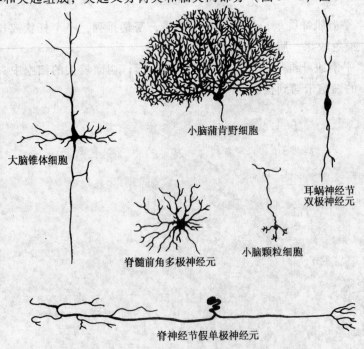

图 5-1 神经元的几种主要形态和类型

（一）胞体

神经元的胞体主要位于大脑和小脑的皮质、脑干和脊髓的灰质以及周围神经系统的神经节内，有星形、锥形、梭形和圆形等（图5-1），其大小相差悬殊，大的胞体直径可达100μm以上，而小的仅有5~6μm。胞体是神经元的营养和代谢中心，均由细胞膜、细胞质和细胞核构成（图5-2，彩图11）。

1. **细胞膜** 很薄的一层，也是脂膜结构，是可兴奋膜。具有接受刺激、处理信息和传导冲动的功能。神经元细胞膜的性质取决于膜蛋白，其中有些是受体，与相应的神经递质结合后，可使某种离子通道开放。有些膜蛋白是离子通道，按其通过的离子而命名。离子通道开关有调控机制，又称闸门机制。

2. **细胞核** 一个大而圆的核，位于胞体的中央，核膜明显，常染色质多，故着色浅，清晰可见大而圆的核仁。

3. **细胞质** 胞质内除含线粒体、高尔基复合体、溶酶体等细胞器外，还含有丰富的尼氏体和神经原纤维两种特征性结构。

（1）**尼氏体**（Nissl body）：光镜下强嗜碱性，位于胞体和树突内（图5-3，彩图11）。电镜下，尼氏体由发达的粗面内质网和游离核糖体构成（图5-4）。不同神经元尼氏体的数量、形态和大小不同，如脊髓前角运动神经元尼氏体呈粗大的斑块状，数量较多，而脊神经节内神经元的尼氏体呈细颗粒状。尼氏体具有活跃的合成蛋

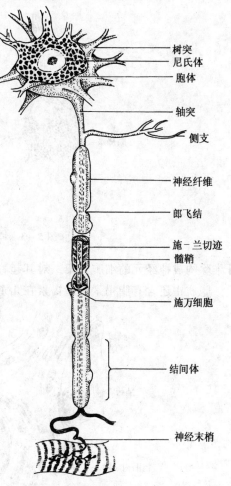

图 5-2　运动神经元模式图

树突
尼氏体
胞体
轴突
侧支
神经纤维
郎飞结
施-兰切迹
髓鞘
施万细胞
结间体
神经末梢

白质的功能。主要有更新细胞器所需的结构蛋白、合成神经递质所需的酶类以及肽类的神经调质。**神经递质**（neurotransmitter）是神经元向其他神经元或效应细胞传递的化学信息载体，一般为小分子物质，在神经元的轴突终末合成。**神经调质**（neuromodulator）一般为肽类，能增强或减弱神经元对神经递质的反应，起调节作用。

尼氏体的含量可随生理与病理状态不同而改变。当神经元损伤、过度疲劳或衰老时，均可引起尼氏体数量的减少、解体甚至消失。当损伤修复或有害因素消除后，尼氏体又可重新恢复。因此尼氏体是神经元机能状态的一种标志。

（2）**神经原纤维**（neurofibril）：在镀银染色切片，可见神经原纤维在胞体内，呈棕黑色细丝，交错排列成网，并伸入树突和轴突内，直达神经末梢（图5-2）。电镜下由神经丝和微管构成。**神经丝**（neurofilament）是由神经丝蛋白构成的一种中间丝（图5-4）。神经原

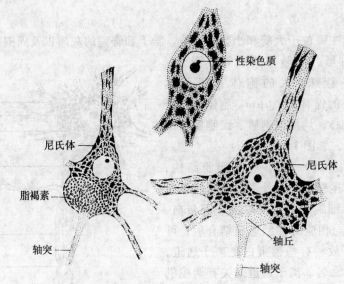

图 5 - 3　神经元胞体光镜示尼氏体

　　纤维除构成神经元的细胞骨架，对其起着支持作用外，微管还参与物质运输。

　　胞质中还含有脂褐素，脂褐素在儿童 5～6 岁时出现并随年龄增长而增多。

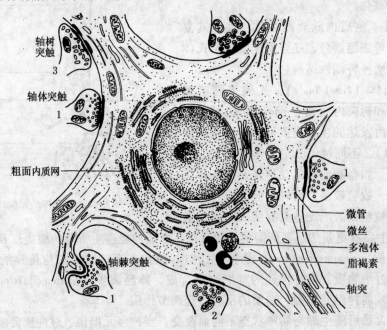

图 5 - 4　多极神经元及其突触超微结构模式图

1. 突触小体内有圆形清亮小泡，内含乙酰胆碱　2. 突触小体内有颗粒型
小泡，内含单胺类　3. 突触小体内有扁平清亮小泡，内含甘氨酸等

（二）突起

1. **树突**（dendrite） 每个神经元有一至多个树突，大多数神经元为多个树突。从胞体发出的突起较粗，逐渐变细，并多有分支，形如树枝状，故称树突（图5-2），在分支上常可见大量棘状的短小突起，称**树突棘**（dendritic spine）。树突和树突棘极大地扩展了神经元接受刺激的表面积。树突表面是细胞膜，树突内胞质的结构与胞体相似。树突的功能主要是接受刺激将信息传入细胞体。

2. **轴突**（axon） 每个神经元只有一个轴突，一般由胞体发出，长短不一，长者可达1m以上，短者仅数微米，直径变化不大，发出的侧枝常与轴突呈直角。光镜下胞体发出轴突的部位常呈圆锥形，称**轴丘**（axon hillock），轴丘内无尼氏体，故染色淡（图5-3）。轴突表面的胞膜称**轴膜**（axolemma），内含的胞质称**轴质**（axoplasm）。轴丘和轴质内有大量微管、神经丝和细长的线粒体，还有滑面内质网、微丝和小泡。微管、微丝和神经丝之间均有横桥连接，构成轴质中的网架。轴突内无粗面内质网、游离核糖体和高尔基复合体，故不能合成蛋白质。轴突所需的蛋白质和酶是由胞体内合成后输送到轴突的。轴突内的物质运输称**轴突运输**（axonal transport）。

轴突起始段长约$15\sim25\mu m$，电镜下见此处轴膜较厚，膜下有电子密度高的致密层。此段轴膜易引起电兴奋，常是神经元产生神经冲动的起始部位，神经冲动形成后沿轴膜向终末传递，因此轴突的主要功能是传导神经冲动。

轴突与胞体之间进行着物质交换，胞体内新形成的神经丝、微丝和微管缓慢地向轴突终末延伸，称为慢速轴突运输。此外还有一种快速（双向）轴突运输。如轴膜更新所需的蛋白质、合成神经递质所需的酶，含神经调质的小泡、线粒体等。由胞体向轴突终末输送，称快速顺向轴突运输。而轴突终末内的代谢产物或由轴突终末摄取的物质（蛋白质、小分子物质或由邻近细胞产生的神经营养因子等）逆向运输到胞体，则称快速逆向轴突运输。某些病毒或毒素（如狂犬病毒、脊髓灰质炎病毒、带状疱疹病毒和破伤风毒素等）也可通过逆向轴突运输迅速侵犯神经元胞体。

二、神经元的分类

根据神经元的形态、功能和释放的递质的种类有以下几种分类方法。

（一）按神经元的突起数量分类

1. **假单极神经元**（pseudounipolar neuron） 从胞体发出一个突起，距胞体不远处呈"T"形分支；一支进入中枢神经系统，称中枢突；另一支分布到周围的其他器官，称周围突。中枢突传出冲动，是轴突；周围突接受刺激，称为树突，但因其细而长，在形态上与轴突不能分辨，故也被称作轴突（图5-1）。

2. **双极神经元**（bipolar neuron） 有两个突起，即树突和轴突各一个（图5-1）。

3. **多极神经元**（multipolar neuron） 有一个轴突和多个树突。多极神经元在人体内数量最多（图5-1）。

（二）按神经元轴突的长短分类

1. 高尔基 I 型神经元（Golgi type I neuron）　是具有长轴突的大神经元。轴突最长可达 1m 以上。

2. 高尔基 II 型神经元（Golgi type II neuron）　是具有短轴突的小神经元。轴突短的仅数微米。

（三）按神经元的功能分类

1. 感觉神经元（sensory neuron）　又称传入神经元（afferent neuron），多为假单极神经元，可接受体内、外的化学或物理性刺激，并将信息传向中枢。

2. 运动神经元（motor neuron）　又称传出神经元（efferent neuron），一般为多极神经元，将神经冲动传递给肌细胞或腺细胞，产生效应。

3. 中间神经元（interneuron）　主要为多极神经元，位于前两种神经元之间，起信息加工和传递作用。动物越进化，中间神经元越多。人的中间神经元占神经元总数的 99% 以上，在中枢神经系统内构成复杂的神经元网络，是学习、记忆和思维的基础。

（四）按神经元释放的神经递质和神经调质的化学性质分类

1. 胆碱能神经元。

2. 去甲肾上腺素能神经元。

3. 胺能神经元。

4. 氨基酸能神经元。

5. 肽能神经元等。

第二节　突　　触

单独的神经元不能完成接受刺激、传导冲动的功能 ，必须有许多神经元密切联系，相互衔接共同完成一项功能活动。

神经元与神经元之间或神经元与效应细胞之间的传递信息的结构部位称**突触**（synapse）。通过它的传递作用实现神经元与神经元之间的通讯，故突触也是一种细胞连接方式，最常见的是一个神经元的轴突终末与另一个神经元的树突、树突棘或胞体连接，分别形成轴－树突触、轴－棘突触或轴－体突触，还有轴－轴突触、树－树突触等（图 5－4，图 5－5）。

突触可分为化学突触与电突触两大类。

一、化学突触

化学突触（chemical synapse）以神经递质作为传递信息的媒介，即一般所说的突触，是神经系统中最常见的。光镜下，镀银染色标本中可见神经元胞体或树突表面有杵状或环扣状的膨大，称突触小体（图 5－5）。电镜下，突触由**突触前成分**（presynaptic element）、**突**

触间隙（synaptic cleft）和**突触后成分**（postsynaptic element）三部分构成（电镜图5）。突触前、后成分彼此相对的胞膜，分别称突触前膜和突触后膜，两者之间有宽 15～30nm 的突触间隙。突触前成分一般是神经元的轴突终末，呈球状膨大。

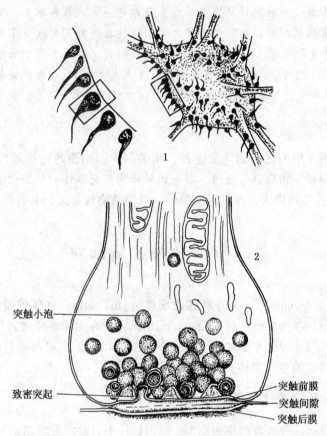

图 5－5 突触结构

1. 突触示意图(镀银染色示突触小体)　2. 化学突触超微结构模式图

突触前成分（或突触小体）内含许多**突触小泡**（synaptic vesicle），还有少量线粒体、微丝和微管等。突触小泡内含神经递质或神经调质。小泡的大小和形状颇不一致，所含递质不同。扁平的清亮小泡含递质多为氨基酸类，圆形清亮小泡多是含乙酰胆碱，小颗粒型小泡则是含单胺类递质，大颗粒型小泡往往是含神经肽的突触小泡。突触小泡表面附有一种蛋白质，称**突触素**（synapsin），它把小泡与细胞骨架连接在一起。突触前后膜胞质内有一些致密物质附着（图 5－5）。突触前膜和突触后膜比一般细胞膜略厚，突触后膜中有特异性的神经递质的受体以及离子通道。

当神经冲动沿轴膜传导到轴突终末时，可引起突触前膜上的 Ca^{2+} 的通道开放，Ca^{2+} 由细胞外进入突触前成分内，在 ATP 的参与下使突触素发生磷酸化。磷酸化的突触素降低了它与突触小泡的亲和力而与小泡分离，致使突触小泡脱离细胞骨架，移至突触前膜并与之融合，通过出胞作用释放小泡内容物到突触间隙。突触后膜中的受体与特异性神经递质结合后，膜内离子通道开放，改变突触后膜两侧的离子分布，使突触后神经元（或效应细胞）出现兴奋性或抑制性突触后电位。使突触后膜发生兴奋的突触称兴奋性突触，使突触后膜发生抑制的称抑制性突触。突触的兴奋或抑制，取决于神经递质及其受体的种类。神经递质在产生效应后，立即被相应的酶灭活或吸入突触终末内被分解，迅速消除该神经递质的作用，保证传递的灵敏性。

一个神经元可以通过突触把信息传递给许多其他神经元或效应细胞，如一个运动神经元可同时支配上千条骨骼肌纤维。而一个神经元也可以通过突触同时接受来自许多其他神经元的信息，如小脑的蒲肯野细胞（一种大型神经元）的树突上有数十万个突触。在这些突触信息中，兴奋性和抑制性的均有。如果兴奋性突触活动的总和超过抑制性突触活动的总和，并足以刺激该神经元的轴突起始段产生神经冲动时，该神经元表现为兴奋；反之，则为抑制。

二、电突触

电突触主要指两个细胞之间的缝隙连接。相邻两个细胞膜的连接蛋白，形成微细的通道，可容纳小分子和离子物质直接通过，以电讯号作为信息载体，从突触前到突触后直接传导冲动。其特点是传导速度快，并可双向传导，低等动物较常见，而哺乳动物及人则少见。

第三节 神经胶质细胞

神经胶质细胞（neuroglial cell）亦称胶质细胞（glial cell）。神经胶质细胞虽形态各异，但都有突起，无树突和轴突之分。体积较小，无尼氏体，亦无传导冲动的功能。在神经元与神经元之间，神经元与非神经细胞之间，除了突触部位以外，一般都被神经胶质细胞分隔、绝缘，以保证信息传递的专一性和不受干扰。

一、中枢神经系统的神经胶质细胞

四种中枢神经系统的神经胶质细胞在 HE 染色切片中，除室管膜细胞外，其他三种细胞不易区分。用不同的镀银染色法则能显示中枢神经系统各种胶质细胞的形态（图 5-6）。

（一）星形胶质细胞

星形胶质细胞（astrocyte）是最大的一种神经胶质细胞。细胞呈星形，核圆或卵圆形，较大、染色较浅。胞质内含有胶质丝（glial filament），是由胶质原纤维酸性蛋白构成的一种中间丝，参与细胞骨架的组成。从胞体发出的突起伸展充填在神经元胞体及其突起之间，起支持和绝缘作用。有些胞突末端扩大形成脚板（end feet），在脑和脊髓表面形成胶质界膜（glial limitans）（图 5-7），或贴附在毛细血管壁上，构成血-脑屏障（blood-brain barrier）的神经胶质膜。星形胶质细胞能分泌神经营养因子（neurotrophic factor），维持神经元的生存及其功能活动。在脑和脊髓损伤时，星形胶质细胞可增生，形成胶质瘢痕填补缺损。星形胶质细胞分为两种：

1. 纤维性星形胶质细胞 多分布于脑和脊髓的白质，其突起长而直，分支较少，胞质内富含胶质丝。

2. 原浆性星形胶质细胞 多分布在脑和脊髓的灰质，突起较短粗，分支较多，胞质内胶质丝较少，常包围神经元的胞体。

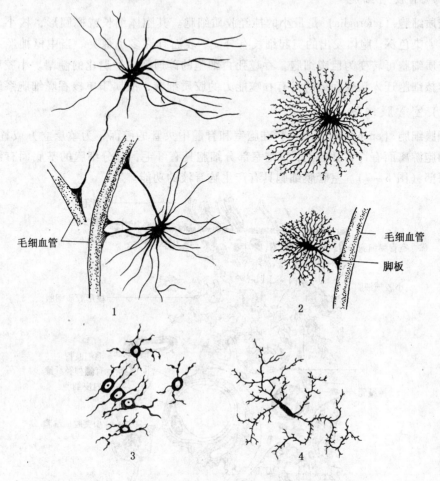

图 5-6　中枢神经系统胶质细胞
1. 纤维性星形胶质细胞　2. 原浆性星形胶质细胞
3. 少突胶质细胞　4. 小胶质细胞

　　脑源性神经营养因子、神经营养素、睫状神经营养因子和胶质细胞源性神经营养因子等，统称神经营养因子，它们都是类似神经生长因子作用的蛋白质。当这些因子缺乏时，有可能导致神经系统产生某些疾病，或导致受损伤的神经元轴突再生失败。最近的科学研究显示，神经营养因子及其基因转染对神经系统损伤和疾病具有潜在的治疗作用。

（二）少突胶质细胞

　　少突胶质细胞（oligodendrocyte）分布于神经元胞体附近及轴突周围。胞体较星形胶质细胞小，胞核卵圆形，染色质致密。在银染标本中，少突胶质细胞的突起较少（图 5-7）。在电镜下，可见其突起末端扩展成扁平薄膜，包卷神经元的轴突形成髓鞘，少突胶质细胞参与形成中枢神经系统的髓鞘（图 5-6，图 5-9）。

（三）小胶质细胞

小胶质细胞（microglia）是最小的神经胶质细胞。其胞体细长或椭圆形，核小，呈扁平或三角形，染色深。胞体发出的突起细长有分支，表面有许多小棘突。当中枢神经系统损伤时，小胶质细胞可转变为巨噬细胞，吞噬死亡细胞的碎屑及变性退化的髓鞘。小胶质细胞是由血液单核细胞迁入演变而成的具有吞噬能力的胶质细胞，故属于单核吞噬细胞系统。

（四）室管膜细胞

室管膜细胞（ependymal cell）衬在脑室和脊髓中央管的腔面，为单层立方或柱状上皮，故名。细胞游离面有许多微绒毛，仅脑室部分细胞具有纤毛，部分细胞的基底面有细长的突起伸向深部（图5-7）。室管膜细胞具有产生脑脊液的功能。

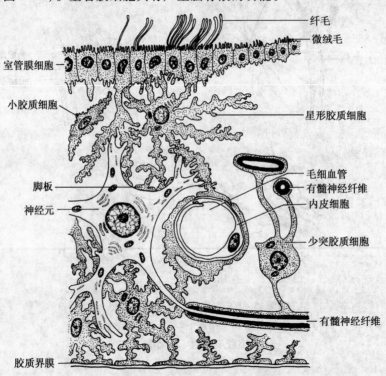

图5-7　中枢神经系统胶质细胞与神经元和毛细血管的关系图解

二、周围神经系统的神经胶质细胞

（一）施万细胞

施万细胞（Schwann cell）参与周围神经系统中神经纤维的构成。施万细胞沿着轴突排列成串包绕轴突（图5-2，图5-10），并形成有髓神经纤维的髓鞘。施万细胞膜外有一层基膜，能分泌神经营养因子，促进受损伤的神经元存活及其轴突再生，起支持和诱导作用。

（二）卫星细胞

神经节内的神经元胞体外被一层扁平或立方细胞包裹，称**卫星细胞**（satellite cell）（图6-

9）。其核为圆形或卵圆形，染色深，细胞外表面有一层基膜，对神经节细胞有保护和支持作用。

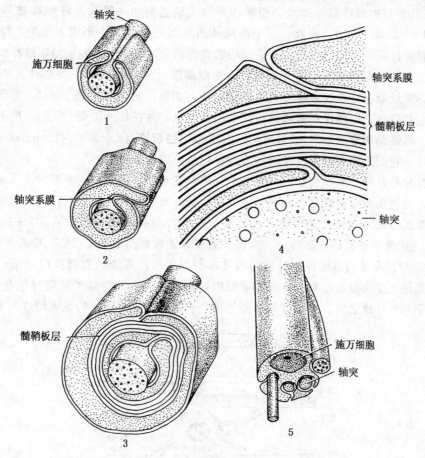

图 5-8　周围神经系统的髓鞘形成超微结构模式图
1.2.3. 髓鞘发生过程　4. 有髓神经纤维超微结构　5. 无髓神经纤维超微结构

第四节　神经纤维和神经

一、神经纤维的结构及分类

神经纤维（nerve fiber）由神经胶质细胞包裹神经元的轴突或感觉神经元的长树突构成。包裹周围神经纤维的胶质细胞是施万细胞。包裹中枢神经纤维的胶质细胞是少突胶质细胞。根据神经胶质细胞是否形成**髓鞘**（myelin sheath），可将其分为**有髓神经纤维**（myelinated nerve fiber）和**无髓神经纤维**（unmyelinated nerve fiber）两类。

（一）有髓神经纤维

1. 周围神经系统的有髓神经纤维一个施万细胞包裹一段轴突或长树突，相邻的施万细胞不完全连接，位于神经纤维上的这一部位较狭窄，称**郎飞结**（Ranvier node）（图5-2，图5-10），此部位的轴膜部分裸露。相邻两个郎飞结之间的一段神经纤维称**结间体**（internode）（图5-2，图5-10），因此，一个结间体的外围部分即为一个施万细胞。髓鞘是由施万细胞细胞膜包裹一段轴突或长树突呈同心圆包卷而成。电镜下见髓鞘呈明暗相间的板层状（图5-8）。髓鞘的化学成分主要是脂蛋白，称**髓磷脂**（myelin），其中类脂约占80%，其余为蛋白质。常规染色标本仅见残留的网状蛋白质，而脂类被溶解（图5-10，彩图12）。如用锇酸固定和染色，则能保存髓磷脂，使髓鞘呈黑色，并在其纵切面上见到一些不着色的漏斗形斜裂，称**髓鞘切迹**（incisure of myelin）或**施－兰切迹**（Schmidt－Lantermann incisure）（图5-10），它们是施万细胞内外侧胞质间穿越髓鞘的狭窄通道。

在有髓神经纤维的形成过程中，首先是伴随轴突生长，施万细胞表面凹陷成纵沟，轴突陷入纵沟，沟两侧的细胞膜贴合形成轴突系膜。此后轴突系膜不断伸长并旋转卷绕轴突，结果在轴突周围形成许多同心圆环绕的板层膜，即髓鞘。由此可见髓鞘（图5-1，图5-8，图5-10）是由施万细胞的胞膜构成，而胞质被挤到髓鞘的内外侧及两端，即靠近郎飞结处。

2. 中枢神经系统的有髓神经纤维结构基本与周围神经系统的有髓神经纤维相同，但形成髓鞘的细胞是少突胶质细胞。少突胶质细胞的多个突起末端的扁平薄膜可包卷多个轴突，其胞体位于神经纤维之间。中枢有髓神经纤维外表面无基膜，髓鞘内也无切迹（图5-9）。

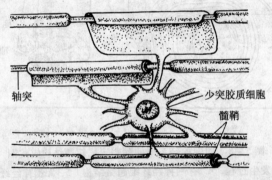

图5-9　少突胶质细胞与中枢有髓神经纤维关系模式图

（二）无髓神经纤维

1. 周围神经系统的无髓神经纤维轴突较细，其施万细胞为不规则的长柱状，表面有数量不等、深浅不同的纵沟，纵沟内有较细的轴突，施万细胞的膜不形成髓鞘包裹它们。因此，一条无髓神经纤维可含多条轴突。由于相邻的施万细胞衔接紧密，故无郎飞结（图5-8）。

2. 中枢神经系统的无髓神经纤维轴突外面没有特异性的神经胶质细胞包裹，轴突裸露地走行于有髓神经纤维或神经胶质细胞之间。

神经纤维的功能是传导神经冲动，这种电流的传导是在轴膜进行的。有髓神经纤维的神经冲动呈跳跃式传导，其传导速度快，这是由于有髓神经纤维的髓鞘含大量类脂而具有疏水性，在组织液与轴膜间起绝缘作用。髓鞘的电阻也比轴膜高得多，而电容却很低，因此，电流只能使郎飞结处的轴膜（能与组织液接触）产生兴奋。所以轴突起始段产生的神经冲动，必须通过郎飞结处的轴膜传导，即从一个郎飞结跳到下一个郎飞结。有髓神经纤维的轴突越

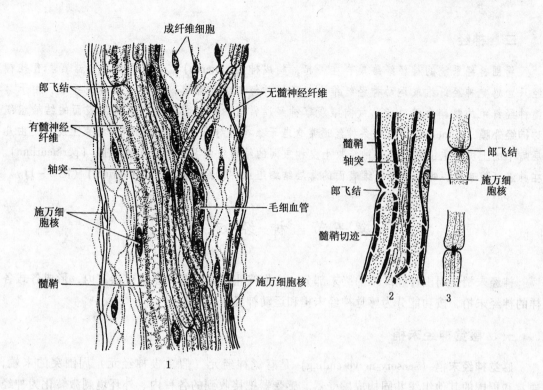

图 5 - 10　周围神经纤维

1. 神经铺片示有髓和无髓神经纤维　2. 锇酸固定染色示髓鞘与髓鞘切迹　3. 镀银法示郎飞结

粗，其髓鞘也越厚，结间体越长，则神经冲动跳跃的距离就越大，传导速度越快。无髓神经纤维因无髓鞘和郎飞结，神经冲动只能沿轴膜连续传导，因此其传导速度慢。

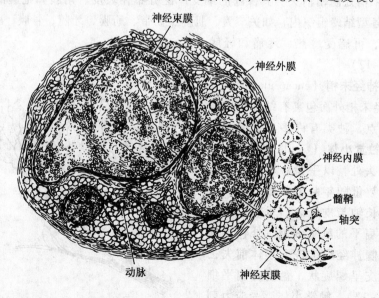

图 5 - 11　坐骨神经横切面（示神经外膜、神经束膜、神经内膜）

二、神经

周围神经系统的神经纤维集合在一起，构成**神经**（nerve），分布到全身各器官。有些神经只含感觉神经纤维或运动神经纤维，但多数神经二者均兼有，还有植物神经纤维。由于有髓神经纤维的髓鞘含髓磷脂，故肉眼观察神经通常呈白色。包裹在一条神经表面的结缔组织称**神经外膜**（epineurium）。一条神经通常含若干条神经纤维束，其表面有神经束上皮，是由几层扁平的上皮细胞围绕形成。神经束上皮和束间的结缔组织共同构成**神经束膜**（perineurium）。在神经纤维束内，每条神经纤维表面的薄层结缔组织称**神经内膜**（endoneurium）（图5-11）。

第五节　神经末梢

神经末梢是周围神经纤维的终末部分，它们终止于全身各种组织或器官内，形成各式各样的神经末梢，按功能分为感觉神经末梢和运动神经末梢两类。

一、感觉神经末梢

感觉神经末梢（sensory nerve ending）是感觉神经元（假单极神经元）周围突的末端，通常和周围的其他组织共同构成感受器。感受器把接收到的各种内、外环境刺激转化为神经冲动，通过感觉神经纤维传至中枢，产生感觉。

按形态结构可以分为以下两类：

1. **游离神经末梢**（free nerve ending）　由较细的有髓或无髓神经纤维的终末反复分支而成。在接近末梢处髓鞘消失，其裸露的细支广泛分布在表皮、角膜和毛囊的上皮细胞之间，或分布在各型结缔组织内，如关节囊、肌腱、韧带、筋膜、牙髓、骨膜、脑膜、血管外膜和真皮等处，可感受冷热、疼痛和轻触的刺激（图5-12）。

2. **有被囊神经末梢**（encapsulated nerve ending）　神经末梢外面包裹有结缔组织被囊是它们的特点，种类有许多，常见的有以下几种：①**触觉小体**（tactile corpuscle）：分布在真皮乳头处，以手指、足趾的掌侧皮肤内最多，数量随年龄增长而递减。形态呈卵圆形，长轴与皮肤表面垂直，小体内有许多横列扁平的触觉细胞，外包结缔组织被囊。有髓神经纤维进入小体前失去髓鞘，轴突分支呈螺旋状，盘绕在扁平细胞之间（图5-13）。触觉小体感受应力刺激，产生触觉。②**环层小体**（lamellar cor-

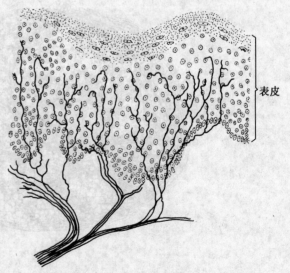

表皮

图5-12　皮肤表皮内的游离神经末梢

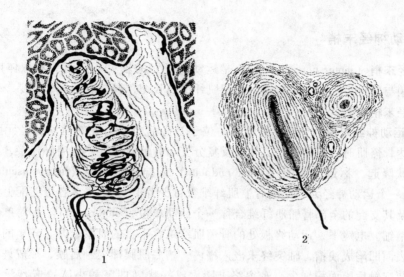

图 5 - 13 被囊神经末梢
1. 触觉小体 2. 环层小体

puscle)：广泛分布在皮下组织、腹膜、肠系膜、骨膜、韧带和关节囊等处。环层小体体积较大，呈卵圆形或圆形，中央有一条均质状的圆柱体，小体的被囊有数十层同心圆排列的扁平细胞（图 5 - 13）。有髓神经纤维进入小体后失去髓鞘，裸露的轴突穿行于小体中央的圆柱体内。环层小体感受较强的应力，参与产生压觉和振动觉。③**肌梭**（muscle spindle）：是分布在骨骼肌内的梭形结构，表面有结缔组织被囊。内含4～14条较细的骨骼肌纤维，称梭内肌纤维。梭内肌纤维的核成串排列，或集中在肌纤维的中段而使该处膨大，梭内肌纤维肌浆多，而肌原纤维较少。感觉神经纤维进入肌梭前失去髓鞘，其轴突分成多支，分别呈环状包绕梭内肌纤维的中段，此外，肌梭内也有运动神经末梢，分布在肌纤维的两端，肌梭属于本体感受器，主要感受肌纤维伸缩变化，在调节骨骼肌的活动中起重要作用（图 5 - 14）。

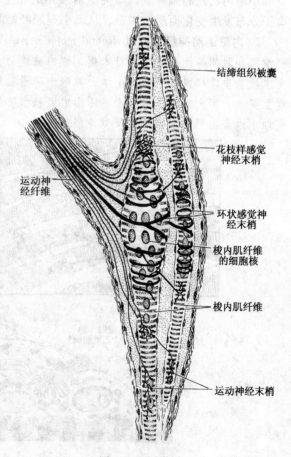

结缔组织被囊

花枝样感觉神经末梢

运动神经纤维

环状感觉神经末梢

梭内肌纤维的细胞核

梭内肌纤维

运动神经末梢

图 5 - 14 肌梭

二、运动神经末梢

运动神经末梢（motor nerve ending）是运动神经元的轴突在肌组织和腺体内的终末结构，神经末梢与邻近组织构成效应器，支配肌纤维的收缩，调节腺细胞的分泌。分为躯体和内脏运动神经末梢两类。

1. **躯体运动神经末梢**　分布于骨骼肌。位于脊髓前角或脑干的运动神经元胞体发出的长轴突，抵达骨骼肌时失去髓鞘，其轴突反复分支与骨骼肌纤维建立突触连接，此连接区域呈椭圆形板状隆起，称**运动终板**（motor endplate）或**神经肌连接**（neuromuscular junction）（图 5 - 15）。一个运动神经元支配的骨骼肌纤维数目少者 1～2 条，多者可支配上千条。一个运动神经元及其支配的全部骨骼肌纤维合称一个运动单位（motor unit）。运动单位越小，产生的运动越精细。电镜下，运动终板处的骨骼肌纤维含丰富的肌浆，并有较多的细胞核和线粒体，肌膜表面凹陷成浅槽，轴突终末嵌入槽内，槽底肌膜即突触后膜，形成许多皱褶，称为连接襞，使突触后膜面积增大。轴突终末膨大成杵状（即突触小体）嵌入浅槽，轴突终末膨大处，含有许多乙酰胆碱的圆形突触小泡（图 5 - 15）。当神经冲动到达运动终板时，突触小泡内乙酰胆碱释放，与突触后膜中的相应受体结合后，使肌膜（突触后膜）两侧的离子分布发生变化而产生兴奋，从而引起肌纤维收缩。

2. **内脏运动神经末梢**（visceral motor nerve ending）　分布于心肌、各种内脏及血管的平滑肌和腺体等处的运动神经末梢，称内脏运动神经末梢。这类神经纤维较细，无髓鞘，分支末段呈串珠样或呈膨大的小体，贴附于平滑肌纤维表面或穿行于腺细胞之间，与效应细胞建立突触。膨大的小体内有许多圆形或颗粒型突触小泡，圆形突触小泡含乙酰胆碱；颗粒型突触小泡含去甲肾上腺素或肽类神经递质。

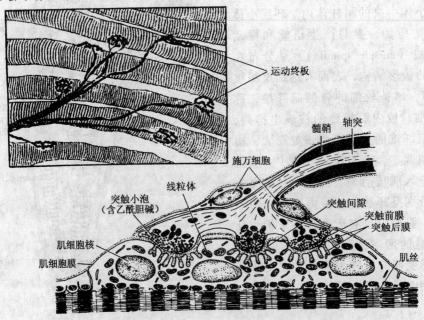

图 5 - 15　运动终板（左上图氯化金染色，骨骼肌铺片；右下图超微结构模式图）

中药与神经纤维再生

　　周围神经损伤时，神经纤维发生溃变，施万细胞大部分质膜（髓鞘）被分解，但细胞极少死亡。施万细胞能吞噬溃变物质，还可进行增殖，在损伤处形成细胞桥，连接断端的神经纤维，并在基膜管形成细胞索。细胞桥与细胞索均有引导再生及轴突生长的作用。施万细胞能合成和分泌神经生长因子。这些物质由轴突逆行运输到神经元胞体，诱导其再生。施万细胞是促进轴突再生的一个十分重要的因素。再生的轴突中，若没有施万细胞，轴突就不能生长或生长缓慢。

　　有些学者通过体外实验证明，一些中药如柴胡、茵陈、山药、白术等具有促进施万细胞分泌神经营养因子的功能，进而促进神经纤维的再生和修复。动物实验证明，在大鼠外周神经离断损伤模型中，镜下观察中药组大鼠较其他造模组大鼠的髓鞘化程度更高，神经纤维再生速度增快，排列整齐规则。临床应用于坐骨神经损伤、面神经麻痹等也有一定的疗效。

　　此实验作为初步的尝试，随着研究的深入定会有可喜的进步。

标本观察指导

一、神经元

方法　猫的脊髓 HE 染色。

肉眼　此标本为脊髓横切面，中央可见深染的蝴蝶型结构，为中央灰质，其宽大的两端为前角，运动神经元即在此处。周围淡染部分为白质。

低倍镜　在脊髓前角，可见许多染成蓝色、体积较大、带突起的神经元，为运动神经元。其周围大量体积较小的细胞核为神经胶质细胞的细胞核。

高倍镜

1. 胞体：较大，多个突起；核大而圆，居中，淡染，核仁大而明显。胞质中充满蓝紫色不规则块状强嗜碱性的尼氏体。
2. 树突：含有尼氏体的突起。
3. 轴突：无尼氏体的突起。

二、有髓神经纤维

方法　坐骨神经 HE 染色

肉眼   长条状的为纵切面，圆形为横切面。

低倍镜

1. 纵切面：可见大量有髓神经纤维平行排列；由于标本制作过程中发生收缩现象的缘故，平行的神经纤维呈波浪状，选择一平整、清晰的部位在高倍镜下观察。

2. 横切面：标本最外围为结缔组织，称神经外膜，其中可见大小不等的呈圆形的切面是神经束，包绕神经束的结缔组织称神经束膜。

高倍镜

1. 纵切面：

（1）可见每条神经纤维的轴突染色较深，位于中央。

（2）施万细胞呈竹节状包在轴突外周。

①较厚呈粉红色细网状。

②郎飞结位于两个施万细胞邻接处，此处神经纤维略窄，髓鞘中断，呈十字状；在光镜下，不易分辨出郎飞结处的一小段裸露的轴突。

③细胞核呈长椭圆形，多位于细胞中段、髓鞘外方的少量胞质内。两个相邻郎飞结之间的一段神经纤维称为结间体。

2. 横切面：神经纤维之间有少量结缔组织，可见圆形或卵圆形的成纤维细胞核。

三、突触

方法   脊髓 镀银染色

高倍镜   在神经细胞胞体和突起的表面及周围有许多扣状、圆点状的黑色结构，其一端呈线状结构为神经纤维末端，膨大成扣状、圆点状结构即突触。

四、示教

1. 运动终板。
2. 环层小体。
3. 触觉小体。

第六章
神经系统

　　神经系统（nervous system）主要由神经组织构成，包括脑、脊髓、脑神经、脊神经、脑神经节、脊神经节、自主神经节和自主神经组成。脑和脊髓组成中枢神经系统。脑神经、脊神经、脑神经节、脊神经节、自主神经节和自主神经组成周围神经系统。在中枢神经系统，神经元胞体集中在**灰质**（gray matter），不含神经元胞体只有神经纤维的结构称**白质**（white matter）。在周围神经系统，神经元胞体集中的部位，称神经节或神经丛。大脑和小脑的灰质位于脑的表层，故称**皮质**（cortex），皮质内是白质。在脑的白质内有灰质的团块结构，称神经核。

　　神经系统的功能活动是通过无数神经元及其突起建立的神经网络（反射弧）实现的。神经系统直接或间接调控机体各系统、器官的活动，对体内外各种刺激作出迅速而完善的适应性反应。

第一节　中枢神经系统

一、大脑皮质

　　大脑分为两半球，中间以白质（胼胝体）相连。每一半球均由白质和灰质组成。由于大脑灰质在表层，故又称皮质，白质位于皮质深部，又称髓质。

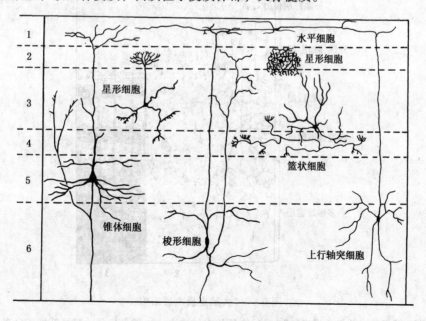

图 6-1　大脑皮质神经元的形态和分布

（一）大脑皮质的神经元类型

1. 锥体细胞（pyramidal cell）　数量多，胞体锥形，可分大、中、小三型（图6-1）。从胞体尖端发出一条主树突伸向皮质表面，沿途发出许多小分支，胞体还向四周发出一些水平走向的细树突。胞体底部发出长短不一的轴突，轴突组成投射纤维。短者位于皮质，长者进入髓质。投射纤维下行至脊髓或脑干，组成联合传出纤维，投射到同侧或对侧的皮质。大、中锥体细胞轴突长，是大脑的主要投射神经元，小锥体细胞轴突短，属中间神经元。

2. 颗粒细胞（granular cell）　数量最多，体积较小，呈颗粒状，以星形细胞最多（图6-1），还有水平细胞和篮状细胞。星形细胞的轴突一般很短，与临近的锥体细胞或梭形细胞形成联系，少数较长的轴突上行到皮质表面，与锥体细胞顶树突或水平细胞联系，构成皮质内信息传递的复杂局部微环路。

3. 梭形细胞（fusiform cell）　数量少，胞体梭形，分布在皮质的深层（图6-1），从胞体上下两端发出树突，上端树突可达到皮质表面，轴突起于下端树突的主干，进入髓质，组成投射纤维或联合纤维。

（二）大脑皮质的分层

大脑皮质的神经元分层排列，除个别区域外，一般可分为6层（图6-2），6层结构从表层到深层依次为：

1. 分子层（molecular layer）　此层较厚，位于大脑皮质的最表面。神经元较少，主要

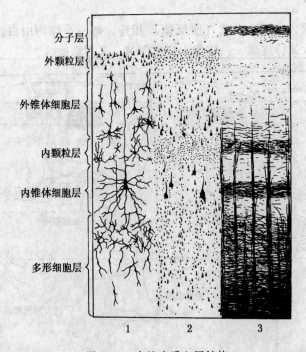

图6-2　大脑皮质六层结构

1. 镀银法示神经元形态　2. 尼氏染色示六层结构　3. 髓鞘染色示神经纤维的分布

是水平细胞和星形细胞，水平细胞的树突和轴突与皮质表面平行分布；还有许多与皮质表面平行的神经纤维。

2. 外颗粒层（external granular layer） 由许多星形细胞和少量小型锥体细胞构成。

3. 外锥体细胞层（external pyramidal layer） 较厚，主要是中、小型锥体细胞和星形胞组成，以中型锥体细胞占多数。它们的顶树突伸至分子层，轴突组成联合传出纤维。

4. 内颗粒层（internal granular layer） 细胞密集，多数为星型细胞。

5. 内锥体细胞层（internal pyramidal layer） 主要由大、中型锥体细胞组成。在中央前回运动区，此层有巨大锥体细胞，胞体高 120μm，宽 80μm，称 Betz 细胞。此层锥体细胞的顶树突伸至分子层，轴突下行到脑干和脊髓组成投射纤维。

6. 多形细胞层（polymorphic layer） 以梭形细胞为主，还有锥体细胞和颗粒细胞。

（三）大脑皮质神经元之间的联系

大脑皮质的 6 层结构因不同脑区而有差别，如视皮质在第 4 层特别发达，而第 5 层不明显。在中央前回第 5 层较明显，而第 4 层则不发达。大脑皮质 1~4 层主要接受传入信息。来自丘脑的传入纤维（各种感觉传入的上行纤维）主要进入第 4 层与星形细胞形成突触，其突触又与其他的细胞形成广泛的联系。起自大脑半球同侧或对侧的联合传出纤维则进入第 2、3 层，与锥体细胞形成突触。大脑皮质的投射纤维主要起自第 5 层的锥体细胞和第 6 层的大梭形细胞，下行至脑干及脊髓。联合传出纤维则起自第 3、5 和 6 层的锥体细胞和梭形细胞，分布于皮质的同侧及对侧脑区。皮质的第 2、3、4 层的颗粒细胞主要与各层细胞相互联系，构成极复杂的局部神经微环路，对各种信息进行分析、整合和贮存。在此过程中大脑产生高级神经活动，并经锥体细胞传出，产生相应的反应（图 6-3）。

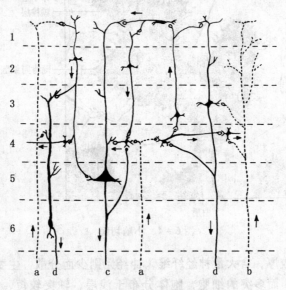

图 6-3 大脑皮质内微环路简图
a. 特异传入纤维 b. 联合传入纤维
c. 投射传出纤维 d. 联合传出纤维

大脑皮质中的神经细胞以分层方式排列。近年对大脑皮质结构与功能的研究发现，大脑皮质细胞是呈纵向柱状排列，称为**垂直柱**（vertical column）。垂直柱可能是大脑皮质的基本功能单位。大脑皮质垂直柱贯穿皮质的全层，大小不等，直径约 $350 \sim 450 \mu m$，它包括传入纤维、传出神经元和中间神经元。

多年来科学家们探讨神经元再生的课题时发现，在成年人大脑海马区中的一种神经干细胞可以在一定条件下分化为神经元。神经干细胞的研究已成为神经生物学领域的新热点，可为治疗神经系统的损伤及其退变性疾病提供细胞治疗策略。

二、小脑皮质

小脑表面有许多平行的横沟，将小脑分隔为许多小叶片，每一叶片表层为小脑皮质，深层为小脑髓质（图6-4）。小脑髓质内含有小脑中央核（包括顶核、球状核、栓状核及齿状核）。小脑主要功能是调节肌张力，调整肌群的协调动作，以及维持身体的平衡。

（一）小脑皮质结构

小脑皮质从表及里呈现明显的3层，分子层、蒲肯野细胞层和颗粒层（图6-4）。小脑皮质的神经元有**蒲肯野细胞**（Purkinje cell）、颗粒细胞、星形细胞、篮状细胞和**高尔基细胞**（Golgi cell）5种，其中蒲肯野细胞是唯一的传出神经元（图6-6）。

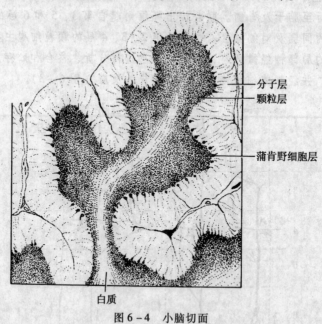

分子层
颗粒层

蒲肯野细胞层

白质

图6-4　小脑切面

1. 分子层　此层较厚，含大量神经纤维，神经元则少而分散，主要有两种。

（1）星形细胞：小而多突的细胞，胞体分布于浅层，轴突较短，与蒲肯野细胞的树突形成突触。

（2）篮状细胞：胞体较大，分布于深层，轴突较长，其末端呈网状包裹蒲肯野细胞胞体，并与之形成突触。

2. **蒲肯野细胞层** 由一层排列规则的蒲肯野细胞胞体构成，它们是小脑皮质中最大的神经元。胞体呈梨形，顶端发出 2～3 条粗的主树突伸向分子层，主树突的分支繁密，成扁薄的扇形展开，铺展在与小脑叶片长轴垂直的平面上。细长的轴突自胞体底部发出，离开皮质进入小脑髓质，终止于小脑内的神经核群（图 6 - 5）。

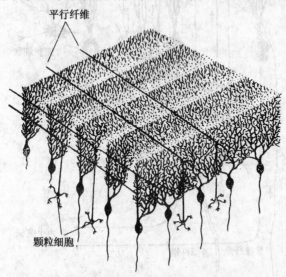

图 6 - 5 蒲肯野细胞的排列模式与平行纤维的关系

3. **颗粒层** 由密集的颗粒细胞和一些高尔基细胞组成，均为中间神经元。颗粒细胞是兴奋性神经元，高尔基细胞是抑制性神经元。

（1）颗粒细胞：胞体很小，呈圆形，有 4～5 个短树突，末端分支如爪状。轴突上行进入分子层后呈"T"形分支，与小脑叶片长轴平行，故称平行纤维。大量平行纤维垂直穿过一排排蒲肯野细胞的扇形树突，与其树突棘形成突触。一个蒲肯野细胞的树突有 20 万～30 万条平行纤维穿过。因此，一个蒲肯野细胞上可形成 20 万～32 万个突触，所以每一个蒲肯野细胞都处于很多颗粒细胞的影响之下。

（2）高尔基细胞：胞体较大，树突分支较多，向各方伸展，大部分伸入分子层与平行纤维接触，轴突在颗粒层内分支，与颗粒细胞的树突形成突触。

（二）小脑皮质的传入纤维

小脑皮质的传入纤维有三种：**攀缘纤维**（climbing fiber）、**苔藓纤维**（mossy fiber）和去甲肾上腺素能纤维（图 6 - 6）。

1. **攀缘纤维** 是蒲肯野细胞特有的传入纤维。主要起源于延髓的下橄榄核，纤维较细，进入皮质后攀附在蒲肯野细胞的树突上形成突触，能直接引起蒲肯野细胞兴奋，故为兴奋性纤维。

2. **苔藓纤维** 也是兴奋性纤维，主要起源于脊髓和脑干的神经核，纤维较粗，进入皮质后纤维反复分支，末端呈苔藓状，分支终末膨大，与许多颗粒细胞的树突、高尔基细胞的轴突或近端树突形成复杂突触群，形似小球，故称小脑小球。一条苔藓纤维可兴奋许多个颗

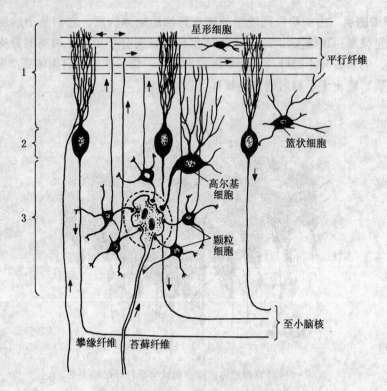

图6-6　小脑皮质神经元及其与传入纤维的关系
1. 分子层　2. 蒲肯野细胞层　3. 颗粒层
（虚线范围表示一个小脑小球）

粒细胞。通过颗粒细胞的平行纤维又可间接兴奋更多的蒲肯野细胞。

　　3. 去甲肾上腺素能纤维　起源于脑干的蓝斑核，对蒲肯野细胞有抑制作用。去甲肾上腺素能纤维从髓质穿越皮质分散于皮质各层，途中与蒲肯野细胞胞体及树突形成突触。蒲肯野细胞发出的轴突组成小脑皮质唯一的传出纤维，终止于小脑髓质内的神经核。

　　（三）小脑皮质神经元之间的联系和功能

　　小脑皮质五种神经元在皮质内构成复杂的联系，最终对蒲肯野细胞起兴奋或抑制作用，从而调节蒲肯野细胞活动。

　　苔藓纤维通过颗粒细胞平行纤维兴奋蒲肯野细胞，也可兴奋抑制性中间神经元（高尔基细胞、篮状细胞和星形细胞）。由于篮状细胞和星形细胞与蒲肯野细胞有突触联系，它们兴奋后反过来抑制蒲肯野细胞的活动（图6-6）。这样，由颗粒细胞平行纤维直接兴奋的蒲肯野细胞处于兴奋状态，而其周围的蒲肯野细胞则处于抑制状态。因此，通过上述抑制性中间神经元的作用，使许多不同来源的神经冲动进入小脑皮质后，引起许多兴奋与抑制的区域，这对小脑精确调节不同部位肌肉的肌紧张或协调随意运动都具有重要的意义。

　　三、脊髓

　　脊髓位于椎管内，横切面中央有蝴蝶形的灰质，周围是白质。

（一）灰质

脊髓主要的功能是传导上下行神经冲动和进行反射活动。灰质主要是神经元胞体集中部位，此外还有树突、无髓神经纤维和神经胶质细胞。灰质分为前角、后角和侧角（侧角主要见于胸腰段脊髓）。

1. 前角内多数是躯体运动神经元，大小不一。大的称 α 运动神经元，轴突较粗，分布到骨骼肌，小的称 γ 运动神经元，轴突较细，支配肌梭内的肌纤维。这两种运动神经元释放的神经递质为乙酰胆碱。另有一种称**闰绍细胞**（Renshaw cell）的小神经元，其短轴突与 α 运动神经元的胞体形成突触，通过释放甘氨酸抑制 α 运动神经元的活动。

2. 后角内的神经元类型较复杂，细胞一般较小，但它们主要接受感觉神经元轴突传入的神经冲动。后角有些神经元（称束细胞）发出长轴突进入白质，形成各种神经纤维束，上行到丘脑、脑干和小脑。脊髓灰质内还有许多中间神经元，它们的轴突长短不一；短的轴突只与同节段的束细胞和运动神经元联系，长的轴突可在白质内上下穿行，到相邻或较远的脊髓节段，终止于同侧或对侧的神经元。

3. 侧角内是内脏运动神经元，也属乙酰胆碱能神经元，其轴突组成交感神经系统的节前纤维终止于交感神经节，与节内神经元建立突触。

（二）白质

白质主要是纵行的神经纤维束，神经纤维粗细不等，大多是有髓神经纤维，神经胶质细胞包绕在神经纤维外面。

脑与躯干、四肢的联系，是通过脊髓内各种上下行传导束中神经纤维的神经冲动传递实现的，由此使机体获得各种感觉和运动功能。如果脊髓被横断性损伤，机体将出现截瘫或四肢瘫。长期以来一直认为，哺乳动物脊髓横断后很难出现神经再生，这就意味着伤者将永远瘫痪。然而，近几年的研究表明，只要改变哺乳动物脊髓本身的微环境，其神经再生仍有可能。将来有可能通过移植自体的周围神经、给予神经营养因子、应用神经营养因子的基因转染或移植自体的神经干细胞等治疗策略，能使急性横断性脊髓损伤的瘫痪病人恢复一定的感觉和运动功能。

四、脑脊膜和血-脑屏障

（一）脑脊膜

脑脊膜是包裹在脑和脊髓表面的结缔组织膜，由外向内分**硬膜**（dura mater）、**蛛网膜**（arachnoid）和**软膜**（pia mater）三层（图6-7），具有营养、保护和支持脑与脊髓的作用。

1. **硬膜** 硬膜是厚而坚韧的致密结缔组织，其内表面衬覆一层间皮细胞。硬膜与蛛网膜之间的狭窄腔隙，称硬膜下隙，内含少量液体。

2. **蛛网膜** 蛛网膜由薄层纤细的结缔组织构成，它与软膜之间有一宽阔的腔隙，称蛛网膜下腔，内含脑脊液。蛛网膜的结缔组织纤维形成许多小梁与软膜相连，小梁在蛛网膜下腔内分支形成蛛网状结构。

3. **软膜** 软膜是薄层的结缔组织，紧贴于脑和脊髓表面。在软膜外表面和蛛网膜内、

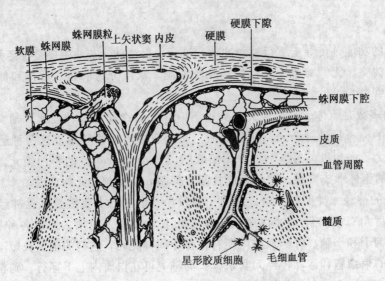

图6-7　大脑冠状切面，示脑膜和血管

外表面以及小梁表面都被覆有间皮细胞。软膜含丰富的血管，供给脑和脊髓。血管进入脑内时，软膜和蛛网膜共同随之进入脑内，但软膜并不紧包着血管，二者之间的空隙称血管周隙，与蛛网膜下腔相通，内含脑脊液。当血管分支形成毛细血管时，软膜和血管周隙都消失，毛细血管则由星形胶质细胞突起包裹。

（二）血-脑屏障

脑的毛细血管属于连续型毛细血管，内皮细胞之间有紧密连接封闭内皮，外有完整的基膜，有周细胞和星型胶质细胞突起包绕。脑的毛细血管与其他器官的毛细血管不同，它能限制多种物质进入脑组织。如将染料胎盘兰注射进动物血液后，很多器官被染为蓝色，而脑却不着色，因为在血液与脑的神经组织之间存在**血-脑屏障**（blood-brain barrier）。血-脑屏障由脑毛细血管内皮及细胞间的紧密连接、基膜和神经胶质膜构成（图6-8）。实验表明，内皮细胞是血-脑屏障的主要结构，它可阻止血液中某些物质进入脑组织（如一些毒素和有害物质），但能让营养物质和代谢产物选择性地顺利通过，以维持脑组织内环境的相对稳定。

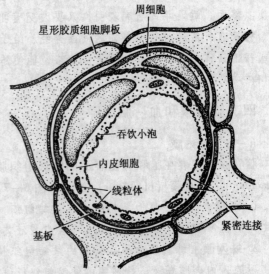

图6-8　血-脑屏障超微结构模式图

第二节 神 经 节

神经节是周围神经系统的一部分。一般为卵圆形，外有结缔组织的被膜。神经节中的神经元常称**节细胞**（ganglion cell），其胞体被一层扁平卫星细胞及一层基膜包裹。神经节分为脊神经节、脑神经节和自主神经节三种。

一、脊神经节

脊神经节是脊髓两侧的脊神经背根上的膨大结构，属感觉神经节，内含许多假单极神经元（感觉神经元）胞体和平行排列的神经纤维束，胞体往往被分隔成群。神经元胞体呈圆形或卵圆形，大小不等，大的染色浅，小的染色较深。胞核圆形，位于胞体中央，核仁明显。胞质内的尼氏体细小分散。从胞体发出一个突起，其根部在胞体附近盘曲，然后呈"T"形分支，一支为中枢突，走向中枢，另一支为经脊神经分布到机体其他器官，即周围突，其终末形成感受器。神经元胞体及其附近盘曲的胞突外面有一层扁平形卫星细胞包裹，在"T"形分支处改由施万细胞包裹。脊神经节内的神经纤维大部分是有髓神经纤维（图6-9）。

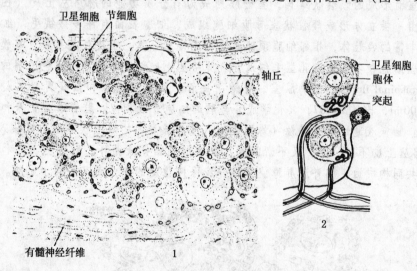

图6-9 脊神经节
1. 局部 2. 假单极神经元

二、脑神经节

脑神经节位于某些脑神经干上，其结构与脊神经节相似。

三、自主神经节

（一）交感神经节

位于脊柱两旁及前方。节细胞有两种，大部分为去甲肾上腺素能神经元，少数为胆碱能神经元。

（二）副交感神经节

位于器官附近或器官内。副交感神经节的神经元一般属胆碱能神经元。节细胞主要是自主神经系统的节后神经元，属多极运动神经元。胞核常偏于细胞的一侧，偶见细胞有双核，胞质内呈细颗粒状的尼氏体，均匀分布，其胞体被一层扁平的卫星细胞包裹。节内的神经纤维有节前纤维和节后纤维，节细胞的轴突是无髓神经纤维（节后纤维），数量多而分散。节前纤维与节细胞的树突和胞体建立突触，节后纤维离开神经节，其末梢即内脏运动神经末梢，支配平滑肌、心肌和腺的活动。

四、脉络丛和脑脊液

脉络丛（choroid plexus）是由第三、四脑室顶和部分侧脑室壁的软膜与室管膜直接相贴，突入脑室而形成的皱襞状结构，室管膜则成为有分泌功能的脉络丛上皮（图 6 - 10）。脉络丛上皮由一层立方形或矮柱状室管膜细胞组成，细胞表面有许多微绒毛，细胞核大而圆，胞质含丰富的线粒体，相邻细胞顶部之间有连接复合体。上皮外是基膜，基膜深层的结缔组织含巨噬细胞和丰富的有孔型毛细血管。脉络丛上皮细胞不断分泌无色透明的液体称**脑脊液**（cerebrospinal fluid），充满脑室、脊髓中央管、蛛网膜下隙和血管周隙。人每天产生大约 600 ~ 700ml，比重 1.007，其化学成分与脑的细胞外液相似。脑脊液有营养和保护脑与脊髓的作用。脑脊液通过蛛网膜粒（蛛网膜突入颅静脉窦内的绒毛状突起）吸收入血（图 6 - 10），脉络丛上皮不断分泌，又不断回流入血液形成脑脊液循环。脉络丛上皮和脉络丛毛细血管内皮共同构成血 - 脑脊液屏障使得脑脊液保持稳定的成分而又不同于血液。

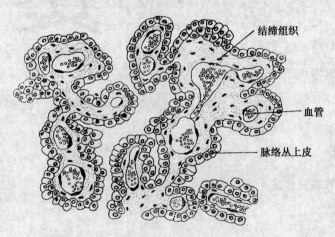

图 6 - 10　脉络丛

第七章 循环系统

循环系统 （circulatory system） 是连续而封闭的管道系统，包括心血管系统和淋巴管系统两部分。心血管系统由心脏、动脉、毛细血管和静脉组成，管道内循环流动着血液；淋巴管系统由毛细淋巴管、淋巴管和淋巴导管组成，管道内流动着淋巴。

第一节　心　　脏

心脏主要包括心腔、心壁和心的传导系统。心腔可分为左右心房和左右心室四部分。心壁很厚，主要由心肌构成，心壁内有特殊心肌纤维组成的传导系统。心脏规律性的收缩，赋予血液在血管内流动的能量，以保证机体各器官和组织有充分的血液供应。

一、心壁的结构

心壁由心内膜、心肌膜和心外膜三层构成（图7-1，图7-2，彩图14）。

（一）心内膜

心内膜 （endocardium） 由内皮、内皮下层和心内膜下层构成。内皮为单层扁平上皮，薄而光滑，利于血液流动。内皮下层为细密的结缔组织，内有少量平滑肌纤维。心内膜下层为疏松结缔组织，内含小血管和神经。在心室的心内膜下层还有蒲肯野纤维（图7-1，彩图14）。

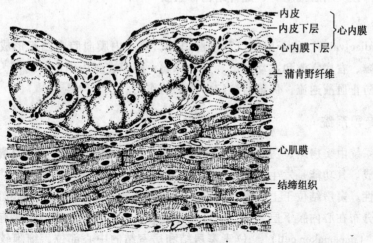

图7-1　心内膜和心肌膜

（二）心肌膜

心肌膜（myocardium）主要由心肌组成。心肌纤维分层或集合成束，肌层或肌束间有数量不等的结缔组织和丰富的毛细血管。心房肌薄，可分为浅、深两层。心房肌纤维短而细，无分支。电镜下，可见部分心房肌纤维含电子致密的分泌颗粒，称**心房特殊颗粒**（specific atrial granule），内含**心房钠尿肽**（ANP），具有很强的利尿、排钠、扩张血管和降低血压的作用。心室肌厚，大致可分为内纵、中环和外斜三层。心室肌纤维粗长，有分支，呈螺旋状排列。心房肌和心室肌分别附着于心骨骼。**心骨骼**（cardiac skeleton）位于心房肌和心室肌之间，是致密结缔组织组成的支架结构，为心肌纤维附着处（图7-1，图7-2，彩图14）。

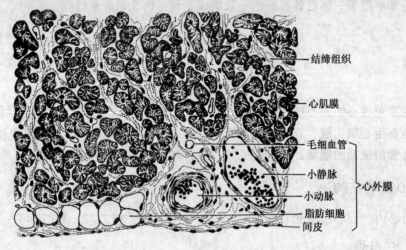

结缔组织
心肌膜
毛细血管
小静脉
小动脉 ｝心外膜
脂肪细胞
间皮

图7-2　心肌膜和心外膜

（三）心外膜

心外膜（epicardium）即心包的脏层。其表面被覆一层间皮，间皮的深面为疏松结缔组织，内含血管、神经及脂肪细胞等，此种结构称浆膜（图7-2）。

（四）心瓣膜

心瓣膜（cardiac valve）位于房室口和动脉口处，是心内膜向腔内凸起形成的薄片状结构。包括左房室瓣、右房室瓣和主动脉瓣、肺动脉瓣。瓣膜表面为内皮，内部为致密结缔组织。心瓣膜具有防止血液逆流，保证血液定向流动的作用。

二、心脏传导系统

心脏的传导系统由窦房结、房室结、房室束及其左右束支以及分布到心室乳头肌和心室壁的许多细支组成。其功能是发生冲动并传导到心脏各部，使心肌按一定的节律收缩，维持心脏的自动节律性。窦房结位于上腔静脉与右心耳交界处的心外膜深面，是心脏的正常起搏点，其余部分均分布在心内膜下层（图7-3）。心脏传导系统的细胞类型主要有三种。

1. **起搏细胞**（pacemaker cell）　位于窦房结和房室结的中心部位，细胞较小，呈梭形或多边形，包埋在一团较致密的结缔组织中。胞质内细胞器较少，有少量肌原纤维，糖原较多。起搏细胞是心肌兴奋的起搏点。

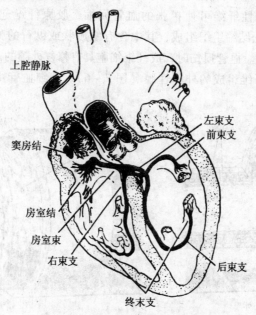

图 7-3 心脏传导系统分布模式图

2. 移行细胞（transitional cell） 主要位于窦房结和房室结周边及房室束内，细胞结构介于起搏细胞和心肌纤维之间，比心肌纤维细而短，比起搏细胞长，胞质内肌原纤维较多，起传导冲动的作用。

3. 蒲肯野纤维（Purkinje fiber） 组成房室束及其分支，位于心室的心内膜下层。蒲肯野纤维短而粗，形状常不规则，胞质中有丰富的线粒体和糖原，肌原纤维较少。蒲肯野纤维与心室肌纤维相连，能快速传递冲动，引起心室肌兴奋，产生同步收缩。

第二节 血 管

血管包括动脉、静脉和毛细血管。血管壁的组成主要有内皮、血管平滑肌和结缔组织。各种血管的管壁结构以及组成成分与它们的功能密切相关。动脉和静脉的管壁因血压作用而决定其管壁弹性成分、平滑肌的含量及分布。其结构一般可分为内膜、中膜和外膜三层（图7-4）。①**内膜**（tunica intima）是管壁的最内层，由内皮和内皮下层组成。内皮为衬贴于血管腔面的单层扁平上皮。内皮细胞（endothelial cell）长轴多与血流方向一致，细胞核居中，核所在部分隆起，细胞基底面附着于基膜上。内皮细胞和基膜构成物质进出血管的重要通透性屏障，大分子物质可选择性透过此屏障。内皮下层是位于内皮和内弹性膜之间的薄层结缔组织，内含少量胶原纤维、弹性纤维和平滑肌。在内皮下层的深面常有一层**内弹性膜**（internal elastic membrane），由弹性蛋白构成，膜上有许多窗孔。内弹性膜是内膜与中膜的分界（图7-5）。②**中膜**（tunica media）位于内膜和外膜之间，其厚度及成分因血管种类而异。大动脉以弹性膜为主，间有少量平滑肌；中动脉主要由平滑肌组成。在中动脉发育中平滑肌可产生胶原纤维、弹性纤维和基质。弹性纤维可使扩张的血管回缩，胶原纤维起维持张力作用。③**外膜**（tunica adventitia）由疏松结缔组织组成，其中含有螺旋状或纵行的弹性纤维和胶原纤维，细胞成分以成纤维细胞为主。血管损伤时，成纤维细胞具有修复外膜的能力。有的动脉中膜与外膜交界处有密集的弹性纤维组成的外弹性膜（图7-6）。毛细血管由内皮和基膜构成，壁很薄，适应于进行物质交换。

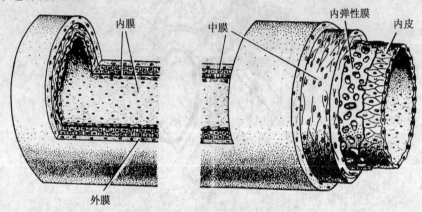

图7-4 动脉、静脉管壁的一般结构模式图

一、动脉

动脉（artery）包括大动脉、中动脉、小动脉和微动脉。它们的管径由大到小发生改变，管壁各层也发生组织成分和厚度的相应变化，其中以中膜的变化最大。

（一）大动脉

大动脉（large artery）指主动脉、肺动脉、无名动脉、颈总动脉、锁骨下动脉、髂总动脉等。大动脉管壁中有多层弹性膜和大量弹性纤维，故又称**弹性动脉**（elastic artery）（图7-5）。

1. **内膜** 内皮下有较厚的内皮下层，其中除含有胶原纤维和弹性纤维外，还有一些平滑肌细胞。内弹性膜与中膜的弹性纤维相连，内膜与中膜无明显分界。

2. **中膜** 很厚，主要由40~70层弹性膜构成。弹性膜之间有环行平滑肌以及少量胶原纤维和弹性纤维。基质内含较多的硫酸软骨素，呈嗜碱性。

3. **外膜** 较薄，由结缔组织构成，有营养血管、淋巴管和神经分布，外弹性膜与中膜的弹性膜相连，分界不清。

（二）中动脉

除大动脉外，凡在解剖学中有名称的动脉多属**中动脉**（medium-sized artery）。中动脉管壁的平滑肌相当丰富，故又名肌性动脉。中动脉结构较典型，结构区分清楚（图7-6，彩图13）。

1. **内膜** 内皮下层较薄，在与中膜交界处有一层内弹性膜。在血管横切面上，由于血管壁收缩，内弹性膜常呈波纹状。

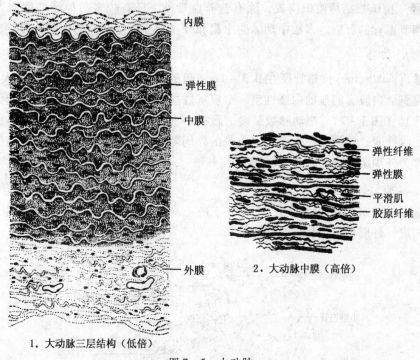

内膜

弹性膜

中膜

弹性纤维
弹性膜
平滑肌
胶原纤维

外膜

2．大动脉中膜（高倍）

1．大动脉三层结构（低倍）

图 7－5　大动脉

2. **中膜**　较厚，由 10～40 层环行平滑肌纤维组成，肌纤维间夹杂有弹性纤维和胶原纤维，平滑肌的舒缩可控制管径的大小，调节器官血流量。

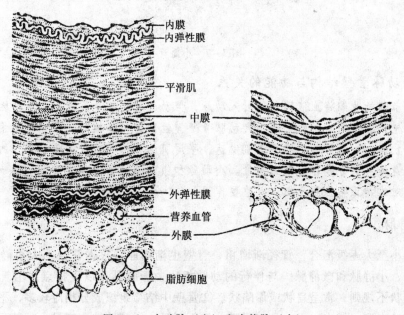

内膜
内弹性膜

平滑肌

中膜

外弹性膜
营养血管
外膜

脂肪细胞

图 7－6　中动脉（左）和中静脉（右）

3. **外膜**　由疏松结缔组织构成，除有营养血管外，还有较多的神经纤维伸入到中膜的平滑肌，调节血管的舒缩。多数中动脉的中膜和外膜交界处有明显的外弹性膜（图7-6）。

（三）小动脉

小动脉（small artery）指管径在0.3~1mm间的动脉，也属肌性动脉。较大的小动脉，三层结构完整。内膜有明显的内弹性膜，中膜有数层平滑肌，外膜厚度与中膜相似，但一般缺乏外弹性膜（图7-7）。小动脉数量多，管径小，管壁的平滑肌舒缩可调节器官和组织内的血流量。收缩时，管径变小，增加了血流的外周阻力，对维持正常血压有重要作用，故又将小动脉称为外周阻力血管。

（四）微动脉

微动脉（arteriole）指管径在0.3mm以下的动脉。内膜无内弹性膜，中膜由1~2层平滑肌纤维组成，外膜很薄（图7-7）。

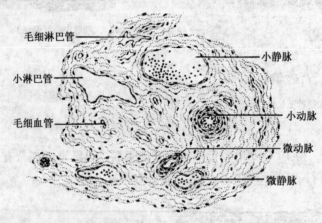

图7-7　小血管

（五）动脉管壁结构与功能的关系

　　心脏的节律性收缩将血液间断地射入动脉，但动脉血流却是连续的。这是因为心脏收缩时大动脉管壁扩张；而心脏舒张时，大动脉管壁弹性回缩，起辅助泵的作用，维持动脉血流呈连续流动状态。中动脉的中膜平滑肌发达，平滑肌的收缩和舒张调节着管径的大小，从而调节分配到身体各部分和器官的血液量。小动脉和微动脉的收缩，能显著地调节组织局部的血流量，并对维持正常血压平衡起着重要作用。

二、静脉

　　静脉由小至大逐级汇合，管径渐增粗，管壁也渐增厚。根据管径的大小静脉分为大静脉、中静脉、小静脉和微静脉。与伴行的动脉相比，静脉具有以下特点：①管径大，管壁薄，管腔形状不规则，常呈扁状或塌陷状。②管壁中结缔组织成分相对较多，平滑肌和弹性纤维不及动脉丰富。③内、中、外三层膜分界不明显。④管壁结构变异大，甚至一条静脉的各段也常有较大差别。⑤具有静脉瓣结构，其顺血流而开放，逆血流而关闭，以防止血液倒流，保证血液向心性流动。

（一） 微静脉

微静脉（venule）管径在200μm以下，管腔不规则，内皮外的平滑肌或有或无，外膜薄（图7-7）。

（二） 小静脉

小静脉（small vein）管径在200μm以上，内皮外有一至数层环行平滑肌，外膜也渐变厚（图7-7）。

（三） 中静脉

中静脉（medium-sized vein）管径2～9mm，内膜薄，内弹性膜不明显，环行平滑肌分布稀疏，层次少。外膜较厚，无外弹性膜，可有纵行平滑肌束（图7-6）。

（四） 大静脉

大静脉（large vein）管径在10mm以上，管壁内膜较薄，中膜不发达，为数层排列疏松的环行平滑肌。外膜较厚，结缔组织中常有较多的纵行平滑肌束（图7-8）。

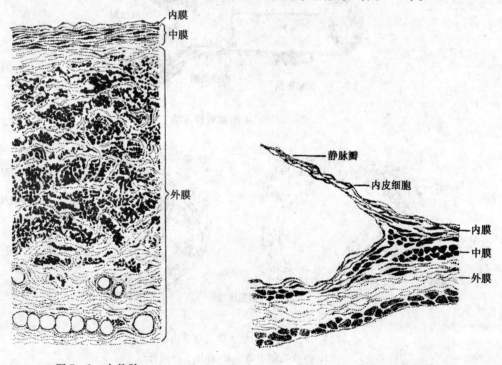

图7-8 大静脉　　　　　　　　　　图7-9 中静脉的静脉瓣

（五） 静脉瓣

管径2mm以上的静脉常有静脉瓣。它是管壁的内膜凸入管腔内而形成的半月状结构。表面覆盖以内皮，中央为含弹性纤维的结缔组织（图7-9）。

三、毛细血管

毛细血管（capillary）是管径最细、分布最广的血管，分支并互相吻合形成毛细血管网。在代谢旺盛的组织和器官如骨骼肌、心肌、肺、肾和许多腺体，毛细血管网密集；在代谢较低的组织或器官如骨、肌腱和韧带等，毛细血管网则较稀疏。

（一）毛细血管的结构

毛细血管管径一般为 $6 \sim 8 \mu m$，较大的可达 $40 \mu m$。管壁主要由一层内皮细胞和基膜组成。内皮细胞的基底面附于基膜上，基膜外有少许结缔组织。在内皮细胞与基膜间散在分布有数量不等的**周细胞**（pericyte）。周细胞的形态扁长，纵向包围并衬托着毛细血管（图 7 - 10，图 7 - 11）。周细胞的主要功能是起机械性支持作用并有收缩功能。在毛细血管受到损伤时，周细胞可增殖，分化为内皮细胞和成纤维细胞，参与组织再生。

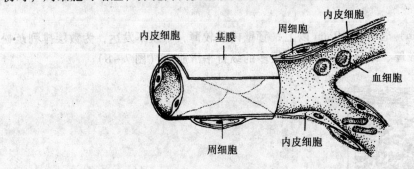

图 7 - 10　毛细血管模式图

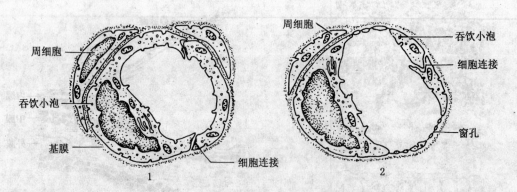

图 7 - 11　两种毛细血管超微结构模式图
1. 连续毛细血管　2. 有孔毛细血管

（二）毛细血管的分类

电镜下，根据内皮细胞等结构特点将毛细血管分为三类。

1. 连续毛细血管（continuous capillary）　特点是内皮细胞间有紧密连接结构，基膜完整，胞质中有大量吞饮小泡。吞饮小泡是由细胞邻腔面或基底面的细胞膜内凹形成的。可以胞吐方式释放内容物，然后转运到对侧细胞膜。因此，连续毛细血管的物质交换主要是通过

吞饮小泡的方式完成。此型毛细血管分布于结缔组织、肌组织、肺和中枢神经系统等处
（图7-11，图7-12，电镜图7）。

2. **有孔毛细血管**（fenestrated capillary）　特点是内皮细胞不含核的部分极薄，有许多
贯穿胞质的内皮窗孔，直径为60~80nm，一般有厚4~6nm的隔膜封闭。内皮细胞含吞饮
小泡很少，基底面有连续的基膜，周细胞少。因此，有孔毛细血管的物质交换主要通过内皮
细胞的窗孔来完成。此型毛细血管主要分布于胃肠黏膜、某些内分泌腺和肾血管球等处
（图7-11，图7-12）。

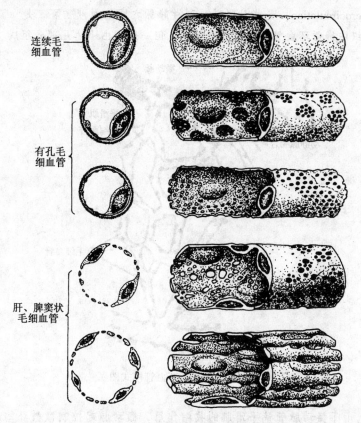

连续毛
细血管

有孔毛
细血管

肝、脾窦状
毛细血管

图7-12　毛细血管类型模式图

3. **血窦**（blood sinusoid）　也称窦状毛细血管。其特点是管腔大，形状不规则，内皮
细胞间隙较大，或有窗孔，基膜不连续，甚至无基膜。因此，血窦的物质交换是通过内皮细
胞的窗孔和细胞间隙进行的。血窦主要分布于肝、脾、骨髓和某些内分泌腺，且不同器官内
的血窦结构有较大差别（图7-12）。

（三）毛细血管的功能

毛细血管主要有三个基本功能：①选择性通透与物质交换功能。毛细血管是血液与周围
组织进行物质交换的主要部位。人体毛细血管的总面积很大，管壁很薄，有利于血管内外的
物质交换。其中大分子物质的交换主要靠内皮细胞的吞饮和出胞、入胞的形式，而小分子物

质主要通过弥散、渗透和主动转运等方式通过毛细血管壁。②合成和代谢活性功能。毛细血管内皮细胞可参与某些物质的合成，并可将一些激素、生物酶等灭活或转换成非活性的形式。③抗血栓形成功能。毛细血管内皮细胞可产生抗凝剂和抗血栓成分如血小板聚集抑制剂和扩张血管剂等。如果内皮受损，内皮下组织释放的物质导致血小板聚集并释放血栓形成因子。

四、微循环

微循环（microcirculation）是指从微动脉到微静脉之间的血液循环，是血液循环的基本功能单位。不同组织中微循环血管的组成各有特点，但一般都由下述几部分组成（图7-13）。

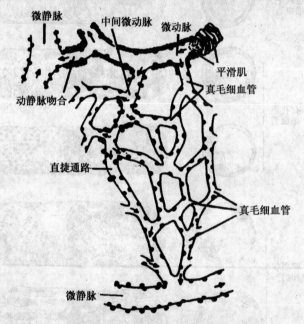

图7-13 微循环血管模式图

1. **微动脉** 由于微动脉管壁平滑肌的收缩作用，微动脉起控制微循环的总闸门作用。

2. **毛细血管前微动脉和中间微动脉** 微动脉的分支称毛细血管前微动脉（precapillary arteriole）。后者又分支为中间微动脉（metarteriole），其管壁平滑肌纤维稀疏、分散。

3. **真毛细血管**（true capillary） 指中间微动脉分支形成的相互吻合的毛细血管网，即通称的毛细血管。在真毛细血管的起点，有少许环行平滑肌纤维组成的毛细血管前括约肌（precapillary sphincter），是调节微循环的分闸门。

4. **直捷通路**（thoroughfare channel） 是中间微动脉与微静脉直接相通部分，为距离最短的毛细血管，管径略粗。

5. **动静脉吻合**（arteriovenous anastomosis） 由微动脉发出的，直接与微静脉相通连的血管。其管壁较厚，有发达的纵行平滑肌层和丰富的血管运动神经末梢。当其收缩时，血液由微动脉流入毛细血管；松弛时，微动脉血液经此直接流入微静脉。动静脉吻合主要分布在指、趾、唇和鼻等处的皮肤内及某些器官内,是调节局部组织血流量的重要结构。

6. 微静脉 已如前述。

一般情况下,微循环的血流大部分由微动脉经中间微动脉和直捷通路进入微静脉,只有小部分血液流经真毛细血管。当组织处于功能活跃时,毛细血管前括约肌开放,大部分血液流经真毛细血管网进行充分的物质交换。

第三节 淋巴管系统

淋巴管系统是输送淋巴的管道。从毛细血管渗出的组织液,一部分进入毛细血管从静脉回流,一部分进入毛细淋巴管形成淋巴。由毛细淋巴管汇合成淋巴管,最后经胸导管和右淋巴导管导入静脉。除神经组织、软骨、骨、骨髓、胎盘等处没有淋巴管分布外,其余组织或器官大多都有淋巴管。

1. 毛细淋巴管(lymphatic capillary) 以盲端起始于组织内,与毛细血管相比,毛细淋巴管的结构特点是管腔大而不规则,管壁薄,仅由内皮和极薄的结缔组织构成,无周细胞。电镜下,毛细淋巴管内皮细胞间隙较宽,基膜不连续,故通透性大,大分子物质易进入(图7-7)。

2. 淋巴管(lymphatic vessel) 包括粗细不等的各级分支,结构与静脉相似,但较小的淋巴管管壁缺乏神经支配。管壁由内皮、少量平滑肌和结缔组织构成,瓣膜较多。

3. 淋巴导管(lymphatic duct) 指胸导管和右淋巴导管。与大静脉相比,其结构特点是管壁薄,三层膜分界不明显,中膜平滑肌较发达,在内膜与中膜交界处有类似内弹性膜的结构。外膜中含有纵行平滑肌束和胶原纤维及营养血管。

血瘀证基础研究进展

血液循环,有赖于心气的推动。心气虚弱,推动无力,血行迟缓,而形成血瘀,甚则阻塞于脉络结成瘀血。血瘀与瘀血是中医理论与临床研究的重点和热点。结合现代医学技术,其研究工作已取得了丰硕的成果。在基础研究方面,主要工作进展有以下几点:

1. 瘀血与血流动力学:血瘀证患者明显有心脏收缩功能减弱,心输出量下降,甚至有心室顺应性降低以及心内瘀血等,并可见有相关内脏及肢体的血流量减少以及循环时间明显延长。

2. 瘀血与微循环障碍:血瘀证患者微循环障碍的主要表现为微循环畸形,甲皱微循环轮廓模糊,扭曲状增多。血流速度减慢,血流量减少,血细胞聚集,红细胞变形能力降低。微血管缩窄或闭塞，血管周围渗出增多或出血，血管内皮细胞超微结构发生异常改变等。

3. 瘀血与血液流变性：不同病种的血瘀证和其血液流变性有共同的特征，主要表现为"浓、黏、凝、聚"状态。浓指红细胞压积增加，球蛋白、β-脂蛋白、胆固醇、甘油三酯明显增加；黏指气血比黏度、血浆比黏度、气血还原黏度增加；凝指血液凝固性增加，纤维蛋白量增加，纤溶活性降低；聚指红细胞电泳时间延长，表面电荷丧失，红细胞易于聚集，血小板电泳速度减慢等。

4. 瘀血与血管活性因子：实验证明，血浆内皮素在不同疾病的血瘀证中显著高于非血瘀证；脑血栓类血瘀证组织型纤溶酶原激活物显著增高；各型胶原病类血瘀证的 N-乙酰神经氨酸含量明显增高，提示血瘀证的本质可能与变态反应相关联。

标本观察指导

一、心脏

方法 HE 染色

肉眼 此标本为心脏垂直断面，壁薄部为心房，壁厚部为心室；二者交界处可见浅染扭曲状的心瓣膜，表明为心腔面。由心腔面向心包面逐层观察心房和心室的结构。

低倍镜

1. 心内膜：

(1) 内皮 位于心腔内表面的单层扁平上皮。

(2) 内皮下层 内皮下方一薄层结缔组织。

(3) 心内膜下层 由疏松结缔组织构成，在心室处可见浦肯野氏纤维。

2. 心肌膜：心室壁最厚，可见各种切面的心肌纤维束，其间有少量结缔组织和丰富的毛细血管。

3. 心外膜：较心内膜厚，由疏松结缔组织及间皮构成（浆膜），其中可见小血管、神经和脂肪组织。

4. 心瓣膜：内皮被覆于致密结缔组织。

高倍镜 浦肯野氏纤维与心肌相比，粗而短，形状不规则，可见不同切面；核大，位于中央；肌浆丰富，染色浅，呈松散细丝状，横纹不明显；可见闰盘。

二、中动、静脉

方法 HE 染色

肉眼 此标本为横断面，其中管腔小而圆、规则，管壁较厚者为中动脉；腔大、壁薄，不规则者为中静脉。

中动脉

低倍镜 先找到内、外弹性膜，分清内膜、中膜、外膜三层的界限。由腔内向外逐层观察。

高倍镜

1. 内膜：

（1）内皮 位于管腔内表面的单层扁平上皮，细胞核略向腔面突出，胞质不清。

（2）内皮下层 由很薄的结缔组织构成，可见较细的胶原纤维、弹性纤维和少量平滑肌。

（3）内弹性膜 呈明亮粉红色波纹状线条，是内膜与中膜的分界。

2. 中膜：最厚，由 20~40 层环形平滑肌组成，肌纤维间有少量胶原纤维和弹性纤维。

3. 外膜：

（1）外弹性膜 在中膜与外膜交界处可见断续且呈波浪状的弹性纤维层，较厚。

（2）结缔组织 位于外弹性膜外方，其中可见小血管、淋巴管、神经分布。

中静脉

与中动脉相比较观察，其内膜薄，内弹性膜不明显；中膜薄，环形平滑肌纤维层数少；外膜比中膜厚，没有外弹性膜。有的可见纵行平滑肌束（被横切）。

三、毛细血管

方法 HE 染色

高倍镜 管径极小，管腔内有时可见红细胞；管壁由一层粉染的单层扁平上皮围成，可见纵、横、斜不同断面，断面多由 2~3 个内皮细胞围成，核为蓝紫色，呈长梭形，略突向管腔内。

第八章

免疫系统

免疫系统（immune system）由淋巴器官、淋巴组织、免疫细胞和免疫活性分子构成。淋巴器官包括中枢淋巴器官（胸腺和骨髓）和外周淋巴器官（淋巴结、脾和扁桃体等）；淋巴组织既是构成外周淋巴器官的主要成分，也广泛分布于消化管和呼吸道等非淋巴器官内；免疫细胞包括淋巴细胞、巨噬细胞、抗原提呈细胞、浆细胞、粒细胞和肥大细胞等，它们或聚集于淋巴组织中，或分散在血液、淋巴及其他组织内；免疫活性分子包括免疫球蛋白、补体、多种细胞因子等，主要由免疫细胞产生。以上成分虽分散于全身各处，但可通过血液循环和淋巴循环相互联系，形成一个整体。

免疫系统的功能主要有两方面。免疫防御：识别和清除侵入机体的病原微生物、异体细胞和异体大分子物质（通称为**抗原**，antigen）；免疫监视和稳定：识别和清除体内表面抗原发生变异的细胞（包括肿瘤细胞和病毒感染细胞）和体内衰老死亡的细胞（维持体内环境的稳定）。

第一节 免疫细胞

一、淋巴细胞

根据淋巴细胞的发生来源、形态特点和免疫功能等方面的不同，可分为 T 细胞、B 细胞和 NK 细胞三类。

（一）T 细胞

在**胸腺**（thymus）内发育，故称 T 细胞。胸腺产生的 T 细胞进入外周淋巴器官或淋巴组织后，保持静息状态。T 细胞受抗原刺激后大部分增殖活化为**效应 T 细胞**（effector T cell）和小部分的**记忆性 T 细胞**（memory T cell）。效应 T 细胞首先迅速投入清除抗原的行动，其寿命仅 1 周左右；而 T 记忆细胞寿命可长达数年，甚至终生，当它们再次遇到相同抗原时，能迅速转化增殖，形成大量效应 T 细胞，启动更大强度的免疫应答，并使机体长期保持对该抗原的免疫力。

T 细胞分为三个亚群：①**细胞毒性 T 细胞**（cytotoxic T cell），简称 Tc 细胞，能直接攻击带异抗原的肿瘤细胞、病毒感染细胞和异体细胞。②**辅助性 T 细胞**（helper T cell），简称 Th **细胞**，能分泌多种细胞因子，辅助 B 细胞和 Tc 细胞进行免疫应答，它们本身也具有某些免疫效应功能。艾滋病病毒能特异性破坏 Th 细胞，导致患者免疫系统瘫痪。③**抑制性 T 细胞**（suppressor T cell），简称 Ts **细胞**，数量很少，在免疫应答后期增多，分泌的细胞因子可调节其他 T 细胞和 B 细胞，降低其活性，使免疫应答不致过于强烈。

由于效应 T 细胞可直接杀灭靶细胞，故 T 细胞参与的免疫称**细胞免疫**（cellular immunity）。

（二）B 细胞

人类 B 细胞在**骨髓**（bone marrow）内发育，鸟类则在**腔上囊**（bursa）内发育，故称 B **细胞**。B 细胞受抗原刺激后增殖分化为**效应 B 细胞**（亦称浆细胞），分泌抗体，抗体与相应抗原结合后，既降低了该抗原的致病作用，又加速了巨噬细胞对该抗原的吞噬和清除。小部分细胞成为**记忆性 B 细胞**（其作用和记忆性与 T 细胞相同）。因 B 细胞分泌的抗体进入体液而执行免疫功能，故 B 细胞介导的免疫称**体液免疫**（humoral immunity）。

（三）NK 细胞

NK 细胞（natural killer cell）不需抗原预先致敏，可不借助抗体即具有自然杀伤肿瘤细胞或感染病毒细胞的能力，在肿瘤监视和防止肿瘤转移等方面起重要作用。

免疫系统的淋巴细胞具有下列重要的特征：①**特异性**：淋巴细胞表面有抗原受体，不同淋巴细胞的抗原受体是不同的，每一种受体只能与相应的抗原相结合，即为特异性。②**转化性**：体内大多数的淋巴细胞均处于静息状态，只有当某种淋巴细胞受到相应抗原刺激后才被激活，这一过程称为转化。③**记忆性**：淋巴细胞经抗原激活转化后，分裂增殖的细胞中有一部分再度转变为静息状态细胞，称记忆（T 或 B）细胞，当同种抗原再次侵入机体时，记忆细胞迅即转变为效应细胞，行使免疫功能。

二、单核吞噬细胞系统

单核吞噬细胞系统（mononuclear phagocytic system）是指血液内的单核细胞、结缔组织和淋巴组织内巨噬细胞、骨组织的破骨细胞、神经组织内小胶质细胞、肝巨噬细胞和肺巨噬细胞等。其主要功能为吞噬细菌异物，清除衰老的红细胞和组织碎片，参与和调节免疫应答，抑制肿瘤生长和调节局部组织代谢，并具有活跃的分泌功能。

三、抗原提呈细胞

抗原提呈细胞是指能捕获和处理抗原，形成抗原肽 – MHC 分子复合物，将抗原肽提呈给 T 细胞，并激发后者活化、增殖的一类免疫细胞，主要有树突状细胞、巨噬细胞等。

第二节　淋 巴 组 织

淋巴组织（lymphoid tissue）又称免疫组织，以网状组织为支架，与周围结缔组织间无明显分界，网孔中充满了大量的淋巴细胞及其他免疫细胞。淋巴组织从结构上可区分为弥散淋巴组织和淋巴小结两种。

一、弥散淋巴组织

弥散淋巴组织（diffuse lymphoid tissue）无明确的界限，含有 T 细胞和 B 细胞。组织中除有一般的毛细血管和毛细淋巴管外，还有**毛细血管后微静脉**（postcapillary venule），因其内皮细胞为柱状，又称**高内皮微静脉**（high endothelial venule），是淋巴细胞从血液进入淋巴组织的重要通道。

二、淋巴小结

淋巴小结（lymphoid nodule）又称**淋巴滤泡**（lymphoid follicle），为直径 1～2mm 的球形小体，有较明确的界限，含大量 B 细胞和一定量的 Th 细胞、滤泡树突状细胞、巨噬细胞等。淋巴小结受到抗原刺激后增大，并产生**生发中心**（germinal center），称次级淋巴小结。而无生发中心的淋巴小结较小，则称为初级淋巴小结（图 8 - 1）。

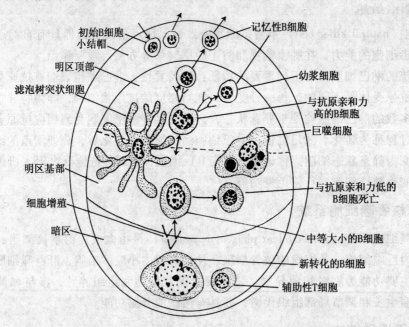

初始B细胞
小结帽
明区顶部
滤泡树突状细胞
明区基部
细胞增殖
暗区

记忆性B细胞
幼浆细胞
与抗原亲和力高的B细胞
巨噬细胞
与抗原亲和力低的B细胞死亡
中等大小的B细胞
新转化的B细胞
辅助性T细胞

图 8 - 1　淋巴小结的细胞组成及相互关系示意图

生发中心分为**暗区**（dark zone）及**明区**（light zone）。暗区较小，位于淋巴小结一端，主要由较大而幼稚的 B 细胞和 Th 细胞组成，细胞嗜碱性强，故暗区着色较深。明区较大，位于淋巴小结中央，由中等大的 B 细胞和部分 Th 细胞构成，还有一些**滤泡树突状细胞**（follicular dendritic cell）和巨噬细胞。生发中心周边的一些小淋巴细胞，在暗区相对的顶部最厚，称**小结帽**（cap），含幼浆细胞、记忆性 B 细胞和初始 B 细胞（图 8 - 1，图 8 - 6）。

淋巴小结是一种动态结构，常处于变化之中。在抗原刺激下，淋巴细胞大量转化和增殖，淋巴小结随之增大，当抗原被清除后又可萎缩或消失。

第三节　淋巴器官

淋巴器官是以淋巴组织为主构成的器官。淋巴器官分为**中枢淋巴器官**（central lymphoid organ）和**外周淋巴器官**（peripheral lymphoid organ）。

　　中枢淋巴器官包括胸腺（形成初始 T 细胞）和骨髓（形成初始 B 细胞）。人在出生前数周时，T 细胞和 B 细胞已输送到外周淋巴器官和淋巴组织。其发生和功能不受抗原刺激的影响。

　　外周淋巴器官包括淋巴结、脾、扁桃体等。人在出生数月后外周淋巴器官逐渐发育完善。初始淋巴细胞可在外周淋巴器官遭遇抗原或接受抗原提呈，然后在此增殖分化为效应细胞，产生免疫应答。无抗原刺激时这些淋巴器官较小，受抗原刺激后则迅速增大，结构成分也发生变化，免疫应答过后又逐渐复原。

一、胸腺

　　胸腺（thymus）是培育各种 T 细胞的重要场所，有明显的年龄变化。幼儿期相对重量较大，进入青春期后，逐渐退化缩小。到老年期，胸腺大部分被脂肪组织代替。

（一）胸腺的组织结构

　　胸腺分左右两叶，表面有结缔组织**被膜**（capsule）。被膜成片状伸入胸腺内部形成小叶间隔，将实质分隔成许多不完全分离的胸腺**小叶**（thymic lobule）。胸腺小叶由**皮质**和**髓质**两部分构成（图 8-2）。

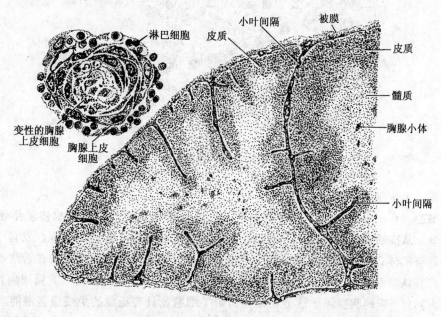

图 8-2　小儿胸腺

　　1. **皮质**（cortex）　由胸腺上皮细胞构成支架，间隙内含有大量胸腺细胞和少量基质细胞（图 8-3）。基质细胞主要是胸腺上皮细胞和少量巨噬细胞等。

　　胸腺上皮细胞（thymic epithelial cell）又称**上皮性网状细胞**（epithelial reticular cell）。皮质的上皮细胞分布于被膜下和胸腺细胞之间，多呈星形，有突起，相邻上皮细胞的突起间以桥粒连接成网。某些被膜下上皮细胞胞质丰富，包绕胸腺细胞，称**哺育细胞**（nurse cell）。胸腺上皮细胞能分泌**胸腺素**（thymosin）和**胸腺生成素**（thymopoietin），为胸腺细胞

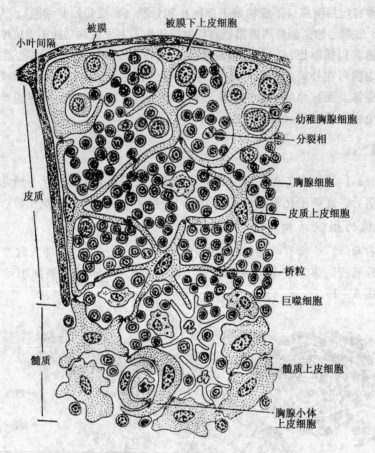

图 8-3　胸腺内细胞分布

发育所必需。上皮细胞表面具有大量 MHC 分子。

　　胸腺细胞（thymocyte）即 T 细胞的前身，它们密集于皮质内，占胸腺皮质细胞总数的85%~90%。从皮质浅层到深层，是淋巴干细胞增殖、分化成 T 细胞的过程。发育中的胸腺细胞，凡能与机体自身抗原发生反应的（约占95%），将发生凋亡而被淘汰；若这些细胞离开胸腺，将会认自身抗原为外来抗原，引发自身免疫性疾病，如某些类型的糖尿病、多发性硬化症。大约仅5%的胸腺细胞能分化成为初始 T 细胞，具有正常的免疫应答潜能。

　　2. 髓质（medulla）　内含大量胸腺上皮细胞，少量初始 T 细胞、巨噬细胞、交错突细胞（interdigitating cell）等。髓质上皮细胞呈多边形，胞体较大，细胞间以桥粒相连，也能分泌胸腺激素，部分胸腺上皮细胞构成胸腺小体。

　　胸腺小体（thymic corpuscle）是胸腺髓质的特征性结构，直径 30~150μm，散在分布于髓质内，由胸腺上皮细胞呈同心圆状排列而成（图 8-2）。小体外周的上皮细胞较幼稚，细胞核明显，细胞可分裂；近小体中心的上皮细胞较成熟，核渐退化，胞质内含有较多的角蛋白；小体中心的上皮细胞则已完全角质化，呈嗜酸性均质透明状。小体中还常见巨噬细胞、嗜酸粒细胞和淋巴细胞等。胸腺小体的功能不明，但无胸腺小体的胸腺不能培育出 T 细胞。

3. **胸腺的血液供应及血–胸腺屏障**   小动脉穿越胸腺被膜沿小叶间隔，至皮髓质交界处形成微动脉，并发出分支进入皮质和髓质。在皮质内均为毛细血管，它们在皮髓质交界处汇合为毛细血管后微静脉，该处内皮细胞为立方形，是 T 细胞离开胸腺的重要通道。

实验证明，血液内的大分子抗原物质不能进入胸腺皮质，表明皮质的毛细血管及其周围结构具有屏障作用，称血–胸腺屏障（blood–thymus barrier）。由下列结构组成：①连续毛细血管，其内皮细胞间有紧密连接。②内皮周围连续的基膜。③血管周隙，内含巨噬细胞。④上皮基膜。⑤一层连续的胸腺上皮细胞（图 8–4）。该屏障可阻止血液中的抗原物质和药物不易进入胸腺，对保护胸腺内环境的稳定起重要作用。

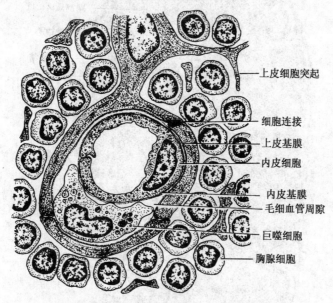

上皮细胞突起

细胞连接
上皮基膜
内皮细胞

内皮基膜
毛细血管周隙

巨噬细胞

胸腺细胞

图 8–4   血–胸腺屏障结构模式图

（二）胸腺的功能

胸腺是培育初始 T 细胞的场所。胸腺上皮网状细胞以分泌多种激素构成微环境，能诱导淋巴干细胞向 T 细胞分裂和分化，使其具有免疫应答的能力。实验证明，若切除新生小鼠的胸腺，该动物即缺乏 T 细胞，不能排斥异体移植物，机体产生抗体的能力也显著降低。若在动物出生后数周再切除胸腺，因有大量初始 T 细胞迁到外周淋巴器官和淋巴组织内，已能行使一定的免疫功能，故影响不明显。若切除胸腺的新生动物再移植胸腺，则可明显改善该动物的免疫缺陷状态。

二、淋巴结

淋巴结呈豆形，大小由数毫米至 1 厘米，约有 300～600 个，总重量约 100g，均位于淋巴回流的通路上。淋巴结是滤过淋巴和抗原引起免疫应答的重要场所。

（一）淋巴结的结构

淋巴结表面有薄层结缔组织构成的被膜，数条**输入淋巴管**（afferent lymphatic vessel）穿越被膜通入被膜下淋巴窦。淋巴结的一侧凹陷为门部，有血管、神经和**输出淋巴管**（efferent lymphatic vessel）。被膜和门部的结缔组织伸入淋巴结实质形成相互连接的**小梁**（trabecula），构成淋巴结的粗网架。在小梁之间为淋巴组织和淋巴窦。淋巴结实质由皮质和髓质两部分构成。（图8-5）

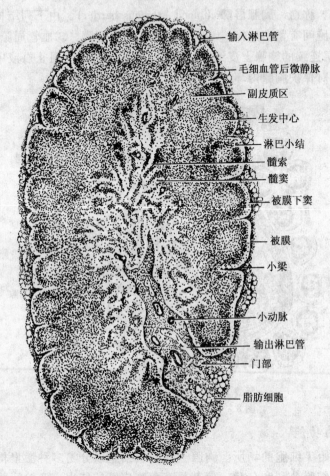

图 8-5　淋巴结

1. **皮质**　位于被膜下方，由浅层皮质、副皮质区及皮质淋巴窦构成（彩图15）。

(1) **浅层皮质**（superfacial cortex）：含淋巴小结及小结之间的弥散淋巴组织，主要由B细胞构成（图8-6）。

(2) **副皮质区**（paracortex zone）：位于皮质深层，为浅层皮质与髓质之间的弥散淋巴组织，主要由T细胞构成，又称胸腺依赖区（thymus dependent area）。该区还有交错突细胞、巨噬细胞和少量B细胞等。副皮质区有较多毛细血管后微静脉，是淋巴细胞再循环途径的重要部位。其内皮细胞核较大，胞质中可见正在穿越的淋巴细胞。血液流经此段时，约10%的淋巴细胞穿越管壁进入副皮质区，再迁移到淋巴结的其他部位。

(3) **皮质淋巴窦**（cortical sinus）：主要为被膜下淋巴窦和小梁周围淋巴窦（分别称**被膜**

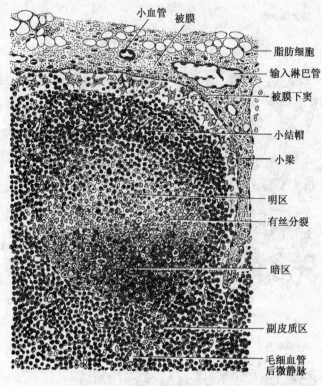

图 8 – 6 淋巴结皮质

下窦和小梁周窦）。被膜下窦为包绕整个淋巴结的扁平囊，在被膜侧有数条输入淋巴管通入。小梁周窦末端常为盲端，仅部分与髓质淋巴窦直接相通。淋巴窦壁内皮细胞很薄，内皮外有薄层基膜、少量网状纤维及一层扁平的网状细胞。淋巴窦内有星状的内皮细胞支撑窦腔，其上附有较多巨噬细胞。淋巴在窦内流动缓慢，有利于巨噬细胞清除异物和处理抗原。（图 8 – 7）

2. **髓质** 由髓索及其间的髓窦组成。**髓索**（medullary cord）相互连接呈网状，主要含浆细胞、B 细胞和巨噬细胞。浆细胞在此分泌抗体。**髓窦**（medullary sinus）与皮质淋巴窦的结构相同并相通，但较宽大，窦内的巨噬细胞和网状细胞较多，故有较强的滤过功能。（图 8 – 8）

3. **淋巴结内的淋巴通路** 淋巴从输入淋巴管进入被膜下窦和小梁周窦，部分渗入皮质淋巴组织，然后渗入髓窦，部分经小梁周窦直接流入髓窦，继而汇入输出淋巴管。淋巴流经一个淋巴结需数小时，含抗原越多流经淋巴结的流速越慢。淋巴经滤过后，其中的细菌等抗原即被清除。淋巴组织中的细胞和产生的抗体等也不断进入淋巴，因此，输出的淋巴常较输入的淋巴含更多的淋巴细胞和抗体。

（二）淋巴细胞再循环

淋巴组织、淋巴器官或其他组织内的淋巴细胞，经淋巴管进入血液循环后，又通过毛细血管后微静脉再回到淋巴组织或淋巴器官内，这样从一处迁移到另一处，周而复始地不断循环，称为**淋巴细胞再循环**（recirculation of lymphocyte）。淋巴细胞再循环不仅提高机体识别

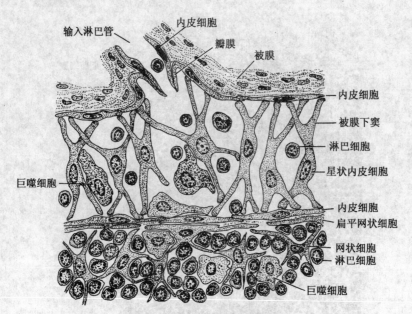

图 8 - 7　被膜下窦结构模式图

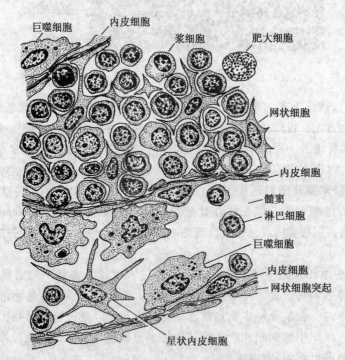

图 8 - 8　淋巴结髓索及髓窦结构模式图

抗原的机遇，而且能沟通信息，使分散于全身的免疫细胞成为一个相互关联的功能统一体。

（三）淋巴结的功能

1. **滤过淋巴液**　进入淋巴结的淋巴液常带有较多的抗原物质，在流经淋巴结时，被巨噬细胞清除，淋巴结对细菌的滤过清除率可达 99.5%。

2. **免疫应答**　抗原物质进入淋巴结后，巨噬细胞和交错突细胞可捕获和处理抗原，并提呈给 T 细胞或记忆性 T 细胞，引发细胞免疫。B 细胞在接触抗原后，浆细胞增多，输出淋巴管内含的抗体量增多，引发体液免疫。细胞免疫应答和体液免疫应答常同时发生。

三、脾

脾是胚胎时期的造血器官，自骨髓开始造血后，脾演变成人体最大的淋巴器官，位于血液循环的通路上，起着滤过血液和进行免疫反应的作用。

（一）脾的结构

脾由**被膜**和**实质**两部分构成，实质分为**白髓**和**红髓**（图 8-9，彩图 16）。

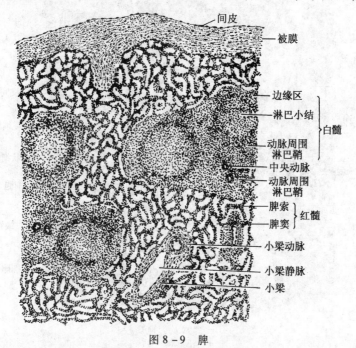

图 8-9　脾

1. **被膜**　脾有较厚的结缔组织被膜，表面覆有间皮。被膜伸入脾实质内形成小梁，构成脾的粗网架。被膜与小梁内含有平滑肌纤维，其收缩可调节脾内的血量。脾动脉进入脾门后，分支随小梁走行，称**小梁动脉**。

2. **实质**

（1）**白髓**（white pulp）：白髓由动脉周围淋巴鞘、淋巴小结（脾小体）和边缘区构成，相当于淋巴结的皮质。

①**动脉周围淋巴鞘**（periarterial lymphatic sheath）：是包绕在中央动脉周围的弥散淋巴组织，随中央动脉分支而逐渐变薄，主要由 T 细胞和少量巨噬细胞与交错突细胞等构成，属胸腺依赖区，相当于淋巴结的副皮质区。

②**淋巴小结**：又称**脾小体**（splenic corpuscle），结构与淋巴结内的淋巴小结相同，主要

由 B 细胞构成，发育较大的淋巴小结也可分出小结帽、明区及暗区，小结帽朝向红髓（图8 -9）。健康人脾内淋巴小结很少，当抗原侵入机体时，淋巴小结增多，可见于动脉周围淋巴鞘的一侧，此时中央动脉常偏向另一侧。

③**边缘区**（marginal zone）：位于白髓和红髓间的狭窄区域，宽约 $100\mu m$。本区含 T 细胞及 B 细胞，以 B 细胞为主，还有较多的巨噬细胞。中央动脉主干分支末端膨大形成边缘窦，血细胞可经内皮细胞间隙不断地进入边缘区的淋巴组织，是淋巴细胞由血液进入淋巴组织的重要通道，T 细胞经边缘窦迁入动脉周围淋巴鞘，B 细胞则迁入脾索或脾血窦。

（2）**红髓**（red pulp）：位于被膜下、小梁周围与白髓边缘区外侧的区域之间，约占脾实质的 2/3。红髓由脾索和脾血窦组成（图8-10）。

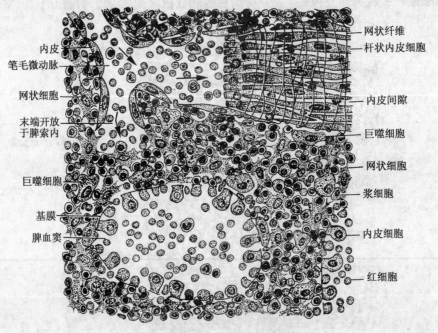

图 8 - 10　脾索及脾血窦模式图

①**脾索**（splenic cord）：是由富含许多血细胞的淋巴组织构成，脾索相互连接成网，网孔之间为脾血窦。在脾索内有中央动脉的分支形成**笔毛微动脉**（penicillar arteriole），其终末毛细血管多数呈喇叭状开口于脾索，也有少数直接通入脾血窦。脾索内含有大量巨噬细胞，可吞噬清除异物和衰老的红细胞与血小板，是滤过血液的场所。脾索内的血红胞可通过血窦内皮间隙进入血窦。

②**脾血窦**（splenic sinus）：简称脾窦，宽 $12\sim40\mu m$，为相互连通的不规则形的窦腔。窦壁由一层平行排列的长杆状内皮细胞和不完整的基膜及环行网状纤维构成。细胞间常有 $0.2\sim0.5\mu m$ 宽的间隙，血细胞可经此穿越。在血窦的横切面上，内皮细胞也均被横切，细胞呈小团块状整齐排成一列，核断面较大，突向腔内（图8-10）。血窦附近的巨噬细胞突起可通过细胞间隙伸入腔内。

（二）脾的功能

脾为机体的第三道防线，具有免疫、滤血、造血和贮血等功能。

1. **免疫应答** 脾对侵入血液内的抗原物质引起免疫应答。脾比淋巴结含有较多的 B 细胞，脾内含有 40% ~50% 的 B 细胞（淋巴结约为 28%），35% T 细胞，还含有一些 NK 细胞及造血干细胞。所以脾是体液免疫应答的重要场所。当引起体液免疫应答时，脾内淋巴小结增大增多，脾索内浆细胞增多。引起细胞免疫应答时，则动脉周围淋巴鞘增厚，有丝分裂相增多。

2. **滤血** 血细胞（主要是红细胞）进入脾索变形后，穿过脾血窦内皮细胞间隙，回到血循环，因此脾的边缘区和脾索是滤血的重要结构。其中含有大量巨噬细胞，可清除血液中的细菌、异物、抗原及衰老的红细胞和血小板等。当脾肿大或机能亢进时，红细胞被破坏过多，可导致贫血。在切除脾后，血中衰老及异形的红细胞则大量增多。

3. **造血** 脾在胚胎早期具有造血功能。出生后脾为免疫器官，但仍有少量造血干细胞。人在大出血后或严重缺血时，脾可恢复造血功能。

4. **贮血** 人脾可贮血约 40ml。脾能将血细胞及血小板浓集于脾血窦及脾索中。被膜及小梁内平滑肌收缩，可将所贮存的血液输入血循环。

四、扁桃体

扁桃体是邻近外界的周围淋巴器官，位于消化道和呼吸道入口的交会处，包括腭扁桃体、咽扁桃体和舌扁桃体，它们与咽黏膜内许多分散的淋巴组织共同组成咽淋巴环，是机体第一道防线的重要组成部分。

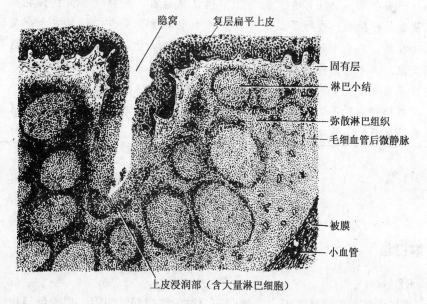

图 8 - 11 腭扁桃体

腭扁桃体呈扁卵圆形，位于腭舌弓与腭咽弓之间。该处表面的复层扁平上皮向固有层内深陷，形成 10 ~ 30 个隐窝。上皮下及隐窝周围有许多淋巴小结及弥散淋巴组织（图 8 -

11）。隐窝底部的复层扁平上皮内含有大量的淋巴细胞、浆细胞、巨噬细胞、交错突细胞和郎格汉斯细胞等。隐窝上皮细胞多呈星形，细胞间以桥粒连接，间隙较大，形成通道，部分通道开口于上皮表面，淋巴细胞可经此逸出，部分被一个微皱褶细胞覆盖，该细胞游离面有较长而密的微绒毛，胞质内含大量吞饮小泡及少量溶酶体。上皮间隙内的淋巴细胞小部分在转化的同时进行分裂，大部分淋巴细胞在此停留一段时间后再返回淋巴组织。淋巴小结发育程度与抗原刺激密切相关，主要是分泌 IgG 和 IgA 抗体的浆细胞前身及记忆 B 细胞。弥散淋巴组织中 80% ~ 90% 为 T 细胞，以及 B 细胞、浆细胞和毛细血管后微静脉。有的血管贴近上皮基部，有利于淋巴细胞进出上皮。扁桃体底部有结缔组织被膜包裹。

中医药治疗艾滋病

艾滋病，又称获得性免疫缺陷综合征，该病经性、血传播。其临床典型症状为发热、身体不适、头痛、喉痛、发疹、肌痛和淋巴结病变等。目前尚无有效预防艾滋病的疫苗，亦无治愈艾滋病的药物，使艾滋病患者得不到及时救治，从而加速病情恶化。

大量实验研究证明，中医中药在治疗艾滋病方面具有改善症状、提高机体免疫能力、有效延长生存时间、无毒副作用等优势。

近十多年来，中医药专家探讨了中医清热解毒、补益气血、活血化瘀、益气养阴等治疗原则，进行了以中药方剂如小柴胡汤等多个中药复方治疗艾滋病的科研观察，并从中分离出有效成分如黄芪多糖、甘草甜素等，证实中医药可提高艾滋病患者的免疫功能，消灭机体内残余的艾滋病病毒，可使患者症状稳定，提高生存质量。

艾滋病中药新药的研制工作需要各部门、各方面的支持与协作，使艾滋病中药新药早日投入市场，造福人类。

标本观察指导

一、淋巴结

方法 HE

肉眼 此标本呈圆形或椭圆形，一侧凹陷为淋巴结门部。周围一层粉色结构为被膜，被膜下方深染为皮质，中央着色浅的部分为髓质。

低倍镜

1. 被膜与小梁：被膜由薄层致密结缔组织构成，染成粉红色；被膜向实质内深入形成小梁。

2. 皮质：由浅层皮质区、副皮质区和皮质淋巴窦构成。

（1）浅层皮质区 位于被膜下方，可见有淋巴组织密集排列而成的淋巴小结，其数量因机能状态而异；小结周边染色较深为小结帽，中央染色较浅为生发中心（包括明区和暗区）。

（2）副皮质区 为浅层皮质与髓质之间的弥散淋巴组织，无明显界线。

（3）皮质淋巴窦 为淋巴液流动的通道。位于被膜下的称被膜下淋巴窦，位于小梁周围的称小梁周围淋巴窦。

3. 髓质：位于淋巴结中央，由髓索和髓窦构成。

（1）髓索 密集排列成索条状的淋巴组织，互相吻合成网。

（2）髓窦 为淋巴液流动的通道。位于髓索之间或髓索与小梁之间。

高倍镜 仔细观察下列结构：

1. 淋巴小结：可见小结帽为密集排列的小淋巴细胞，生发中心的明区为中等大小的淋巴细胞，由暗区的大淋巴细胞分裂、分化而来。

2. 毛细血管后微静脉：位于副皮质区，可见横断面或纵断面，其管壁的内皮细胞为立方形，胞质染色淡，核圆染成蓝紫色。

3. 淋巴窦：窦壁衬有扁平的内皮细胞，细胞核长而扁，胞质不清。窦内淋巴细胞染成紫蓝色。巨噬细胞体积大，不规则，胞质粉染，核小，深染；网状细胞呈星形，其突起互相连接成网，交织于窦内，核卵圆形，染色浅，核仁不清。

二、脾

方法 HE 染色

肉眼 此标本表面较厚的粉红色结构为被膜，被膜下方为实质。实质中散在的深蓝色的椭圆形结构为白髓，白髓周围染成粉红色的为红髓。

低倍镜

1. 被膜与小梁：被膜较厚，由粉色的结缔组织构成，内含少量平滑肌纤维；表面覆有间皮。被膜向实质内深入形成小梁，在实质内可见不同断面、大小不等的粉色小梁，有的小梁内可见小梁动脉和小梁静脉。

2. 白髓

（1）脾小体 为脾内的淋巴小结，结构与淋巴结中的淋巴小结相似。其一侧常伴有动脉周围淋巴鞘。

（2）动脉周围淋巴鞘 脾小体一侧，围绕在中央动脉周围的弥散淋巴组织，与周围界限不清。

3. 红髓：因富含血液，故染色偏红。由脾索和脾窦组成。

（1）脾索 为富含血细胞的淋巴组织索条，互相连接成网。

（2）脾窦 位于脾索之间的互相连接的不规则腔隙。

4. 边缘区：位于白髓与红髓的交界处，此区染色较浅。

高倍镜

1. 脾索：可见淋巴细胞、网状细胞和血细胞。

2. 脾窦：窦腔不规则，窦壁的长杆状细胞被横断，细胞核圆形，多突向腔内。

第九章
消化系统

消化系统（digestive system）由消化管和消化腺组成，通过对摄入食物进行物理性和化学性消化，将大分子物质分解为氨基酸、单糖、甘油酯等小分子，吸收后供机体生长和代谢的需要。

第一节　消　化　管

消化管（digestive tract）是从口腔至肛门的连续性管道，依次分为口腔、咽、食管、胃、小肠和大肠。这些器官的管壁结构具有某些共同的分层规律，又各自具有与其功能相适应的结构特点。其主要功能是消化食物、吸收营养和排泄食物残渣。此外，消化管壁内富含淋巴组织，对细菌等有害抗原物质具有重要的防御作用。

一、消化管壁的一般结构

消化管壁（除口腔与咽外）自内向外均分为四层，依次为黏膜、黏膜下层、肌层与外膜（图9-1）。

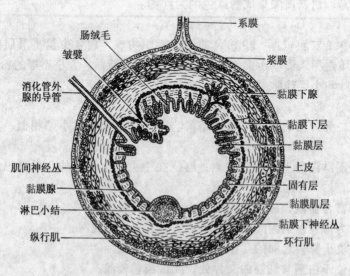

图9-1　消化管壁的一般结构模式图

（一）黏膜

黏膜（mucosa）由上皮、固有层和黏膜肌层三部分组成。

1. **上皮**（epithelium）　因部位和功能不同，其种类与形态均有差异。在口腔、食管与肛门为复层扁平上皮，具有保护功能；在其余的胃肠部位均为单层柱状上皮，以分泌、消化和吸收功能为主，并具有一定的保护作用。上皮与向深部凹陷形成管壁内的小消化腺相连。

2. **固有层**（lamina propria）　由疏松结缔组织组成，其内含较多的细胞成分和丰富的血管、淋巴管及淋巴组织。有的部位（如胃、肠）还富含小消化腺，并具有各自相应的功能。

3. **黏膜肌层**（muscularis mucosa）　为薄层平滑肌，多为内环行、外纵行两层。它的收缩可改变黏膜的形态，有利于物质吸收、血液运行和腺体分泌。

（二）黏膜下层

黏膜下层（submucosa）为疏松结缔组织，内含较大的血管、淋巴管和黏膜下神经丛。主要由副交感神经构成，调节黏膜肌层运动和腺体分泌。在食管及十二指肠的黏膜下层内还分别有食管腺和十二指腺分布。在食管、胃和肠等部位，黏膜和黏膜下层常共同向管腔内突起，形成**皱襞**（plica）。

（三）肌层

除口腔、咽、食管上段和肛门处的**肌层**（muscularis）为骨骼肌外，其余部分均由平滑肌组成。按肌纤维的走向不同，肌层一般分为内环行、外纵行两层，内层舒缩管腔，外层控制长短。不同走向的肌层间有少量结缔组织，其中可见肌间神经丛，结构与黏膜下神经丛相似，调节肌层的运动，有利于食物与消化液进行充分的混合，并向前方推进。

（四）外膜

外膜（adventitia）可为**纤维膜**（fibrosa）或**浆膜**（serosa）。纤维膜仅由薄层结缔组织构成，主要分布于咽、食管和直肠，直接与毗邻器官的组织相连；而在胃、小肠大部分和大肠部位的外膜，除薄层结缔组织外，其表面还覆盖有间皮，即成为浆膜。浆膜的表面滑润，有利于器官活动。

二、口腔

（一）口腔黏膜的一般结构

口腔黏膜只有上皮和固有层两层。上皮为复层扁平上皮，仅在硬腭处有角化。固有层结缔组织突向上皮形成乳头，内含丰富的毛细血管，故新鲜状态下口腔黏膜呈红色。乳头及上皮内均有丰富的神经末梢。在口腔底部的上皮菲薄，通透性高，有利于某些物质的吸收，如硝酸甘油（治疗心绞痛药）等。固有层中尚有小唾液腺，分泌唾液，润滑口腔。

（二）舌

舌是一个肌性器官，是语言和味觉器官，由表面的黏膜和深部的舌肌组成。黏膜由复层扁平上皮和固有层组成。舌黏膜内有许多淋巴小结，构成舌扁桃体。舌底部黏膜平滑，而舌背部黏膜则向表面形成许多乳头状突起，称**舌乳头**（lingual papillae）。舌肌为骨骼肌，呈纵、横及垂直交织走行，因而，舌能自如地进行运动。

1. **舌乳头**　主要有丝状乳头、菌状乳头和轮廓乳头三种（图9-2）。

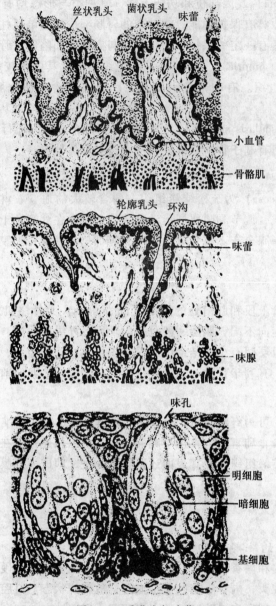

图 9 – 2 舌乳头与味蕾

(1) 丝状乳头：为数最多，遍布于舌背，呈圆锥形，其尖端的上皮有轻度角化。新鲜状态下外观呈白色小点，是构成舌苔的主要成分，它的变化也是引起舌苔变化的主要因素。

(2) 菌状乳头：较少，散布于丝状乳头之间，多位于舌尖与舌缘，呈蘑菇状。表面的上皮不角化，内有味蕾。固有层富含毛细血管，新鲜状态下外观呈红色。

(3) 轮廓乳头：有 10 余个位于舌根部界沟的前方。该乳头形体较大，顶部平坦，形似莲蓬。轮廓乳头周围的黏膜凹陷形成环沟，沟两侧的上皮内有较多的味蕾。固有层中有浆液性味腺，其导管开口于环沟的沟底。味腺分泌的稀薄液体能不断冲洗味蕾表面的食物碎渣，以利于味蕾不断接受新的物质刺激。

2. **味蕾**（taste bud） 成人约有 3000 个，主要分布于轮廓乳头和菌状乳头的上皮内，少数散在于软腭、会厌及咽等上皮内。在 HE 染色切片上味蕾为位于上皮内浅染的卵圆形小体，其顶部有味孔通于口腔。味蕾由三种细胞构成，长梭形的暗细胞和明细胞（根据染色深浅不同得名），以及味蕾深部锥形的基细胞（图 9-2）。电镜下暗细胞和明细胞游离面都有微绒毛伸入味蕾顶端的味孔，胞质基底部可含突触小泡样颗粒，而基底面与味觉神经末梢形成突触。因此，它们都是味觉细胞。基细胞属未分化细胞。味蕾是味觉感受器，能感受酸、甜、苦、咸等。舌尖部的味蕾主要对甜与咸的物质敏感，舌侧缘的主要对酸的物质敏感，而舌背和软腭部的主要对苦的物质敏感。

3. **舌质与舌苔** 舌有丰富的血管和神经支配，在疾病过程中变化迅速而明显，能较早地反映疾病的性质、轻重及变化趋势。舌是观察机体尤其是消化器官变化的体征之一，舌诊是中医学四诊中望诊的重要内容之一。中医认为舌与脏腑经络等有密切的关系，"辨舌质可知五脏之虚实，验舌苔可为病邪之深浅"，因此常以舌质和舌苔的变化作为辨证论治的依据之一。

（1）舌质：舌质是指舌体的色泽、形态和水分的敷布等情况。正常舌质淡红而润泽。这是由于舌黏膜和舌肌的血管丰富，血色透过白色半透明的舌黏膜，构成淡红的舌质。当患病时，血管的改变，血液成分或浓度的变化，以及舌黏膜上皮增生肥厚及萎缩变薄，均可引起舌色的改变。

（2）舌苔：舌苔是指舌面上的苔垢。中医学认为舌苔的形成乃由胃气所生，在正常情况下为薄白苔，且干湿适中，不滑不燥。现代医学认为舌苔主要由丝状乳头表面鳞状角化上皮、脱落上皮、食物残渣、唾液、细菌及渗出的白细胞等成分混合而成。舌苔的变化，主要为丝状乳头的改变。

（三）牙

牙分为三个部分，暴露在外面的称牙冠，埋在牙槽骨内的为牙根，两者交界部为牙颈。牙中央为牙髓腔，开口于牙根底部的牙根孔。牙由牙本质、釉质、牙骨质和牙髓构成。牙根周围的牙周膜、牙槽骨骨膜及牙龈则统称为牙周组织（图 9-3）。

1. **牙本质**（dentin） 包绕牙髓腔构成牙的主体，主要由牙本质小管和间质构成。牙本质小管从牙髓腔面向周围呈放射状走行，并逐渐变细且有分支吻合。牙本质小管之间为间质，由胶原原纤维与钙化的基质构成，其化学成分与骨质相似，但其无机成分约占 80%，较骨质更坚硬。牙本质周边部有一些钙化不全的部分，在牙磨片中呈现为不规则的球间隙（牙冠部），或斑点状的颗粒层（牙根部）。牙本质的内表面有一层排列整齐的**成牙本质细胞**（odontoblast），产生有机成分。牙本质对冷、酸和机械刺激极其敏感而引起酸、痛，常见于釉质受到破坏、牙本质暴露（如龋齿）的情况下（称牙齿敏感症）。鉴于牙本质中神经纤维与神经末梢极少，故推测这种感觉是通过牙本质纤维来感受的。

2. **釉质**（enamel） 包在冠部的牙本质表面，其中无机物约占 96%，有机物极少，是体内最为坚硬的组织。釉质由釉柱和极少量的间质构成。釉柱呈棱柱状，主要成分为羟基磷灰石晶体。釉柱从牙本质交界处向牙冠表面呈放射状紧密排列。在牙磨片标本上可见以牙尖

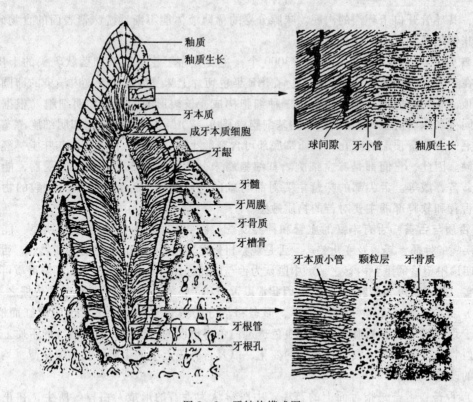

图 9-3　牙结构模式图

为中心呈褐色的弧线，称釉质生长线，是釉柱在生长过程中间歇性钙盐沉积而形成的。

3. **牙骨质**（cementum）　　包绕在牙根部牙本质的外围，其结构及组成与骨组织相似。近牙颈部的牙骨质较薄，内无骨细胞。

4. **牙髓**（dental pulp）　　为疏松结缔组织，内含自牙根孔进入的血管、淋巴管和神经纤维，对牙本质和釉质具有营养作用。感觉神经末梢包绕成牙本质细胞，并有极少量进入牙本质小管。

5. **牙周膜**（peridental membrane）　　为致密结缔组织，位于牙根与牙槽骨之间，含较粗的胶原纤维束。肌原纤维束的一端埋入牙骨质，另一端伸入牙槽骨，将两者牢固地连接在一起。老年人常因牙周膜萎缩而引起牙松动或脱落。

6. **牙龈**（gingiva）　　为黏膜，由复层扁平上皮及固有层组成，包绕着牙颈。老年人常因牙龈萎缩而致使牙颈外露。

三、咽

咽是消化管和呼吸道的交叉部位，分为口咽、鼻咽和喉咽三部分。

1. **黏膜**　　由上皮和固有层构成。口咽表面覆盖以未角化的复层扁平上皮，而鼻咽和喉咽则主要为假复层纤毛柱状上皮。固有层结缔组织内有丰富的淋巴组织及黏液性腺或混合性腺，深部有一层弹性纤维。

2. **肌层** 由内纵行与外斜行或环行的骨骼肌组成，其间可有黏液性腺。

3. **外膜** 为纤维膜，富有血管及神经纤维。

四、食管

食管（oesophagus）是将咽下的食物经机械性蠕动较快地转运到胃的通道，其腔面有纵行的皱襞，当食物通过时皱襞消失（图9-4）。

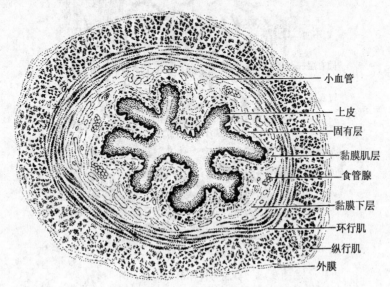

图9-4 食管（横切）

1. **黏膜** 上皮为复层扁平上皮。在食管下端，复层扁平上皮与胃贲门部的单层柱状上皮骤然相接，是食管癌的易发部位。固有层为细密的结缔组织。在食管上端与下端，固有层内可见有少量的黏液性腺。黏膜肌层仅由纵行的平滑肌束组成。

2. **黏膜下层** 结缔组织中含较多黏液性的食管腺，其导管穿过黏膜开口在食管腔。

3. **肌层** 有内环行和外纵行两层，其种类在食管的上 1/3 段为骨骼肌，下 1/3 段为平滑肌，中 1/3 段为两种肌纤维兼有。

4. **外膜** 为纤维膜。

五、胃

胃（stomach）是消化管的膨大部分，食物入胃后，与胃液混合为食糜。胃可贮存食物，初步消化蛋白质，吸收部分水、无机盐和醇类。胃壁的组织结构与消化管壁的一般结构一样，可分为四层（图9-5）。胃黏膜与黏膜下层向胃腔突起，形成许多纵行或不规则的皱襞，当胃腔空虚时皱襞明显，而当胃腔充盈时皱襞几乎消失。

（一）黏膜

由上皮、固有层和黏膜肌层构成。黏膜表面有许多浅沟，将黏膜分成许多直径 2～6mm 的**胃小区**（gastric area）。黏膜表面还遍布约 350 万个不规则的小孔，称**胃小凹**（gastric pit）。每个胃小凹底部与 3~5 条胃腺通连（图 9 – 5）。

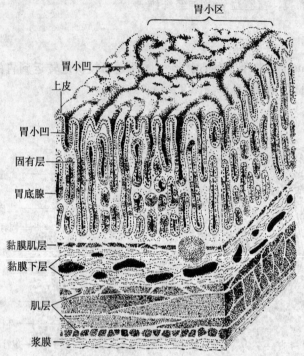

图 9 – 5　胃底与胃体部结构模式图

1. **上皮**　为单层柱状上皮，除极少量内分泌细胞外主要由**表面黏液细胞**（surface mucous cell）组成，椭圆形核位于细胞基部，顶部胞质内充满黏原颗粒。在 HE 染色切片上，黏原颗粒不易保存而使细胞顶端着色浅淡以至透明。此细胞分泌的黏液覆盖上皮，有重要的保护作用（见后述）。表面黏液细胞不断脱落更新，由胃小凹底部的细胞增殖补充，约 3 天更新一次。

2. **固有层**　含有紧密排列的大量胃腺。胃腺根据其所在部位与结构的不同，分为胃底腺、贲门腺和幽门腺。胃腺之间及胃小凹之间有少量结缔组织，其纤维成分以网状纤维为主，细胞成分中除成纤维细胞外，还有较多淋巴细胞及一些浆细胞、肥大细胞与嗜酸粒细胞等。此外，尚有丰富的毛细血管以及由黏膜肌伸入的散在的平滑肌纤维。

（1）**胃底腺**（fundic gland）：是分布于胃底和胃体部的胃腺，约有 1500 万条，也是数量最多、功能最重要的胃腺。腺体呈分支管状，可分为颈、体与底部（图 9 – 6）。颈部短而细，与胃小凹衔接；体部较长；底部略膨大。胃底腺由主

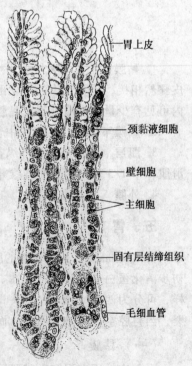

图 9 – 6　胃底腺模式图

细胞、壁细胞、颈黏液细胞、干细胞及内分泌细胞等组成（图9-6，彩图17）。

①**主细胞**（chief cell）：又称**胃酶细胞**（zymogenic cell），数量最多，主要分布于腺的体和底部。主细胞具有典型的蛋白质分泌细胞的结构特点。细胞呈柱状，核圆形，位于基部；胞质基部呈强嗜碱性，顶部充满酶原颗粒，但在普通固定染色的标本上，此颗粒多溶解消失，使该部位呈泡沫状。电镜下，核周有大量粗面内质网与发达的高尔基复合体，顶部有许多圆形酶原颗粒（图9-7）。主细胞分泌胃蛋白酶原（pepsinogen）。

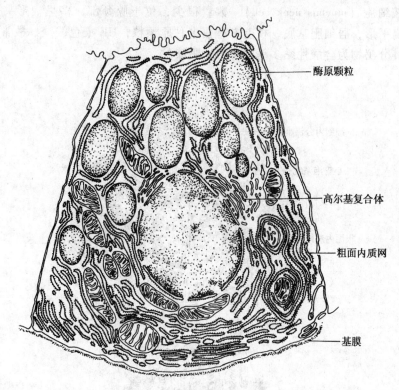

图9-7 主细胞超微结构图

②**壁细胞**（parietal cell）：又称**泌酸细胞**（oxyntic cell），在腺的颈和体部较多。此细胞较大，多呈圆锥形。核圆而深染，居中，可有双核；胞质呈强嗜酸性。电镜下壁细胞胞质中有迂曲分支的**细胞内分泌小管**（intracellular secretory canaliculus），管壁与细胞顶面质膜相连，并都有微绒毛。分泌小管周围有许多管泡状滑面内质网，称**微管泡系统**（tubulovesicular system），其膜结构与细胞顶面及分泌小管相同（电镜图9）。壁细胞的此种特异性结构在细胞不同的分泌时相有显著的差异。在非分泌时相，分泌小管多不与胃底腺腔相通，微绒毛短而稀疏，微管泡系统却极发达；在分泌时相，分泌小管开放，微绒毛增多并变长，充填在分泌小管腔内，使细胞游离面扩大约5倍，而微管泡系统的管泡数量则剧减。这表明微管泡系统实为分泌小管的膜之储备形式。壁细胞还有大量线粒体，其他细胞器则较少（图9-8）。

壁细胞能分泌盐酸，其过程是：细胞从血液摄取的或由自身代谢产生的CO_2，在碳酸酐

酶作用下与 H_2O 结合形成 H_2CO_3，并解离为 H^+ 和 HCO_3^-。H^+ 被主动运输至分泌小管，血液中的 Cl^- 也被运输入分泌小管，与 H^+ 结合成盐酸（图 9 – 8）。盐酸能激活胃蛋白酶原，使之成为胃蛋白酶，对蛋白质进行初步分解；盐酸还有杀菌作用。人的壁细胞还分泌**内因子**（intrinsic factor），这种糖蛋白在胃腔内与食物中的维生素 B_{12} 结合成复合物，使维生素 B_{12} 在肠管内不被酶分解，并能促进回肠吸收维生素 B_{12} 入血，供红细胞生成所需。如内因子缺乏，维生素 B_{12} 吸收障碍，可导致恶性贫血。

　　③**颈黏液细胞**（mucous neck cell）：数量很少，位于腺颈部，多呈楔形夹于其他细胞间。核多呈扁平形，居细胞基底，核上方有很多黏原颗粒，HE 染色浅淡，故常不易与主细胞相区分。其分泌物为含酸性黏多糖的可溶性黏液。

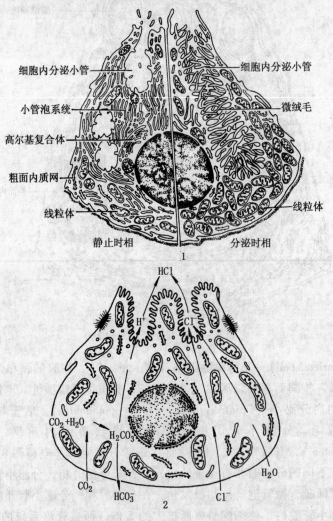

图 9 – 8　壁细胞超微结构模式图
1. 静止时相（左）和分泌时相（右）的超微结构变化　2. 合成盐酸示意图

　　④**干细胞**（undifferentiated cell）：位于腺颈部的胃小凹底部，普通标本上不易辨认。胞

体较小,柱状,核糖体丰富,核仁明显,处于活跃的增殖状态,可不断分裂。分裂产生的子细胞向表面迁移分化为胃黏膜柱状上皮,向下迁移分化为胃腺的各种细胞。

⑤内分泌细胞:见后述。

主细胞和壁细胞的寿命为 200 余天,衰老的细胞在胃底腺底部脱落,新增殖的细胞从颈部向底部缓慢迁移。由于在颈部尚未发现典型的未分化细胞,故目前一般认为颈黏液细胞可分化为其他胃底腺细胞;主细胞自身也具有一定的分裂能力。

(2)**贲门腺**(cardiac gland):分布于近贲门处宽 1～3cm 的狭窄区域,为分支管状的黏液性腺,可有少量壁细胞。

(3)**幽门腺**(pyloric gland):分布于幽门部宽 4～5cm 的区域,此区胃小凹较深。幽门腺为分支较多而弯曲的管状黏液性腺,内有较多内分泌细胞。

3. **黏膜肌层** 由内环行与外纵行两层平滑肌组成。内环行肌的部分肌纤维伸入固有层腺体之间,其收缩有助于腺分泌物的排出。

胃黏膜的自我保护机制:胃液的主要成分是盐酸和胃蛋白酶,其中盐酸的浓度很高,使胃液的 pH 值达 2 左右,腐蚀力极强。胃蛋白酶在酸性环境中则能分解蛋白质和消化胃黏膜组织,而胃黏膜在正常情况下却不会遭受破坏,这主要是由于胃黏膜表面有**黏液－碳酸氢盐屏障**(mucous－HCO_3^- barrier)的存在。胃上皮表面覆盖的黏液层厚 0.25～0.5mm,主要由不可溶性黏液凝胶组成,并含大量 HCO_3^-。后者部分由表面黏液细胞产生,部分来自壁细胞(图 9－9)。凝胶层将上皮与胃蛋白酶相隔离,并减缓了 H^+ 向黏膜方向的弥散;HCO_3^- 可中和 H^+,形成 H_2CO_3。H_2CO_3 被胃上皮细胞的碳酸酐酶迅速分解为 H_2O 和 CO_2。此外,胃上皮细胞的迅速更新能力也使胃黏膜能及时修复损伤。

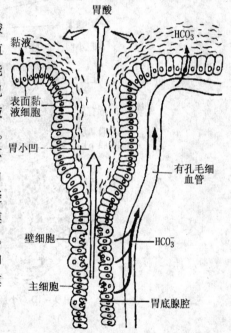

图 9－9 胃黏液－碳酸氢盐屏障示意图

(二)黏膜下层

由较致密的结缔组织构成,内含较粗的血管、淋巴管和神经,可见成群的脂肪细胞。

(三)肌层

较厚,一般由内斜行、中环行及外纵行三层平滑肌构成。在贲门和幽门部环行肌增厚,分别形成贲门括约肌和幽门括约肌。

(四)外膜

为浆膜。

六、小肠

小肠（small intestine）是对食物进行消化、吸收的主要部位，为消化管最长的一段，成人全长 5～6m。小肠腔面有许多由黏膜和黏膜下层向肠腔隆起的环行皱襞（图 9－10）。环行皱襞从距幽门约 5cm 处开始出现，在十二指肠末段和空肠头段极其发达，向下逐渐减少、变矮，至回肠中段以下基本消失。小肠分为十二指肠、空肠和回肠，各段的组织结构大致相似。

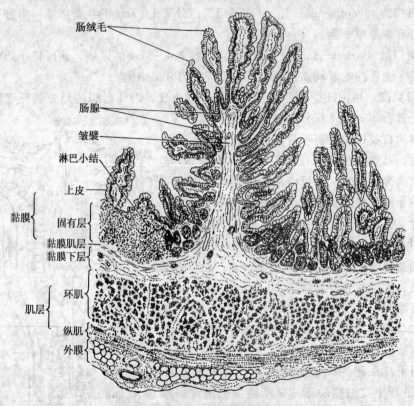

图 9－10　小肠皱襞、绒毛和肠腺结构示意图

（一）黏膜

小肠黏膜表面有许多细小的**肠绒毛**（intestinal villus），由上皮和固有层向肠腔突起而成，与环行皱襞一起使小肠内表面积扩大了 20～30 倍。绒毛根部的上皮和下方固有层中的小肠腺上皮相连续。**小肠腺**（small intestinal gland）又称 Lieberkuhn **陷窝**（crypts of Lieberkuhn），呈单管状，直接开口于肠腔（图 9－11）。

1. **肠绒毛**　为小肠特有结构，长 0.5～1.5mm，形状不一，以十二指肠和空肠头段最发达。具有扩大小肠表面积，有利于物质的消化、吸收与运送的作用。在十二指肠为宽大的叶状，于空肠如长指状，而在回肠则呈短的锥形。肠绒毛的表面为上皮，其中轴为固有层结缔组织（图 9－10，图 9－11，图 9－13）。

（1）上皮：为单层柱状上皮，主要有吸收细胞和杯状细胞，另有少量内分泌细胞。上

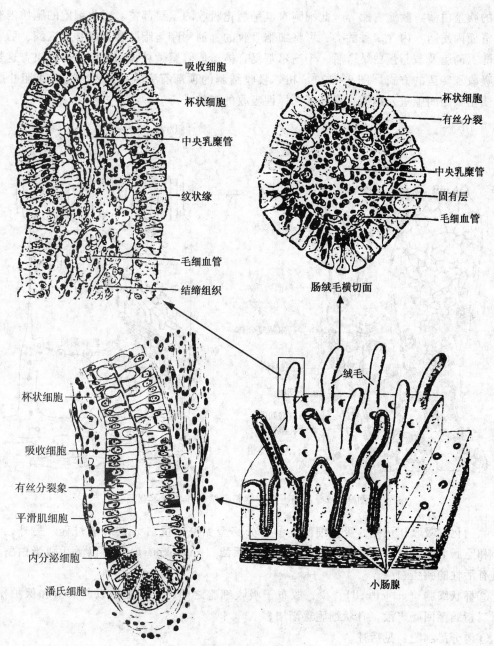

图 9 - 11 肠绒毛和小肠腺

皮细胞的更新周期为 3 ~ 6 天。

　　①**吸收细胞**（absorptive cell）：最多，呈高柱状，核椭圆形，位于基底部。电镜下细胞游离面有大量密集而规则排列的微绒毛（图 2 - 10，图 9 - 12），构成光镜下可见的**纹状缘**。每个吸收细胞可有 2000 ~ 3000 根微绒毛，使细胞游离面的面积扩大约 30 倍。微绒毛表面有一层厚 0.1 ~ 0.5μm 的细胞衣，其中有参与消化碳水化合物和蛋白质的双糖酶和肽酶，还有

吸附的胰蛋白酶、胰淀粉酶等。此细胞衣也是消化吸收的重要部位。吸收细胞的胞质内有丰富的滑面内质网，内含多种酶类，可将细胞吸收的甘油一酯与脂肪酸合成甘油三酯，后者与胆固醇、磷脂及载脂蛋白结合后，于高尔基复合体形成乳糜微粒，在细胞侧面释出，这是对脂肪吸收和转运的方式（图9-12）。相邻吸收细胞的顶部有完善的紧密连接，可阻止肠腔内物质由细胞间隙进入组织，保证了选择性吸收的正常进行。

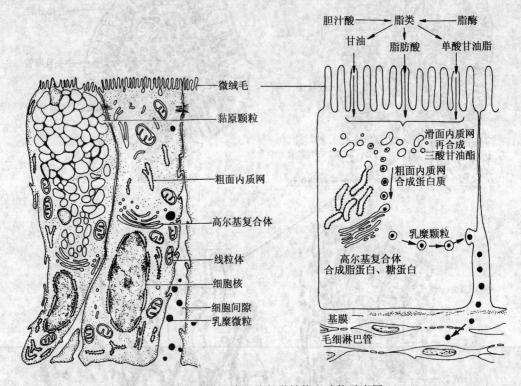

图9-12　小肠上皮细胞超微结构和功能示意图

　　除消化、吸收作用外，吸收细胞也参与分泌型免疫球蛋白A的释放过程。另外，十二指肠和空肠上段的吸收细胞还向肠腔分泌**肠致活酶**（enterokinase），可以激活胰蛋白酶原成为具有活性的胰蛋白酶。

　　②**杯状细胞**（goblet cell）：少，散布于吸收细胞之间，分泌黏液以起润滑和保护作用。从十二指肠至回肠末段，杯状细胞逐渐增多。

　　③内分泌细胞：见后述。

　　（2）肠绒毛中轴：为细密的结缔组织，中央有1~2条纵行较粗的毛细淋巴管，称**中央乳糜管**（central lacteal），以盲端起始于肠绒毛的顶端，向下穿过黏膜肌进入黏膜下层汇成淋巴管。中央乳糜管的腔大，内皮间隙宽，外无基膜，通透性大，运送吸收细胞释放的乳糜微粒。中央乳糜管的周围有丰富的有孔毛细血管，运送吸收细胞吸收的氨基酸、单糖等水溶性物质经此入血。在中轴结缔组织内还有少量散在的平滑肌纤维，其收缩使肠绒毛产生运动和变短，有利于淋巴和血液的运行。

2. 小肠腺 位于固有层内，除吸收细胞、杯状细胞、内分泌细胞外，还有潘氏细胞和干细胞。固有层结缔组织内还有丰富的淋巴细胞、浆细胞、巨噬细胞、嗜酸粒细胞和肥大细胞。此外，尚有淋巴小结，在十二指肠和空肠多为孤立淋巴小结，在回肠（尤其是下段）多为由若干淋巴小结聚集而成的集合淋巴小结，有时可穿过黏膜肌层抵达黏膜下层。

（1）**潘氏细胞**（Paneth cell）：位于小肠腺的基部，是其特征性细胞，常三五成群。细胞较大，呈锥形，细胞顶部胞质内充满了粗大的嗜酸性分泌颗粒（图 9 – 11，彩图 18）。其超微结构具有蛋白质分泌细胞的结构特点。潘氏细胞分泌**防御素**（defensins，又称**陷窝素** cryptdin）、溶菌酶，对肠道微生物起杀灭作用。

（2）**干细胞**（stem cell）：位于小肠腺的下半部，细胞较小呈柱状。该细胞能不断增殖、分化并向上迁移，补充肠绒毛顶端脱落的吸收细胞和杯状细胞；也可分化为潘氏细胞和内分泌细胞。

3. 黏膜肌层 由内环行和外纵行两薄层平滑肌构成。

（二）黏膜下层

由较致密的结缔组织构成，内含较多血管和淋巴管，并有黏膜下神经丛。在十二指肠的黏膜下层内有大量复管泡状黏液腺，即**十二指肠腺**（duodenal gland），其导管穿过黏膜肌层开口在小肠腺的底部（图 9 – 13），分泌碱性黏液（pH 8.2 ~ 9.3），以保护十二指肠免受胃酸和胰液的侵蚀和消化。

（三）肌层

由内环行和外纵行两层平滑肌构成。

（四）外膜

除十二指肠后壁为纤维膜外，其他均为浆膜。

七、大肠

大肠包括盲肠、阑尾、结肠、直肠和肛管，主要是起吸收水分和电解质，并将食物残渣形成粪便排出体外的作用。

（一）盲肠、结肠和直肠

这三部分大肠壁的组织结构同样具备消化管的四层结构（图 9 – 14）。

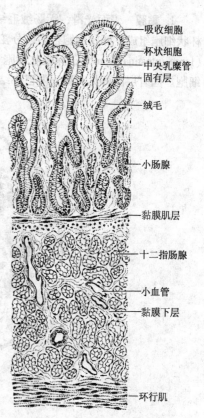

图 9 – 13 十二指肠（横切）

吸收细胞
杯状细胞
中央乳糜管
固有层
绒毛
小肠腺
黏膜肌层
十二指肠腺
小血管
黏膜下层
环行肌

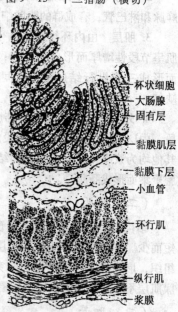

图 9 – 14 结肠（纵切）

杯状细胞
大肠腺
固有层
黏膜肌层
黏膜下层
小血管
环行肌
纵行肌
浆膜

　　1. 黏膜　表面光滑，无肠绒毛结构，有环行的皱襞。其上皮为单层柱状上皮，由吸收细胞与杯状细胞组成。杯状细胞很多，分泌黏液起润滑作用。固有层内有大量的单管状腺，即**大肠腺**（large intestinal gland），除吸收细胞和大量杯状细胞外还有少量干细胞和内分泌细胞，但无潘氏细胞。固有层内可见有孤立淋巴小结。黏膜肌层与小肠相同。

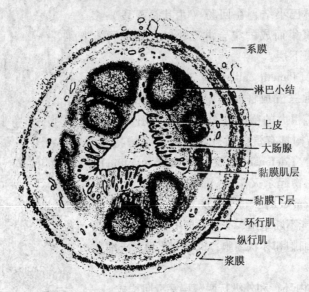

图 9-15　阑尾（横切）

　　2. 黏膜下层　为疏松结缔组织，内有小动脉、小静脉和淋巴管，有成群的脂肪细胞。

　　3. 肌层　由内环行和外纵行的平滑肌构成。环行肌呈节段性增厚而形成结肠袋；纵行肌也呈局部增厚而形成三条纵行结肠带，带间的纵行肌菲薄，甚至缺如。

　　4. 外膜　除升结肠与降结肠的后壁、直肠下 1/3 段、中 1/3 段的后壁和上 1/3 段的小部分为纤维膜外，其他均为浆膜。此外，外膜的结缔组织中常有脂肪细胞聚集而形成肠脂垂。

　　（二）阑尾

　　结构与上述肠管相似，其管腔小而不规则，肠腺短而少。其显著的特点是固有层内有极其丰富的淋巴组织，形成许多淋巴小结，并突入黏膜下层，致使黏膜肌层不完整。肌层很薄，外覆浆膜（图 9-15）。

　　（三）肛管

　　肛管黏膜结构在齿状线以上与直肠相似，只是在

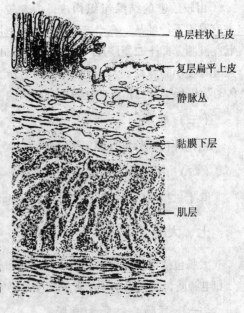

图 9-16　直肠与肛管交界处

肛管上段出现了纵行皱襞（即肛柱）。上皮在齿状线处由单层柱状上皮骤然变为轻度角化的复层扁平上皮，此处的肠腺和黏膜肌消失（图 9-16）。在白线以下为与皮肤相同的角化复层扁平上皮，含有许多黑色素，此处的固有层内有环肛腺（大汗腺）和丰富的皮脂腺。肛管黏膜下层的结缔组织内有密集的静脉丛，这些静脉如淤血扩张则形成痔。肌层为平滑肌，内环行肌增厚形成肛门内括约肌。近肛门处，外纵行肌的周围还有环行骨骼肌形成肛门外括约肌。

八、消化管黏膜的淋巴组织及其免疫功能

消化管是与体外环境直接相通的，其黏膜面经常受到各种细菌、病毒、寄生虫（卵）及其他大分子有害物质的侵袭，其中大多能被胃酸、消化酶以及潘氏细胞分泌的防御素和溶菌酶所破坏，其余的则以原形排出体外或受到消化管的淋巴组织的抵御。消化管黏膜内有丰富的淋巴小结（尤其是咽、回肠和阑尾处发达）和弥散分布的淋巴细胞、浆细胞、巨噬细胞、间质树突状细胞，以及上皮内的淋巴细胞和郎格汉斯细胞等。它们与上皮共同形成了机体的第一道防线，主要通过产生和向消化管腔分泌免疫球蛋白作为应答，防御有害物质的侵害。

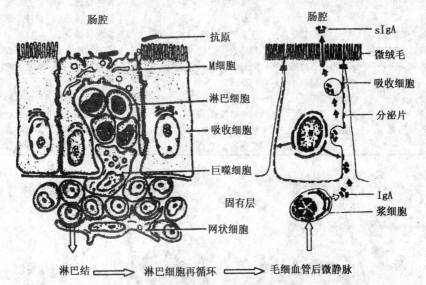

图 9-17 M 细胞超微结构模式图与 sIgA 形成过程示意图

在肠集合淋巴小结处，局部黏膜向肠腔隆起呈圆顶状，无肠绒毛和小肠腺，其上皮内有散在的**微皱褶细胞**（microfold cell，M 细胞）。M 细胞在光镜下难以分辨，电镜下细胞游离面有一些微皱褶与短小的微绒毛，胞质内有丰富的囊泡，细胞基底面的质膜内陷形成一较大的穹隆状凹腔，可包含多个淋巴细胞。M 细胞能摄取肠腔内的抗原物质，以囊泡的形式转运并传递给其包含的淋巴细胞。后者进入黏膜的淋巴小结和肠系膜淋巴结内增殖分化为幼浆细胞，后经淋巴细胞再循环返回消化管黏膜，并转化为浆细胞，主要产生免疫球蛋白 A（IgA）。IgA 能与吸收细胞基底面和侧面膜中一种称为**分泌片**（secretory piece）的糖蛋白相结合，形成**分泌型 IgA**（secretory IgA，sIgA）。sIgA 被吸收细胞吞入胞质，经迁移释放入肠腔（图 9-17）。sIgA 不易被消化酶所破坏，附着于上皮细胞表面，可特异性地与抗原结合，从而抑制或杀灭细菌，中和

病毒，降低抗原与上皮细胞的黏着和入侵。部分增殖的幼浆细胞还可经血液进入唾液腺、呼吸道黏膜、女性生殖道黏膜和乳腺等处，发挥类似的免疫应答作用。

九、胃肠的内分泌细胞

在胃、小肠和大肠的上皮及腺体中散布着 40 余种分泌肽或胺类激素的内分泌细胞（表 9 - 1），尤以胃幽门部和十二指肠上段为多。因胃肠道黏膜的面积巨大，这些细胞的总量估计为 3×10^9 个，超过所有其他内分泌腺腺细胞的总和。所分泌的激素主要调节胃肠道的消化、吸收与分泌功能，也参与调节其他器官的生理活动。胃肠的内分泌细胞在 HE 染色切片上不易辨认，目前主要采用免疫组织化学方法来显示这些细胞。

表 9 - 1　　　　　　　　　　　　主要的胃肠内分泌细胞

细胞名称	分布部位		分泌物	主 要 作 用
	胃	肠		
D	大部	小肠、结肠	生长抑素	抑制其他内分泌细胞和壁细胞
EC	大部	小肠、结肠	5-羟色胺	促进胃肠运动，扩张血管
			P 物质	促进胃肠运动、胃液分泌
ECL	胃底腺		组胺	促进胃酸分泌
G	幽门部	十二指肠	胃泌素	促进胃酸分泌、黏膜细胞增殖
I		十二指肠、空肠	胆囊收缩素 - 促胰酶素	促进胰酶分泌、胆囊收缩
K		空肠、回肠	抑胃肽	促进胰岛素分泌
M_0		空肠、回肠	胃动素	参与控制胃肠的收缩节律
N		回肠	神经降压素	抑制胃酸分泌和胃运动
PP	大部	小肠、结肠	胰多肽	抑制胰酶分泌，松弛胆囊
S		十二指肠、空肠	促胰液素	促进胰导管分泌水和 HCO_3^-

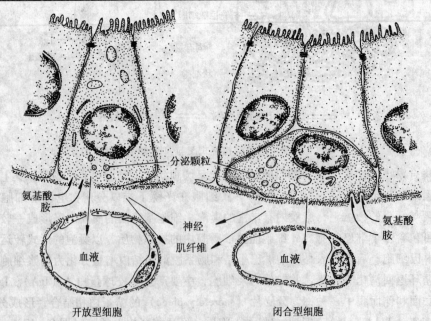

图 9 - 18　胃肠道内分泌细胞超微结构与功能示意图

（一）胃肠内分泌细胞的结构特点

胃肠的内分泌细胞大多单个夹于其他上皮细胞之间，呈不规则的锥形或高圆形，基底部附于基膜，并可有基底侧突与邻近细胞相接触。电镜下胞质中含一些粗面内质网和高尔基复合体，底部有大量分泌颗粒为其最显著的特征。分泌颗粒的大小、形状与电子密度依细胞种类而异。根据细胞游离面是否达到腔面，可把它们区分为开放型与封闭型两类（图9-18）。

1. 开放型细胞 绝大多数为此类细胞，细胞呈锥形，具有面向管腔的游离面，上有微绒毛，对管腔内食物和pH等化学信息有较强的感受性，从而释放某种激素或递质，引起其他内分泌活动的变化。

2. 封闭型细胞 少数细胞（主要是D细胞）为此型，细胞呈圆形或扁圆形，顶部被相邻细胞所覆盖。此型细胞主要受胃肠运动的机械刺激或其他激素的调节而改变其内分泌状态。

（二）胃肠内分泌细胞激素的作用方式

胃肠内分泌细胞的分泌颗粒为含肽和（或）胺类激素，其分泌物多数由细胞基底面释放，可通过三种方式发挥作用。

1. 内分泌作用 激素释放后经血液循环运送并作用于靶细胞。

2. 神经递质作用 分泌物作为神经递质来传递信息。

3. 旁分泌作用 少数激素释放后直接作用于邻近的细胞或组织。

第二节 消 化 腺

消化腺（digestive gland）包括小消化腺和大消化腺。小消化腺是指较小而分布于消化管壁内的小唾液腺、食管腺、胃腺和肠腺等。大消化腺是指较大而位于消化管壁以外的大唾液腺、胰腺和肝脏，它们均由分泌部和导管构成，分泌物经导管排入消化管，对食物行使化学性消化。有的消化腺还兼有内分泌功能。

一、大唾液腺

大唾液腺包括腮腺、下颌下腺和舌下腺各一对，分泌唾液，均经导管排入口腔。正常成年人每天可分泌唾液1000~1500ml，大部分来自下颌下腺，占总量的70%，另25%由腮腺分泌，5%由舌下腺分泌。唾液的主要成分为水（占99%）和少量酶、黏液及免疫球蛋白，起湿润口腔与食物、初步消化食物的作用，并具有免疫功能。

（一）大唾液腺的一般结构

大唾液腺为复管泡状腺，外包以薄层结缔组织的被膜，并伸入腺实质将其分隔为许多小叶，血管、淋巴管和神经随行其间。腺实质由反复分支的导管及末端的腺泡组成（图2-7）。

1. 腺泡 又称末房，呈泡状或管状，依据腺细胞的结构和分泌物性质的不同，腺泡分浆液性、黏液性和混合性三类（图2-8，见第二章）。在腺细胞和部分导管细胞与基膜之间有肌上皮细胞，其收缩有助于腺泡分泌物的排出。

2. 导管 为分支的上皮性管道，通常包括以下各段（图2-7，图2-8）。

（1）**闰管**（intercalated duct）：是导管的起始段，与腺泡直接相连，管径最细，管壁为单层扁平上皮或矮的单层立方上皮。

（2）**纹状管**（striated duct）：又称**分泌管**（secretory duct），与闰管相接，管径较粗，由单层高柱状上皮构成，光镜下胞质嗜酸性，核大，居细胞上部。细胞基部见有纵纹，电镜下为丰富的质膜内褶和纵行排列的线粒体，扩大了细胞基底面的面积，有利于细胞与组织液之间进行水和电解质的转运。纹状管细胞能从分泌物中主动吸收 Na^+ 入血，而将 K^+ 排入管腔，并可通过重吸收或排出水来调节唾液中的电解质含量和唾液量。

（3）**小叶间导管和总导管**：纹状管汇合成为小叶间结缔组织内的小叶间导管，由起初的单层柱状上皮移行为之后的假复层柱状上皮构成。小叶间导管逐级汇合增粗，最后形成一条或几条总导管，开口于口腔。在近口腔开口处，总导管的上皮渐变为复层扁平上皮，与口腔黏膜上皮相连续。

（二）三对大唾液腺的特点（表9-2）

详见表9-2。

表9-2 三对大唾液腺的特点

腺 体	腺 泡	导 管	分 泌 物
腮 腺	纯浆液性	闰管较长，纹状管较短，间质中常见脂肪细胞	占唾液的25%，含唾液淀粉酶较多
下颌下腺	混合性，浆液性腺泡多于混合性及黏液性腺泡	闰管短，纹状管较长	占唾液的70%，含唾液淀粉酶较少，黏液较多
舌 下 腺	混合性，主要为黏液性和混合性腺泡，半月较多	无闰管，纹状管不明显	占唾液的5%，以黏液为主

（三）下颌下腺分泌的生物活性物质

自20世纪下叶以来，已陆续从人和其他哺乳类动物的下颌下腺中发现并分离、提纯出近30余种生物活性多肽，它们或直接入血，或随唾液进入消化管再由胃肠吸收入血，对多种组织和细胞的生理活动起着重要的调节作用。根据化学性质和生理作用的不同，可将它们分为四大类：①消化酶类，如淀粉酶、酸性磷酸酶、核糖核酸酶等。②促细胞生长与分化因子类，如表皮生长因子（EGF）、神经生长因子（NGF）、内皮生长刺激因子、红细胞生成素（EPO）、骨髓克隆刺激因子（CSF）等。③内环境稳定因子类，如生长抑素、肾素、激肽释放酶、胰岛素和高血糖素样物质等。④细胞内调节因子类，如酯肽酶等。其中有些（如小鼠 EGF 和 NGF 等）已被制成商品试剂，广泛应用于实验研究。

二、胰腺

胰腺（pancreas）的表面覆以薄层结缔组织的被膜，并伸入腺内，将实质分隔为许多界限不明显的小叶。胰腺的实质由外分泌部和内分泌部组成（图9-19，彩图20）。

（一）外分泌部

为复管泡状腺，具有浆液性腺的结构特征。

1. **腺泡** 每个腺泡由40~50个腺泡细胞围成，外有基膜，但无肌上皮细胞。腺细胞具有典型的浆液性腺细胞的形态结构特点（见第二章）。腺细胞能分泌胰蛋白酶原、胰糜蛋白酶原、胰淀粉酶、胰脂肪酶、DNA 酶、RNA 酶等多种消化酶。胰蛋白酶原和胰糜蛋白酶原进入小肠后，被肠致活酶激活，成为有活性的胰蛋白酶和胰糜蛋白酶。这些消化酶分别消化食物中相应的各种营养成分。另外，腺泡细胞还分泌一种胰蛋白酶抑制因子，能有效防止上述两种蛋白酶原在胰腺内被激活，否则，或是在其他因素作用下，会使蛋白酶原在胰腺内激活，从而导致胰腺组织的自我消化，发生急性胰腺炎。腺泡细胞的分泌活动受小肠 I 细胞分泌的胆囊收缩素 – 促胰酶素的调节。

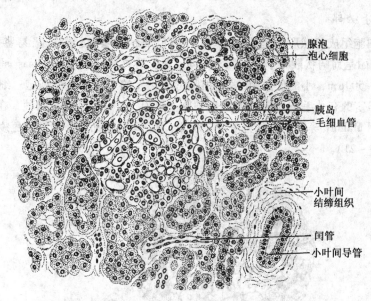

图 9 – 19 胰腺（高倍）

胰腺的腺泡腔面可见数个较小的扁平或立方形细胞，称**泡心细胞**（centroacinar cell）。泡心细胞的胞质染色淡，核卵圆或圆形，是由闰管起始段的上皮细胞伸入腺泡腔内所致（图 9 – 20）。

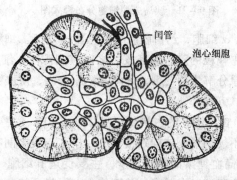

图 9 – 20 胰腺腺泡模式图（示泡心细胞与闰管）

2. **导管** 其闰管较长，管径细，分支多。管壁为单层扁平上皮或单层立方上皮。闰管远端逐渐汇合形成小叶内导管，后者再汇合形成小叶间导管。小叶间导管继之汇合成一条贯穿胰腺全长的主导管，并在胰头部与胆总管汇合，开口于十二指肠乳头。从小叶内导管到主导管，随着管腔逐渐增大，其上皮由单层立方逐渐变为单层柱状，主导管为单层高柱状上皮，并可见有杯状细胞。导管上皮细胞可分泌水和电解质，后者以碳酸氢盐为主，其分泌活动受小肠 S 细胞分泌的促胰液素的调节。

3. 胰液　正常成年人每天分泌 1500～3000ml 胰液，为碱性水样液体，pH 7.8～8.4，内含多种消化酶和丰富的电解质。后者主要为碳酸氢钠，能中和进入十二指肠的胃酸。胰液是最重要的消化液。

（二）内分泌部

由内分泌细胞组成的球形细胞团构成，HE 染色细胞团着色浅淡，极易鉴别（图 9 - 19，彩图 20）。细胞团呈岛屿状散布于胰腺腺泡之间，故又称之为**胰岛**（pancreas islet）。胰岛大小不一，直径 75～500μm，小的仅由 10 多个细胞组成，大的可达数百个细胞。细胞呈团索状分布，细胞间有丰富的有孔毛细血管。人胰岛细胞主要有 A、B、D、PP 四种，在 HE 染色切片中不易区分，用 Mallory 等特殊染色方法可显示 A、B、D 三种细胞，还可用免疫组织化学法来进行区分（图 9 - 21）。

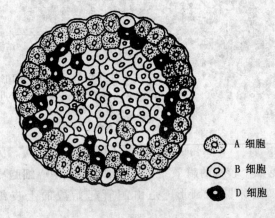

A 细胞
B 细胞
D 细胞

图 9 - 21　胰岛三种细胞分布模式图

1. A 细胞　又称甲细胞、α 细胞，约占胰岛细胞总数的 20%。细胞较大，分布在胰岛的周边。电镜下，可见胞质内分泌颗粒的膜与致密核芯之间有间隙。A 细胞分泌**高血糖素**（glucagon），通过促进肝细胞将糖原分解为葡萄糖，并抑制糖原合成，使血糖升高，满足机体活动的能量需要。

2. B 细胞　又称乙细胞、β 细胞，约占胰岛细胞总数的 70%。主要位于胰岛的中央。电镜下，分泌颗粒内常见杆状或不规则形晶体样致密核芯，核芯与膜之间有较宽的清亮间隙。B 细胞分泌**胰岛素**（insulin），与高血糖素的作用相反，主要促进肝细胞、脂肪细胞等吸收血液中的葡萄糖，合成糖原或转化为脂肪贮存起来，从而使血糖下降。胰岛素和高血糖素的协同作用能使血糖水平保持动态平衡。若 B 细胞分泌胰岛素不足，可致血糖升高，并可从尿中排出，即为糖尿病。若 B 细胞发生肿瘤或细胞功能亢进，胰岛素分泌过多，可导致低血糖症。

3. D 细胞　又称丁细胞、δ 细胞，约占胰岛细胞总数的 5%。散布在 A 细胞、B 细胞之间，并与 A 细胞、B 细胞紧密相贴，细胞间有缝隙连接。电镜下其分泌颗粒较大，内容物呈细颗粒状，中等或低电子密度。D 细胞分泌生长抑素，以旁分泌方式直接作用于邻近的 A 细胞、B 细胞或 PP 细胞，抑制这些细胞的分泌活动。

4.PP 细胞　数量极少，主要分布于胰岛的周边，还可见于外分泌部的导管上皮内及腺泡细胞间。其胞质内也有分泌颗粒，分泌**胰多肽**（pancreatic polypeptide），具有抑制胃肠运动、胰液分泌及胆囊收缩等作用。

三、肝

肝（liver）是人体最大的腺体，具有极其复杂的生化功能，被称为人体的化工厂。肝产生的胆汁作为消化液参与脂类物质的消化。肝能合成多种蛋白质及其他物质，直接分泌入血。肝还参与糖、脂类、激素、药物等的代谢。

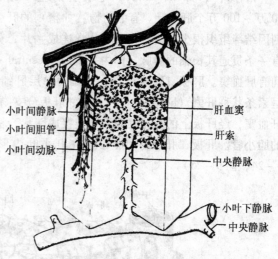

图 9 - 22　肝小叶立体模式图

肝表面覆以致密结缔组织的被膜，多为浆膜。肝门部的结缔组织随门静脉、肝动脉和肝管的分支伸入肝实质，将实质分隔成许多多角棱柱体的肝小叶（图 9 - 22）。肝小叶之间各种管道密集的部位为门管区。

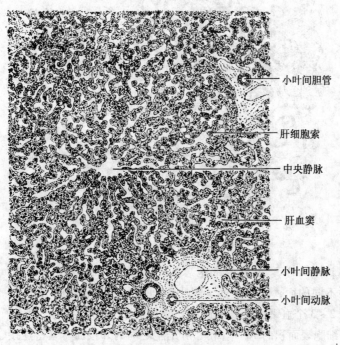

图 9 - 23　肝小叶

（一）肝小叶

肝小叶（hepatic lobule）是肝脏的基本结构单位，长约 2mm，宽约 1mm，成人肝有 50 万～100 万个肝小叶。有的动物（如猪）的肝小叶周围因结缔组织较多而分界明显，而人肝则因结缔组织很少致使相邻肝小叶常连成一片，分界不清（图 9 – 23，彩图 19）。肝小叶中央有一条贯通其长轴的静脉，即**中央静脉**（central vein），肝板呈放射状排列在其周围，肝板之间有肝血窦。**肝板**（hepatic plate）是由单层肝细胞排列形成的凹凸不平的板状结构，其断面呈索条状称**肝索**（hepatic cord），相邻肝板分支吻合形成迷路状。肝板之间的不规则腔隙即为肝血窦，经肝板上的孔相互间沟通连接成网状。相邻肝细胞邻接面的质膜局部凹陷，围成微细的胆小管。肝板、肝血窦和胆小管在肝小叶内形成各自独立而又密切相关的复杂网络（图 9 – 24，图 9 – 25）。

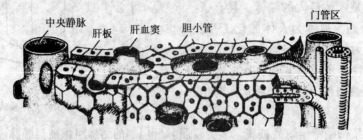

图 9 – 24　肝板、肝血窦与胆小管关系模式图

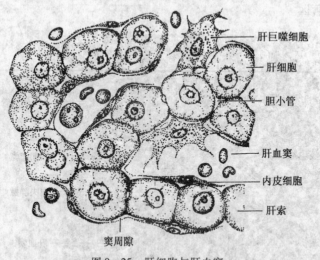

图 9 – 25　肝细胞与肝血窦

1. **肝细胞**（hepatocyte）　占肝内细胞总数的 80%。肝细胞呈多面体，直径 15～30μm。每个肝细胞有三种不同的面，即血窦面、胆小管面和肝细胞邻接面（图 9 – 26，电镜图 10）。每个肝细胞至少有 2～3 个血窦面。肝细胞的血窦面有发达的微绒毛，使该面的表面积扩大了 5～6 倍，占整个肝细胞表面积的 70%。相邻肝细胞之间的邻接面有紧密连接、桥粒和缝隙连接等结构。有的肝细胞之间还有贯通的细胞间通道。

细胞核大而圆，居中，双核较多。核内常染色质丰富，染色浅，有一至数个核仁。多倍体细胞数量多是肝的特点之一，应用流式细胞仪测定成人肝，其 4 倍体肝细胞占 60% 以上，这可能与肝细胞长期保持活跃的多种功能和可能潜在的强大再生能力有关。

HE 染色时，肝细胞的胞质呈嗜酸性，含有弥散分布的嗜碱性团块，胞质中的糖原和脂滴大多消失而留下小空隙状。电镜下，胞质内各种细胞器都很丰富（图 9－26，电镜图 10），为体内细胞之最。肝的生物化学功能都是由肝细胞来执行的。

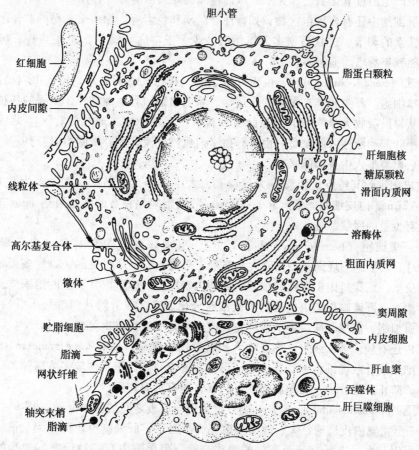

图 9－26　肝细胞与肝血窦超微结构模式图

（1）粗面内质网：成群分布于核周围以及线粒体和肝血窦附近，形成胞质中嗜碱性的团块。肝细胞的粗面内质网能合成多种重要的血浆蛋白，如白蛋白、纤维蛋白原、凝血酶原、脂蛋白、补体等。

（2）滑面内质网：为许多散在的小管和小泡，有多种酶系规律地分布其膜上，如氧化还原酶、水解酶、合成酶和转移酶等。这些酶对细胞摄取的有机物进行连续的合成、分解、结合、转化等反应，如胆汁的合成、脂类代谢、糖代谢、激素代谢，以及吸收的药物、腐败产物等大量化合物的生物转化，对有害物质起解毒作用。

（3）高尔基复合体：粗面内质网合成的蛋白质和脂蛋白中，一部分转移至高尔基复合体，经加工后再以分泌小泡由血窦面排出。近胆小管处的高尔基复合体特别发达，与胆汁的分泌有关。

（4）线粒体：遍布胞质内，数量很多，每个肝细胞内约有 2000 个，为肝细胞的功能活动提供能量。

（5）溶酶体：数量和种类均较多，大小不等，多见于胆小管高尔基复合体附近。溶酶体参与肝细胞的代谢和细胞器的更新过程，也参与胆红素的转运及铁的贮存。

（6）微体：为大小不等的圆形小体，呈均质状，主要含过氧化氢酶和过氧化物酶，它们将细胞代谢中产生的过氧化氢还原为水，从而消除其对细胞的毒性作用。

此外，肝细胞中还有多种包含物，如糖原、脂滴和色素等。糖原是血糖的贮备形式，受胰岛素和高血糖素的调节，进食后增多，饥饿时减少。正常时脂滴少，而在某些肝病时可以增多。脂褐素随着年龄增高而增多。

2. **肝血窦**（hepatic sinusoid）　位于肝板之间，其腔大而不规则，窦壁由内皮细胞围成，窦内有肝巨噬细胞。肝血窦具有很高的通透性，除血细胞和乳糜微粒外，血浆的各种成分均可自由出入。从胃肠吸收大量物质的门静脉血和含氧的肝动脉血，通过门管区（见后述）的小叶间静脉和小叶间动脉注入肝血窦。由于肝血窦内血流缓慢，使肝细胞得以与其进行充分的物质交换，而后血液汇入中央静脉。

（1）内皮细胞：其特点是胞质有大量窗孔，大小不等，无隔膜，直径多为 $0.1\mu m$ 左右，有的可达 $1\sim2\mu m$。内皮细胞间常有 $0.1\sim0.5\mu m$ 的细胞间隙，有的甚至可达 $1\mu m$ 宽。内皮外无基膜，仅有少量的网状纤维。

（2）肝巨噬细胞（hepatic macrophage）：位于肝血窦内（图 9 - 26），又称**库普弗细胞**（Kupffer cell）。其形态不规则，表面有大量皱褶、微绒毛和小球状突起，以许多板状和丝状伪足附着在内皮上，或穿过内皮窗孔和细胞间隙伸入窦周隙。胞质内有发达的溶酶体，并常见有吞噬体和吞饮泡。肝巨噬细胞由血液的单核细胞分化而来，在清除从门静脉入肝的抗原异物、清除衰老的血细胞、监视肿瘤、调节机体免疫应答等方面发挥着重要的作用。

肝血窦内还有较多 NK 细胞，称**肝内大颗粒淋巴细胞**（hepatic large granular lymphocyte），附着在内皮细胞或肝巨噬细胞上。其核呈肾形，常偏于一侧，胞质含较多溶酶体。该细胞在抵御病毒感染、防止肝内肿瘤及其他肿瘤的肝转移方面有重要作用。

3. **窦周隙**（perisinusoidal space）　为肝血窦壁与肝板之间的狭小间隙（图 9 - 26），宽约 $0.4\mu m$。由于肝血窦内皮通透性大，故窦周隙充满了血浆，肝细胞血窦面的大量微绒毛便浸泡在血浆中，可以与血浆进行充分而高效的物质交换。窦周隙内有一种形态不规则的**贮脂细胞**（fat - storing cell），它们有突起附于内皮细胞的基底面和肝细胞的表面，或伸入肝细胞之间。其主要的特征是胞质内含有许多大的脂滴，有的直径可达 $2\mu m$。在 HE 染色切片上，贮脂细胞不易鉴别，用氯化金或硝酸银浸染法，或免疫组织化学法可清楚显示。贮脂细胞的功能之一是贮存维生素 A，这是一种脂溶性维生素，人体摄取维生素 A 的 70% ~85% 贮存在贮脂细胞内，当机体需要时释放入血。贮脂细胞的另一功能是产生细胞外基质，即产生窦周隙内网状纤维。在慢性肝炎、慢性酒精中毒等肝病时，贮脂细胞异常增殖，肝内纤维增多，可导致肝硬化。

4. **胆小管**（bile canaliculi）　是相邻肝细胞面的质膜局部凹陷围成的微细管道，在肝板内连接成网（图 9 - 24，图 9 - 25，图 9 - 26）。胆小管的管径粗细较均匀，直径为 $0.5\sim1\mu m$。肝细胞在胆小管面形成许多微绒毛，突入胆小管腔（图 9 - 26，电镜图 10）。靠近胆小管的相邻肝细胞膜之间有紧密连接、桥粒等构成连接复合体，封闭胆小管周围的细胞间隙，以防止胆汁外溢入血。当肝细胞发生变性、坏死，或胆道堵塞、内压增高时，胆小管的正常结构遭到破坏，胆汁经窦周隙溢入血液，导致黄疸的出现。

胆小管内的胆汁从肝小叶中央流向周边，汇入小叶边缘的**赫令管**（Hering canal）。赫令管是由立方细胞组成的短小管道，在门管区汇入小叶间胆管。有观点认为，赫令管上皮细胞分化程度较低，具有干细胞的性质，在肝再生过程中能增殖分化为肝细胞。

（二）门管区

相邻肝小叶之间呈三角形或椭圆形的结缔组织小区，称门**管区**（portal area）或汇管区，每个肝小叶周围有 3~4 个门管区。其中有三种伴行的管道，即小叶间动脉、小叶间静脉和小叶间胆管（图 9-23，图 9-27）。小叶间动脉是肝动脉的分支，管壁较厚，腔小而规则；小叶间静脉是门静脉的分支，管壁薄，腔大而不规则；小叶间胆管管壁由单层立方上皮构成，它们向肝门方向汇集，最后形成左右肝管出肝。

此外，在非门管区的小叶间结缔组织内还有单独走行的小叶下静脉，由中央静脉汇集而成，小叶下静脉汇集形成肝静脉出肝后连于下腔静脉。

四、胆囊

胆囊（gallbladder）分颈、体和底三部分，其颈与胆囊管相连。胆囊壁由黏膜、肌层和外膜三层结构组成（图 9-28）。

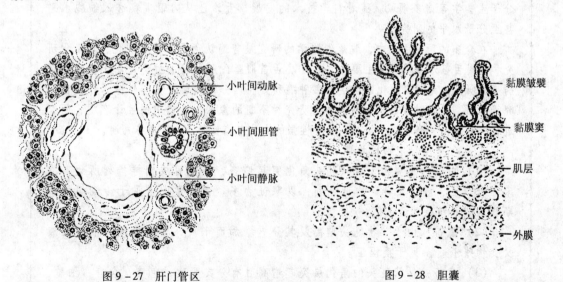

图 9-27 肝门管区　　　　　　　　　　　图 9-28 胆囊

1. **黏膜**　黏膜形成许多高而分支的皱襞，当胆囊收缩时，皱襞高大，充盈扩张时则部分消失。黏膜由上皮和固有层构成。上皮为单层柱状上皮，细胞游离面有微绒毛，核位于基部，核上区有高尔基复合体、线粒体、粗面内质网等，还可见小泡、脂滴及少量黏原颗粒。细胞间有连接复合体存在。上皮细胞的主要功能为吸收，也有一定的分泌作用。固有层较薄，其内富含血管，无腺体。在皱襞之间的上皮常常凹陷入固有层而形成许多窦状凹陷，称黏膜窦。胆囊扩张时，黏膜窦消失。黏膜窦内易有细菌或异物残留而引起炎症。

2. **肌层** 为平滑肌，其厚薄不一，在胆囊的底部肌层较厚，颈部次之，体部则最薄。肌纤维呈纵行或螺旋状排列，肌束间有较多弹性纤维。

3. **外膜** 较厚，大多为浆膜。

胆囊是贮存和浓缩胆汁的器官，其容量约为 40～70ml。肝排出的胆汁经肝管进入胆囊贮存。胆囊上皮细胞能主动吸收胆汁中的水和 Na^+、Ca^{2+} 等无机盐，使胆汁浓缩 4～10 倍，从而增加了贮存效力。脂肪性食物能促使小肠 I 细胞分泌胆囊收缩素－促胰酶素，能使胆囊肌层持续收缩 30～60 分钟，胆囊管括约肌松弛，将胆汁排入肠腔。

舌诊与舌苔

由于舌苔能反映病证的性质、程度和疾病的发展及其演变过程，故观察舌苔是中医学舌诊的重要组成部分。中医舌诊的传统方法是在自然光线下，用肉眼察看舌质、舌苔等的临床变化。现代医学证实，舌是人体唯一暴露于外面能被看见的内脏器官。如何应用现代仪器检查舌象，探讨其与传统方法观察结果间的关系，对进一步提高舌诊客观水平、了解舌象的本质是有益的。为此，自新中国成立以来，许多学者为之努力研究、探索，涉及生理学、生物化学、病理学、组织学、分子生物学等诸多领域。随着科学技术的发展，舌诊已从肉眼观察进入细胞水平甚至分子水平的研究。

在众多的研究手段中，脱落细胞学的研究被普遍认为是舌诊客观化、定量化研究和探讨舌苔形成机理的主要方法之一。舌苔脱落细胞学检查被广泛用于多种中医病症的研究，尤其是消化系统疾病、肿瘤和妇科内分泌失调及其与性激素相关性研究等方面，通过对舌苔脱落细胞学的研究和不断的探索，期望中医舌诊客观化研究进程中制定出一套客观、规范、重复性强的方法与指标，为中医临床服务。

舌苔的变化与中西医诊断：

（1）白苔：主要由于丝状乳头角化突起增多，甚至可成栅样排列所致。临床上表、里、虚、实各证均可见到，以寒证为多。西医学中常见于传染病的早期和消化系统疾患。

（2）腻苔：由于丝状乳头增高及其分支增加而形成，其中包埋有很多黏液及食物残渣。多见于痰湿证。

（3）黄苔：丝状乳头的角化层突起增高且有分支所致，色黄，含有白细胞、细菌和霉菌等。临床上多见于实证和热证。西医学中常见于炎症发热和较严重的消化不良者。

（4）剥苔：乃丝状乳头明显萎缩所致。多见于阴虚证。

（5）黑苔：由于丝状乳头增生变高，并出现棕黑色角化细胞所形成。临床上多见于里证中的大寒证和大热证。西医学中常见于各种急性化脓性炎症感染和癌症等的危重患者。

　　[参考文献]

　　李灿东．舌苔脱落细胞学研究概况．福建中医学院学报 2000；10（3）

标本观察指导

一、胃

方法 HE 染色

肉眼 表面凹凸不平为胃黏膜皱襞，其表面染成紫蓝色的为黏膜层，染成浅粉色的为黏膜下层，染成粉红色的为肌层，最外方为浆膜。

低倍镜 胃壁由内向外可分为四层。

1. 黏膜：

（1）上皮 为单层柱状上皮，染色较浅，上皮凹陷处为胃小凹，因切面不同可见各种断面。

（2）固有层 被大量胃底腺占据，腺体被切成各种断面；选择一个与胃小凹底部相通的纵切面胃底腺以区别腺的颈部、体部和底部。腺体之间可见少量粉染的结缔组织，其中含有淋巴组织、浆细胞及分散的平滑肌。

（3）黏膜肌层 为内环形和外纵行二层平滑肌。

2. 黏膜下层：由疏松结缔组织构成，含有血管、淋巴管、神经，有时可见黏膜下神经丛。

3. 肌层：为内斜、中环和外纵三层平滑肌构成，三层之间不易分清。

4. 浆膜：由疏松结缔组织和表面的间皮构成。

高倍镜

1. 上皮：单层柱状上皮，细胞界限清晰，细胞顶部的胞质内黏原颗粒 HE 染色不易着色，故呈透明状；核长杆状，位于基底部，染成蓝色。

2. 胃底腺：

（1）主细胞 分布于胃底腺的体部和底部，数量较多；胞体呈柱状或锥体形，胞质嗜碱性被染成蓝色，核圆形位于细胞基底部。

（2）壁细胞 主要分布在腺体的颈部和体部，细胞较大，呈圆形或三角形；胞质嗜酸性被染成鲜红色，核圆形位于细胞中央，有时可见双核。

（3）颈黏液细胞 分布在腺体的颈部，数量少，细胞呈柱状，胞质染色浅；核扁圆形，位于细胞的基底部。

二、空肠

方法 HE 染色

肉眼 标本凹凸不平的一面为皱襞，是腔面。皱襞表面深染为小肠黏膜，中轴为黏膜下层。皱襞表面可见更细的突起为肠绒毛。

低倍镜 小肠管壁由内向外分为四层

1. 黏膜层：黏膜向肠腔的突起即肠绒毛，呈指状（纵切）或圆形（横切）。固有层的结缔组织中可见许多不同断面的肠腺，有时可见孤立淋巴小结。黏膜肌层由薄层粉染的平滑肌构成。

2. 黏膜下层：由疏松结缔组织构成，其中有丰富的血管和少量脂肪组织。有时可见黏膜下神经丛。

3. 肌层：为内环和外纵两层平滑肌构成，两层之间可见染色浅的肌间神经丛。

4. 浆膜：由疏松结缔组织和表面的间皮构成。

高倍镜

1. 肠绒毛：绒毛表面为单层柱状上皮，柱状细胞之间夹有发亮的杯状细胞。调解微螺旋可见柱状细胞游离面有染成深粉红色的细线－纹状缘。绒毛中轴为固有层的结缔组织，其中有丰富的毛细血管和散在的平滑肌，有时可见中央乳糜管。

2. 小肠腺：由上皮向固有层下陷而成，开口于绒毛之间，由柱状细胞、杯状细胞和潘氏细胞组成。

3. 肌间神经丛：在两层平滑肌之间可见染色浅、胞体大，核大且核仁大而明显的细胞即肌间神经丛的神经元；其周围细胞界限不清，核深染的为神经胶质细胞。

4. 潘氏细胞：位于小肠腺的基底部，3～5 成群，细胞呈锥体形，其顶部胞质内可见粗大的嗜酸性颗粒；核卵圆形，位于细胞基底部。

三、肝脏

方法 人肝脏 HE 染色

肉眼 标本染成深红色，其中可见大小不等的腔隙。

低倍镜

1. 被膜：标本的一侧被覆以致密结缔组织，其表面可见间皮覆盖。

2. 肝小叶：呈多边形，肝小叶之间的界限不清。位于肝小叶中央的圆形管腔为中央静脉。其周围呈辐射状排列的粉红色条索状结构为肝细胞索（立体为肝板），肝细胞索之间的间隙是肝血窦。

3. 门管区：在相邻肝小叶之间的结缔组织中可见有三种管道伴行，即小叶间动脉、小叶间静脉和小叶间胆管。

有时在肝小叶之间的结缔组织内可见单独走行的小叶下静脉，其管腔较大，管壁上结缔组织较多。

高倍镜

1，肝小叶：

（1）中央静脉 位于肝小叶中央，管壁薄，由一层内皮细胞及少量结缔组织构成。管壁上有时可见肝血窦的开口，有的可见与肝血窦相连通。

（2）肝细胞板　由单层多边形肝细胞组成。肝细胞界限清晰，细胞质呈嗜酸性，可见细小弥散分布的嗜碱性颗粒；核1~2个，大而圆，居中，着色浅，核膜明显，核仁清晰。

（3）肝血窦　位于肝索之间，形状不规则，相邻的肝血窦互相连通，腔内可见血细胞。窦壁内皮细胞间隙大，因而内皮不完整。窦内有散在的肝巨噬细胞（库普弗细胞），胞体较大，形状不规则，有突起与窦壁相连接；其核圆，着色深，胞质粉染。窦内大颗粒淋巴细胞的形态同淋巴细胞。

2. 门管区：

（1）小叶间动脉　管腔小而圆，管壁较厚，内皮外方有环形平滑肌。

（2）小叶间静脉　管腔大而不规则，管壁很薄。

（3）小叶间胆管　管壁由单层立方上皮组成，核圆形，位于细胞中央。

四、胰腺

方法　HE　染色

肉眼　表面为薄层粉色被膜，内部紫蓝色团块为小叶。

低倍镜

1. 被膜：为薄层结缔组织，结缔组织伸入腺实质将其分隔成许多小叶。

2. 外分泌部：

（1）腺泡　为浆液性腺泡，在实质中占比例较大。

（2）导管　闰管　由单层扁平或立方上皮围成，染成粉红色，位于腺泡之间；小叶内导管　管壁由单层立方上皮围成，较闰管粗；小叶间导管　位于小叶之间的结缔组织内，其管壁由单层柱状上皮围成。

3. 内分泌部（胰岛）：散在，分布于外分泌部之间，为大小不等、染色浅淡的细胞团。

高倍镜

1. 腺泡：由浆液性腺细胞组成，细胞呈锥体形，胞质基部强嗜碱性，胞质顶部为嗜酸性。核圆形，位于细胞基底部。

2. 泡心细胞：位于腺泡腔中央，细胞较小，着色浅，细胞界限不清；核圆形或椭圆形，为闰管的起始部。

3. 胰岛：胰岛内的细胞排列成团或索状，核圆形或椭圆形，染成紫蓝色，细胞之间可见丰富的毛细血管。在HE染色不能区分胰岛内的各种细胞。

五、示教

1. 十二指肠。

2. 潘氏细胞。

3. 肝库普弗细胞（胎盘兰注入法）。

4. 胰岛细胞（Mollory染色）。

第十章 呼吸系统

呼吸系统由鼻、咽、喉、气管、主支气管和肺组成。从鼻腔到肺内的终末细支气管为导气部，是气体出入的通道；从肺内的呼吸性细支气管至末端的肺泡，为呼吸部，是气体交换的主要部位。

第一节 鼻 腔

鼻腔的内表面为黏膜，由上皮和固有层构成。黏膜深部与软骨、骨和骨骼肌相连。根据结构和功能，鼻黏膜可分为前庭部、呼吸部和嗅部。

一、前庭部

前庭部（vestibular region）为邻近外鼻孔的部分。前部被覆角化的复层扁平上皮，后部覆以未角化的复层扁平上皮，近外鼻孔处与皮肤相移行。固有层为致密结缔组织，深部与软骨膜相连，内有皮脂腺和汗腺，并富有鼻毛，可阻挡空气中的尘埃等异物。

二、呼吸部

呼吸部（respiratory region）占鼻黏膜的大部分，因富有血管而呈粉红色，为假复层纤毛柱状上皮，杯状细胞较多。纤毛摆动，将黏附有尘埃等异物的黏液推向咽部而被咳出。固有层含有腺体和丰富的静脉丛以及淋巴组织。腺分泌物与杯状细胞分泌物共同形成一层黏液覆盖于纤毛上，具有温化、湿化空气的作用。

三、嗅部

嗅部（olfactory region）位于上鼻甲和鼻中隔上部两侧。黏膜呈棕黄色，由嗅上皮和固有层组成。嗅上皮是假复层柱状上皮，内含嗅细胞、支持细胞和基细胞（图10-1）。

1. 嗅细胞（olfactory cell） 呈长梭形，为双极神

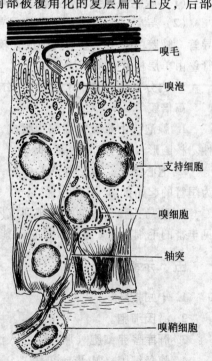

图 10-1 嗅黏膜上皮细胞
超微结构模式图

（标注：嗅毛、嗅泡、支持细胞、嗅细胞、轴突、嗅鞘细胞）

经元。细胞核位于细胞中部，着色较浅，其树突细长，伸至上皮表面，末端膨大呈球状，称为嗅泡。从嗅泡呈放射状发出 10~30 根嗅毛，平铺在上皮表面的浆液层内，感受化学物质的刺激。嗅细胞的轴突细长，穿过基膜，在固有层内形成无髓神经纤维束，被嗅鞘细胞包裹，组成嗅神经。嗅细胞可接受化学刺激，传导神经冲动，产生嗅觉。

2. **支持细胞**（supporting cell） 数量最多，呈高柱状，顶部宽大，基部较细，游离面有许多微绒毛。细胞核位于胞质上部，胞质内可见黄色色素颗粒。细胞侧面与相邻的嗅细胞之间有连接复合体。支持细胞有支持、保护和分隔嗅细胞的作用，相当于神经胶质细胞。

3. **基细胞**（basal cell） 呈锥形，细胞较小，位于上皮深部。可增殖分化为嗅细胞和支持细胞。

固有层富含血管、淋巴管和神经，并有许多浆液性嗅腺，分泌的浆液可溶解空气中的化学物质，刺激嗅毛，引起嗅冲动。同时，又可清洗上皮表面，保持嗅细胞感受刺激的敏感性。

第二节　喉

喉上接咽腔下连气管，既是气体通道，又是发音器官。喉以软骨为支架，各软骨之间以韧带和肌肉或关节相连，喉腔的内表面附有黏膜。喉黏膜由上皮和固有层组成。在会厌、喉前庭、声襞等处为复层扁平上皮，其余部分为假复层纤毛柱状上皮，有杯状细胞。固有层是结缔组织，声襞的固有层可分三层：浅层是疏松结缔组织，炎症时易发生水肿；中层以弹性纤维为主；深层以胶原纤维为主。中层和深层共同构成声韧带，呈致密的板状结构。固有层深部的骨骼肌为声带肌。喉黏膜的深部依次为黏膜下层和外膜，均为疏松结缔组织。

第三节　气管与主支气管

气管与主支气管以气管杈为界，气管杈以上为气管，气管杈以下至肺门为左右主支气管。

一、气管

管壁由内向外依次分为黏膜、黏膜下层和外膜三层（图 10-2）。

（一）黏膜

由上皮和固有层组成。上皮为假复层纤毛柱状上皮，由纤毛细胞、杯状细胞、刷细胞、基细胞和小颗粒细胞等组成（图 10-3）。上皮与固有层之间有明显的基膜，是气管上皮的特征之一。固有层结缔组织中有弹性纤维、淋巴组织、浆细胞和肥大细胞等。浆细胞与上皮细胞联合分泌 sIgA，具有免疫防御功能。

1. **纤毛细胞**（ciliated cell） 呈柱状，最多，游离面有纤毛，纤毛向咽部快速摆动，将黏液及附着其上的尘埃、细菌等推向咽部被咳出，可净化吸入的空气。

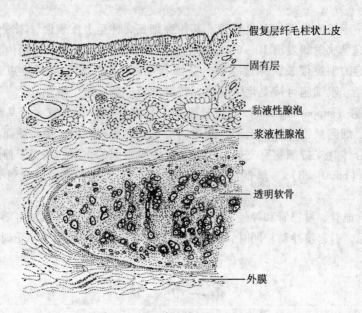

图 10 - 2　气管

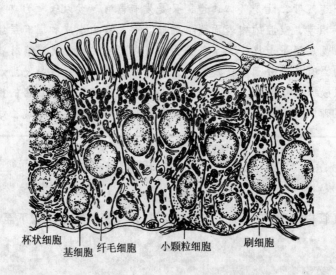

图 10 - 3　气管上皮超微结构模式图

2. 杯状细胞（goblet cell）　细胞形如高脚杯状，基底部狭窄，顶部膨大。其分泌的黏蛋白与混合腺的分泌物构成在上皮表面的黏液性屏障，可黏附空气中的异物颗粒，溶解吸入的二氧化硫等有毒气体。

3. 基细胞（basal cell）　呈锥体形，位于上皮基底部，为干细胞，可增殖分化为上皮中的其他各类细胞。

4. 刷细胞（brush cell）　呈柱状，游离面有排列整齐的微绒毛，形如刷状，故名刷细胞。其可能是一种化学感受器，具有感受刺激的作用。

5. **小颗粒细胞**（small granule cell）　属于弥散性神经内分泌细胞，数量少，呈锥体形，单个或成团分布于上皮深部，胞质内有许多致密核芯颗粒，颗粒内含有 5 - 羟色胺等物质，可调节呼吸道平滑肌的收缩和腺体的分泌。

（二）黏膜下层

为疏松结缔组织，与固有层之间无明显界限。内含较多的混合性腺、神经、血管和淋巴管等。

（三）外膜

主要由 16~20 个 "C" 字形透明软骨环和疏松结缔组织构成。前壁由软骨环和膜状韧带共同构成管壁的支架；后壁为膜壁，封闭于软骨环的缺口处，内含弹性纤维、平滑肌束。咳嗽反射时平滑肌收缩，使气管腔缩小，利于清除痰液。

二、主支气管

主支气管管壁的结构与气管相似，随着管腔变小，但进入肺内后管壁变薄，三层分界不明显，环状软骨逐渐变为不规则的软骨片，而平滑肌纤维逐渐增多，呈螺旋形排列。

第四节　肺

肺表面覆盖以胸膜脏层，为间皮和结缔组织构成的浆膜。肺组织可分实质和间质两部分。实质为肺内支气管的各级分支及其末端的大量肺泡；间质是肺内的结缔组织、血管、淋巴管和神经等。

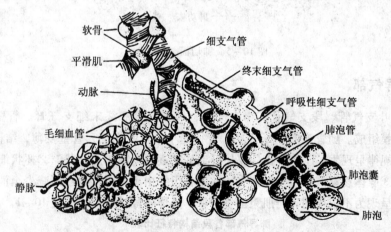

图 10 - 4　肺小叶模式图

肺实质主要有：①**支气管树**（bronchial tree）：主支气管入肺门后反复分支，愈分愈细，呈树枝状，称支气管树。自肺门起，分支依次为叶支气管、段支气管、小支气管、细支气管、终末细支气管、呼吸性细支气管、肺泡管、肺泡囊和肺泡，共约 24 级。②**肺小叶**（pulmonary lobule）：每一细支气管连同它的各级分支和肺泡共同组成一个肺小叶。肺小叶呈锥体形，尖朝向肺门，底向肺表面，相邻肺小叶之间有结缔组织间隔。每叶肺有 50~80 个肺小叶，它们是肺的基本结构单位（图 10-4，图 10-5，彩图 21）。自叶支气管到终末细支气管为肺导气部；呼吸性细支气管以下各段为肺呼吸部。

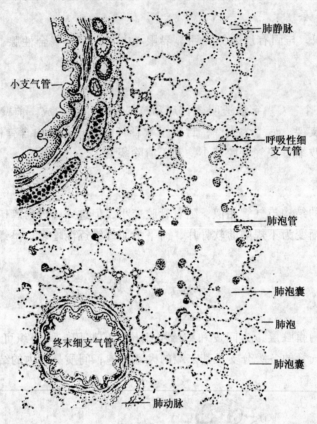

图 10-5　肺切面（低倍）

一、肺导气部

　　主要包括叶支气管、段支气管、小支气管、细支气管和终末细支气管。管壁仍由黏膜、黏膜下层和外膜组成。随管道的不断分支，管径变小，管腔变细，管壁变薄，结构渐趋简单。管壁结构变化规律呈现为：①上皮由假复层纤毛柱状逐渐变成单层柱状。②杯状细胞逐渐减少至完全消失。③腺体逐渐减少至全部消失。④软骨组织由不规则片状逐渐减少至消失。⑤平滑肌逐渐增多，呈现为不成层的环行肌束围绕管壁。具体各段结构特征见表 10-1。

表 10-1　　　　　　　　　　　肺导气部各段结构特征比较

段　名	叶支气管、段支气管	小支气管	细支气管	终末细支气管
上皮细胞	假复层纤毛柱状	假复层纤毛柱状	单层纤毛柱状	单层柱状
杯状细胞	多	渐少	很少	无
腺体	渐少	多消失	基本消失	消失
软骨组织	不规则片状	片状、渐少	多消失	完全消失
平滑肌	分散	相对增多	明显增多	呈环行

电镜下观察，终末细支气管的上皮由两种细胞组成，即纤毛细胞和无纤毛的**克拉拉细胞**（Clara cell）。克拉拉细胞呈高柱状，顶部凸向管腔，胞核卵圆形，位于细胞中部，顶部胞质中含许多分泌颗粒（图 10-6）。其分泌物中含有蛋白酶和黏液溶解酶等，可分解管腔内的细胞碎片和降低黏液黏稠度，保持气道通畅。

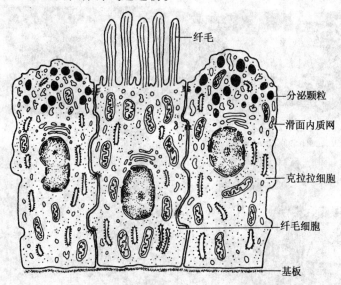

纤毛

分泌颗粒

滑面内质网

克拉拉细胞

纤毛细胞

基板

图 10-6 终末细支气管上皮细胞超微结构模式图

二、肺呼吸部

（一）呼吸性细支气管

呼吸性细支气管（respiratory bronchiole）是终末细支气管的分支，为导气部过渡到呼吸部的管道。其管壁不完整，出现少量肺泡开口，故有换气功能。上皮为单层立方，有纤毛细胞和克拉拉细胞，上皮下有少量环行平滑肌纤维。在肺泡开口处，单层立方上皮移行为单层扁平上皮（图 10-5，彩图 21）。

（二）肺泡管

肺泡管（alveolar duct）见于相邻肺泡开口之间的部分，管壁上有许多肺泡开口，自身管壁的结构很少。在切片上呈现一系列相邻肺泡开口之间的结节状膨大。其表面为单层立方上皮或扁平上皮，内有少量结缔组织和平滑肌纤维（彩图 21）。

（三）肺泡囊

一个肺泡管分成 2~3 个**肺泡囊**（alveolar sac），一个肺泡囊由几个肺泡围成，形成若干个肺泡的共同开口。相邻肺泡口之间无平滑肌，无结节状膨大（彩图 21）。

（四）肺泡

肺泡（pulmonary alveoli）为半球形的小囊，直径约 200μm，开口于肺泡囊、肺泡管或呼吸性细支气管，是肺进行气体交换的部位，构成肺的主要结构。成人肺约有 3 亿~4 亿个肺泡，总表面积可达 $140m^2$。肺泡壁很薄，只由单层肺泡上皮组成（图 10 – 5，彩图 21）。

1. **肺泡上皮** 为一层完整的上皮，由 I 型、II 型肺泡细胞组成（图 10 – 7，图 10 – 8）。

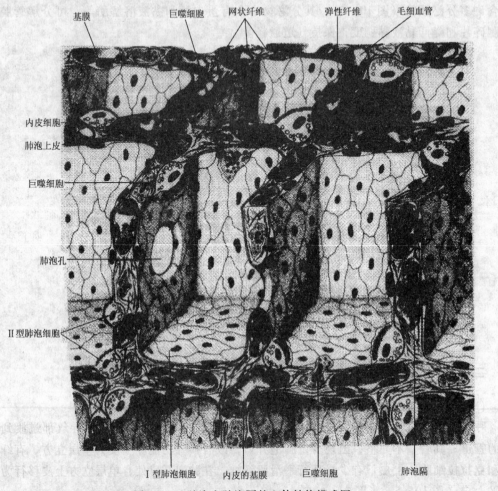

图 10 – 7 肺泡和肺泡隔的立体结构模式图

（1）**I 型肺泡细胞**（type I alveolar cell）：覆盖肺泡约 95% 的表面积。细胞扁平，含核部分较厚，其余部分很薄，仅 $0.2\mu m$ 厚，有利于进行气体交换。电镜下，胞质中可见较多的小泡，内有细胞吞入的微小粉尘和表面活性物质，细胞可将它们转运到间质内清除。I 型上皮细胞无增殖能力，损伤后由 II 型肺泡细胞增殖分化补充。

（2）**II 型肺泡细胞**（type II alveolar cell）：细胞较小，呈立方形或圆形，嵌在 I 型肺泡细胞之间。细胞核圆形，胞质着色浅，呈泡沫状。电镜下，细胞游离面有短小的微绒毛，胞质可见到许多**板层小体**（lamellar body），呈球形，直径为 $0.2 \sim 1\mu m$，内有同心圆或平行排列的板层结构，含磷脂、蛋白质和糖胺多糖等（图 10 – 9）。板层小体成熟后将分泌物释入肺泡腔内，在肺泡上皮表面铺展成一层薄膜，称**表面活性物质**（surfactant），有降低肺泡表面张力，稳定肺泡大小的重要作用。呼气时肺泡缩小，表面活性物质密度增加，降低了表面张力，可防止肺泡塌陷；吸气时肺泡扩大，表面活性物质密度减小，肺泡回缩力增大，可防止肺泡过度膨胀。某些新生儿因Ⅱ型肺泡细胞发育不全，缺乏肺泡表面活性物质，肺泡难以扩张，导致呼吸困难，发生新生儿呼吸窘迫综合征。

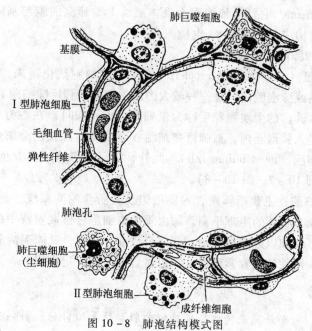

图 10-8 肺泡结构模式图

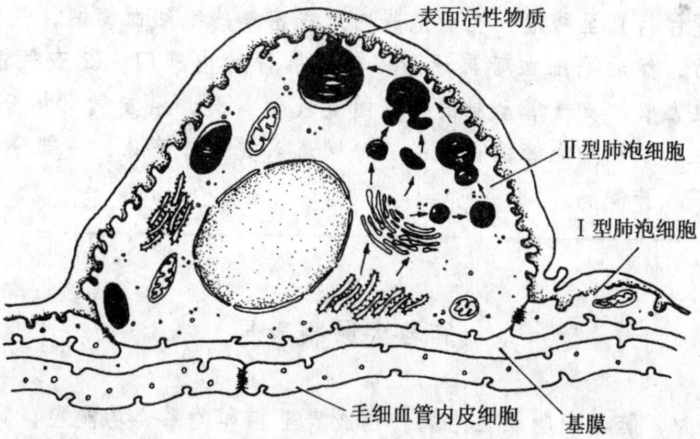

图 10-9 Ⅱ型肺泡细胞超微结构模式图 ↑示板层小体形成过程

2. 肺泡隔（alveolar septum） 相邻肺泡间的薄层结缔组织构成肺泡隔，其内有成纤维细胞、肺巨噬细胞、浆细胞、肥大细胞、淋巴管、神经纤维和密集的连续毛细血管及丰富的弹性纤维，其弹性起回缩肺泡的作用（图 10-7，图 10-8）。老年人可因弹性纤维退化性变以致弹性减弱，影响肺的换气功能，导致肺气肿。

3. 肺泡孔（alveolar pore） 是相邻肺泡间气体流通的小孔，直径约 10~15μm，可均衡肺泡间气体的含量（图10-7，图10-8）。当某个终末细支气管或呼吸性细支气管阻塞时，肺泡孔起侧支通气作用。肺部感染时，肺泡孔也是炎症扩散的通道。

4. **气-血屏障**（blood-air barrier）　是肺泡内气体和血液内气体间进行交换所经过的结构，厚约 $0.2 \sim 0.5 \mu m$，主要由肺泡表面液体层、Ⅰ型肺泡细胞与基膜、薄层结缔组织、毛细血管基膜与内皮构成（图10-8，电镜图8）。

5. **肺巨噬细胞和肺内分泌细胞**

（1）**肺巨噬细胞**（pulmonary macrophage）：由单核细胞演化而来，广泛分布于肺间质内，也存在于肺泡隔或肺泡腔内，是一种较大的圆形细胞。肺巨噬细胞有十分活跃的吞噬功能，吞噬了大量进入肺内的尘埃颗粒后称为**尘细胞**（dust cell）。在心力衰竭导致肺淤血时，红细胞经毛细血管进入肺泡隔内，被肺巨噬细胞吞噬后将血红蛋白分解成含铁血黄素颗粒，此时称为心力衰竭细胞（heart failure cell）。此外，肺巨噬细胞还具有免疫和产生多种生物活性物质的功能（图10-7，图10-8）。

（2）**肺内分泌细胞**：主要指肺血管内皮细胞及其所含的酶系统。具有合成和代谢多种物质的功能，参与调节机体的生理平衡。肺血管内皮细胞可摄取血液中的5-羟色胺、去甲肾上腺素及缓激肽等，加以贮存或灭活；既能合成前列腺素，又能灭活前列腺素；并可将血管紧张素Ⅰ激活成高活性的血管紧张素Ⅱ，对血管调节起一定作用。

三、肺的血管

肺有两套血管，一套是完成气体交换功能的肺动脉和肺静脉；另一套为营养肺和支气管的支气管动脉、支气管静脉。①**肺动脉与肺静脉**：是肺的功能性血管。肺动脉入肺后不断分支并与各级支气管伴行直至肺泡，在肺泡隔内形成密集的毛细血管网，气体交换就在毛细血管网与肺泡间进行，然后毛细血管再逐渐汇集成肺静脉出肺门。②**支气管动脉和支气管静脉**：是肺的营养性血管。支气管动脉的分支随支气管入肺，沿支气管树分支形成毛细血管，营养支气管和肺，其中毛细血管的血液一部分回流入支气管静脉，一部分与肺动脉的毛细血管网吻合，血液汇入肺静脉。

肺与大肠相表里

中医认为，肺与大肠相互络属，构成表里相和关系。功能上，肺主肃降，有助于大肠的传导；大肠的传导正常，则有助于肺的肃降。二者相辅相成，相互为用。病理情况下，若大肠实热内结，腑气不通，可影响肺的肃降，出现胸满、咳喘等症。相反，肺失肃降，津液不能下布于大肠，则可见大便困难；若肺气虚弱，即可出现大便艰涩，形成气虚便秘，或因大肠不能固摄而导致腹泻。现代医学研究实验证明：若动物有肠胀气、粪食燥结和食糜淤滞，均可伴发肺脏明显的病理变化，表现为肺充血或出血，Ⅰ型肺泡上皮细胞、Ⅱ型肺泡上皮细胞和巨噬细胞肿胀、变形，结构变异和坏死，肺泡巨噬细胞死亡率增高。肺与大肠相表里的机理可能有：①肠源性内毒素的作用。因肠源性内毒素经血液循环首先到达肺脏，故肺受内毒素影响较大。②肠道气体排泄途径的影响。肠内气体经血液循环由肺部排出量较由肛门排出量高约 20 倍。③肠道内分泌物质的影响。如血管活性肠肽，能刺激呼吸，松弛气管、支气管，诱发肺通气过度。

标本观察指导

一、气管

方法 HE 染色

肉眼 腔面为黏膜，紫蓝色呈"C"字形部分为透明软骨，为前壁。粉色部分为后壁。

低倍镜 管壁由内向外依次为黏膜层、黏膜下层和外膜进行观察。

高倍镜

1. 黏膜：在管壁最内层，由上皮和固有层构成。

（1）上皮 假复层纤毛柱状上皮，其游离面的纤毛排列规则，清晰可见，上皮内夹有杯状细胞。上皮基底部，基膜明显可见，呈粉红色带状。

（2）固有层 在基膜下方由纤维细密的结缔组织构成，含有气管腺的导管、血管、神经、淋巴组织及弹性纤维。

2. 黏膜下层：与固有膜无明显界限，由疏松结缔组织构成。有大量混合性气管腺，导管外可见血管、神经和淋巴组织。

3. 外膜：前壁由透明软骨及外方的结缔组织构成。气管背面的后壁由结缔组织和平滑肌束构成，平滑肌束之间含有较多的气管腺。

二、肺脏

方法 HE 染色

肉眼 呈蜂窝状，大部分是肺呼吸部，一侧光滑，为胸膜。

低倍镜 可区分为导管部和呼吸部。

1. 导管部：

（1）肺内支气管 管壁较厚，由黏膜层、黏膜下层及外膜构成。

①黏膜层 表面被覆假复层纤毛柱状上皮，内有杯状细胞，固有层薄，深层可见平滑肌束。

②黏膜下层 由疏松结缔组织构成，其中可见混合腺。部分黏膜层和黏膜下层向管腔突出形成小的皱襞。

③外膜 与黏膜下层无明显分界，由透明软骨片和结缔组织构成，其中可见小血管和神经。

（2）细支气管　管腔比小支气管小，管壁薄。黏膜突向管腔形成许多较高的纵形皱襞，可见假复层纤毛柱状上皮，上皮内的杯状细胞减少。固有膜环形排列的平滑肌相对增多，软骨片及腺体已逐渐消失。

（3）终末细支气管　上皮为单层柱状纤毛上皮，杯状细胞、混合腺及软骨片等完全消失，而平滑肌则形成完整的环形。

2．呼吸部：

（1）呼吸性细支气管　管壁不完整、不规则。上皮为单层柱状或单层立方形，其深面有少量的结缔组织和平滑肌束。

（2）肺泡管　在相邻肺泡的开口处，肺泡隔末端呈粉红色结节状膨大，内含少量平滑肌和弹性纤维。

（3）肺泡囊　是多个肺泡的共同开口处，其肺泡隔末端无结节状膨大，此点是与肺泡管镜下进行区别之处。

（4）肺泡　镜下所见的大量囊状结构均为肺泡，是圆形、有开口的囊泡，相邻肺泡之间的结缔组织为肺泡隔。

高倍镜

1．呼吸性细支气管：其管壁呈移行性变化，即由单层柱状上皮，逐渐移行为单层立方上皮及单层扁平上皮。

2．肺泡上皮：两种上皮细胞不易区分，多数为Ⅰ型上皮细胞。可见胞体较大、核靠近胞腔的细胞，为Ⅱ型肺泡上皮细胞。

3．肺泡隔：其中毛细血管丰富，有大量的胶原纤维和弹性纤维。

4．尘细胞：在肺泡腔或肺泡隔内可见一种圆形、体积较大的细胞即尘细胞，有时在胞质内可见黑色灰尘颗粒。

三、示教

纤毛摆动

第十一章
泌尿系统

泌尿系统（urinary system）包括肾、输尿管、膀胱和尿道。肾产生尿液，其余为排尿器官。

第一节　肾

　　肾是人体主要的排泄器官，以形成尿的方式来排除体内的代谢产物、多余的水分、无机盐、药物及有害物质等，对人体的水盐代谢和电解质平衡起调节作用。此外，肾还能产生多种激素和生物活性物质。

　　肾似蚕豆形。肾的表面有致密结缔组织所构成的被膜，称纤维膜。在肾的纵剖面上，肾实质分为皮质和髓质（图11-1）。髓质由十几个**肾锥体**（renal pyramid）组成，肾锥体尖端钝圆，突入肾小盏内，称肾乳头，在肾乳头上有10~25个乳头孔。肾皮质伸入肾锥体之间的部分称为肾柱。肾锥体的底与皮质相接，髓质呈条纹状，其辐射状的条纹伸到皮质称**髓放线**（medullary ray）。在髓放线之间的肾皮质称**皮质迷路**（cortical labyrinth）。每一条髓放线及其周围相邻接的皮质迷路组成一个肾小叶。每个肾锥体与相连的皮质组成一个肾叶。

表11-1　　　　　　　　　　　肾单位和泌尿小管的组成及位置

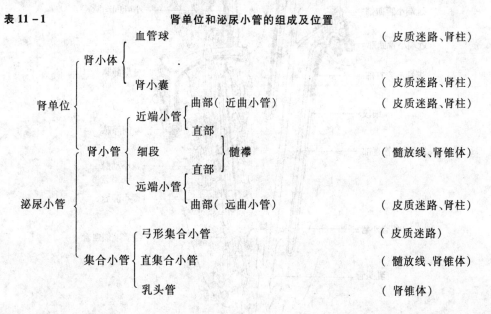

肾实质主要由许多**泌尿小管**（uriniferous tubule）组成，其间有少量结缔组织、血管和神经等，称肾间质。泌尿小管是由单层上皮构成的管道，包括肾小管和集合小管两部分。肾小管

的起始端膨大内陷成双层的肾小囊，与血管球共同构成肾小体，肾小管的末端与弓形集合小管相接。每个肾小体和与其相连的肾小管为尿液形成的结构和功能单位，称肾单位（表 11 - 1）。

一、肾单位

肾单位（nephron）由肾小体和肾小管构成。每个肾约有 100 万 ~ 200 万个肾单位，肾单位平均长约 50 ~ 70mm。根据肾小体在皮质的位置不同，肾单位可分为浅表肾单位与髓旁肾单位两种。浅表肾单位的肾小体位于皮质浅部，髓袢较短，仅伸达外髓质，数量较多，占总数 85%。髓旁肾单位的肾小体靠近髓质，髓袢很长，可伸达髓质内区，数量较少，约占总数的 15%，其细长的髓袢在尿液的浓缩与稀释过程中有重要的作用（图 11 - 1）。

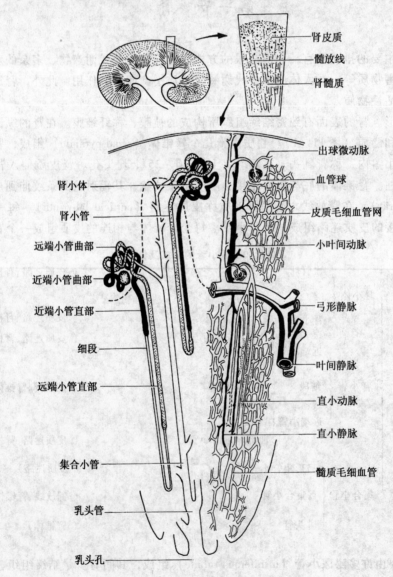

图 11 - 1 肾部分切面和肾单位示意图

(一) 肾小体

肾小体（renal corpuscle）是肾单位的起始部，由血管球和肾小囊构成，近似球形，故又称肾小球，直径约 150 ~ 250 μm。肾小体有两个极，动脉出入的一端称血管极，对侧一端与近端小管曲部相连为尿极（图 11 - 2，彩图 22）。

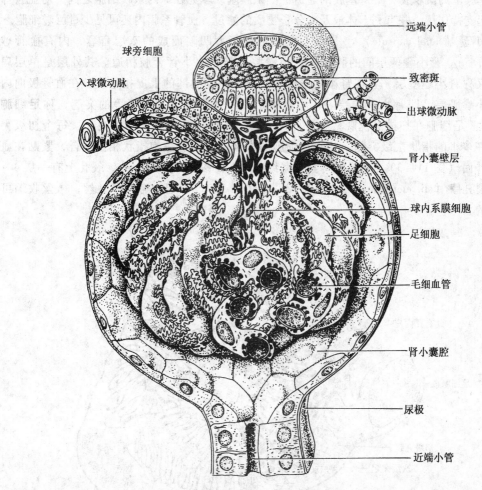

图 11 - 2　肾小体立体模式图

1. **血管球**（glomerulus）　为肾小囊内的一团蟠曲的毛细血管球，一条入球微动脉从血管极进入肾小囊后，先分成 4 ~ 5 个分支，然后每支再分支，形成袢状毛细血管网，最后汇集成一条出球微动脉，从血管极离开肾小囊。因此，血管球的毛细血管是一种独特的动脉性毛细血管网。入球微动脉的管径比出球微动脉粗，使得毛细血管内的血压较高。血管球的毛细血管属有孔型，孔径为 50 ~ 100nm，内皮小孔多无隔膜封闭，有利于血液中小分子物质滤过。通常认为内皮小孔能阻挡血细胞、血小板及较大分子的物质通过。内皮基底面除与血管系膜直接接触的部位外，都有基膜（图 11 - 8）。成人基膜厚约为 270 ~ 350nm，而婴幼儿较薄，约 110 nm。

　　血管系膜（mesangium）又称**球内系膜**（intraglomerular mesangium），位于血管球毛细血管之间，由球内系膜细胞和系膜基质构成（图 11 - 2）。**球内系膜细胞**（intraglomerular mesangial cell）是一种形状不规则的多突起细胞，突起长短不一，核小，染色较深；细胞质内有发达的粗面内质网、高尔基复合体、吞噬泡和溶酶体。细胞的功能为：合成基膜和系膜基质成分，清除沉淀在基膜上的沉积物，维持基膜的通透性。系膜基质填充在球内系膜细胞之间，对血管球毛细血管起支持作用，并有利于体液及大分子物质的滤过。血管系膜内还可见少量巨噬细胞。

　　2. **肾小囊**（renal capsule）　是肾小管起始部膨大凹陷而成的双层盲囊，内有血管球（图 11 - 2，5）。肾小囊两层间的腔隙称肾小囊腔，与近曲小管管腔相通。其外层是单层扁平上皮，又称肾小囊壁层，它在肾小体尿极处与近端小管曲部的上皮相连续，在血管极向内转折为肾小囊脏层，即肾小囊内层。肾小囊脏层细胞体有许多大小不等的突起，称**足细胞**（podocyte）。足细胞在扫描电镜观察时，可见从细胞体伸出几个大的初级突起，每个初级突起又发出许多小的指状次级突起。相邻足细胞的次级突起相互呈抱指状相互嵌合，紧贴在血管球基膜外面（图 11 - 3）。突起之间留有宽约 25 nm 的**裂孔**（slit pore），裂孔上有一层 4 ~ 6nm 厚的**裂孔膜**（slit membrane）（图 11 - 3，电镜图 11）。突起内有许多微丝，微丝收缩可改变裂孔的大小。

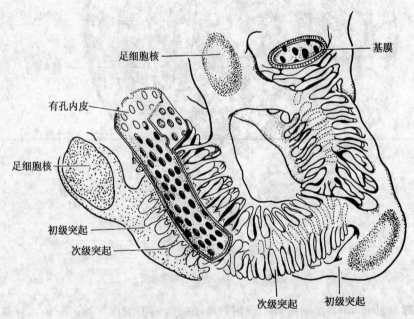

图 11 - 3　肾小体足细胞与毛细血管超微结构模式图

　　3. **滤过膜**（filtration membrane）　肾小体类似一个滤过器，当血液流过血管球毛细血管时，血浆内的部分成分经过有孔内皮、毛细血管基膜、足细胞裂孔膜而滤入肾小囊腔内，这三层结构称为滤过膜，或**滤过屏障**（filtration barrier）（图 11 - 3，电镜图 11）。肾小囊腔内的滤过液称原尿，成人每昼夜约产生原尿 180L。原尿内除不含大分子蛋白质外，其余成分与血浆基本相似。滤过膜对水和电解质及小分子物质有高度通透性，而对血浆蛋白质及一些大分子物质通透性极低。分子量为 69DK 的白蛋白可以少量滤过，而分子量在 150 ~ 200DK 的免疫球蛋白则被阻挡在基膜内面不能通过。在血管内皮腔面、基膜及足细胞表面都带有负电荷，由于同性电荷相斥，带负电荷的物质比带正电荷的难以通过，这对防止蛋白质滤过具有重要意义。在病理情况下，若滤过膜的负电荷丧失或滤过膜受损伤，可引起蛋白尿或血尿。

（二）肾小管

肾小管（renal tubule）是由单层上皮细胞组成的小管，分为近端小管、细段和远端小管三部分。与肾小囊相连并蟠曲在肾小体周围的为近端小管曲部，沿髓放线由皮质走向髓质的部分称近端小管直部。直部小管的管径突然变细，称细段。细段从髓质又折返回皮质，管径又重新变粗，称远端小管直部。蟠曲在肾小体周围，其末端汇合入集合小管的部分称远端小管曲部。近端小管直部、细段和远端小管直部形成一个"U"形袢，称**髓袢**（medullary loop），袢的下行支和上行支分别称降支和升支（图 11 - 4）。

1. **近端小管**（proximal tubule）　是肾小管中最粗、最长的一段，管径 50 ~ 60 μm，长约 14 mm。近端小管分曲部（近曲小管）和直部。

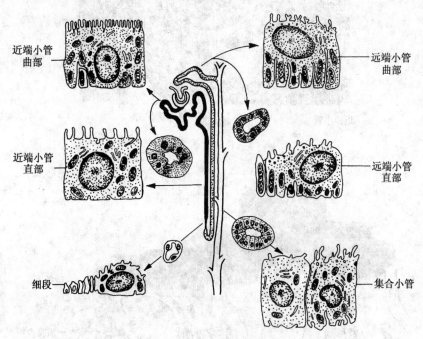

图 11 - 4　肾小管和集合小管微细结构模式图

近曲小管在尿极与肾小囊壁层上皮相续，上皮细胞为锥形或立方形，胞体较大，细胞界限不清，胞核圆形，靠近基底部，胞质嗜酸性，游离面有**刷状缘**（brush border），细胞基部有纵纹（图11 -4，5，彩图 22）。电镜下刷状缘由密集排列的微绒毛组成，可扩大管腔表面积约 36 倍，有利于重吸收（图 11 -6）。细胞基底面有发达的质膜内褶，内褶间的胞质内有许多纵行排列的杆状线粒体，构成光镜下的纵纹。细胞的侧面有许多侧突，相邻细胞的侧突相互嵌合，故光镜细胞界限不清。侧突和质膜内褶都增加了细胞的表面积。基部质膜上还有丰富的$Na^+ - K^+$ATP酶（钠泵），可将Na^+泵入小管外间质内，完成Na^+、K^+的主动运输。

近端小管直部的结构与曲部相类似，细胞略矮，微绒毛稍短，侧突和质膜内褶都不如曲部发达。

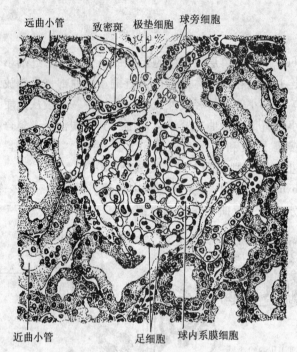

图 11 - 5　肾皮质迷路（高倍）

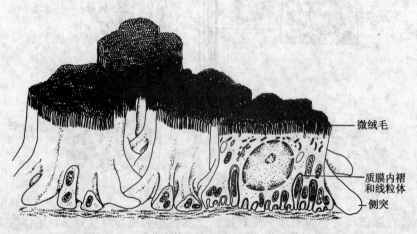

图 11 - 6　近曲小管上皮细胞超微结构立体模式图

近端小管的结构特点使其具有极强的重吸收功能，原尿中几乎全部氨基酸、葡萄糖、小分子的蛋白质、大部分水和无机盐离子等，均在此段内重吸收。此外，近端小管曲部细胞还能将氢离子、氨、肌酐和马尿酸等代谢产物分泌排入管腔内，还能转运和排出血液中的一些外来物质。

2. **细段**（thin segment） 浅表肾单位的细段较短，参与组成髓袢降支；髓旁肾单位的细段长，由降支再返折上行，再参与构成升支。细段管径最细，约为 12 μm，管壁为单层扁平上皮。细胞含核部分突向管腔，胞质染色浅，细胞游离面只有一些短小的微绒毛。由于细段的管壁薄，有利于水和离子通透。

3. **远端小管**（distal tubule） 由曲部（远曲小管）和直部组成。远端小管的管径比近端小管细，管腔却相对大而规则。管壁由立方上皮构成，胞质呈弱酸性，着色较浅，核位于近管腔面，细胞基部纵纹明显，无刷状缘（图 11-5，7，彩图 22）。

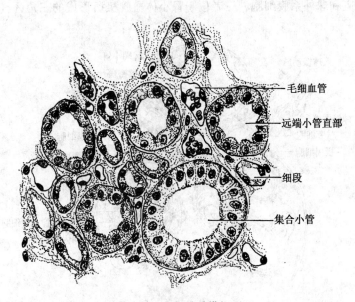

图 11-7 肾髓质横切面

远端小管直部上皮细胞基部的质膜内褶很发达，基部质膜上有丰富的 Na^+-K^+ ATP 酶，主动将 Na^+ 泵入小管外间质内，使间质呈高渗，在浓缩尿液的过程中，起重要作用。

远端小管曲部的超微结构与直部相似，微绒毛数量增加，但质膜内褶不如直部发达。远曲小管细胞能重吸收水、Na^+，排出 K^+、H^+、NH_3 等，对维持体液的酸碱平衡起重要作用。它的功能活动受醛固酮和抗利尿激素的调节。

二、集合小管

集合小管（collecting tubule） 可分为弓形集合小管、直集合小管和乳头管三段（图 11-1）。弓形集合小管上端连接远曲小管，位于皮质迷路，由迷路进入髓放线，呈弓形连接直集合小管。直集合小管在髓放线和肾锥体内下行，至肾乳头称乳头管，开口于肾小盏。集合小管管壁由立方上皮逐渐移行为柱状上皮，至乳头管为高柱状上皮。集合小管细胞的境界清楚，胞质色淡，核圆，居细胞中央（图 11-7）。集合小管也有重吸收 Na^+、排 K^+ 及吸收水的功能，使原尿进一步浓缩，也受醛固酮和抗利尿激素的调节；还可受心房钠尿肽的作用，减少对水的重吸收而增多尿量。

肾小体形成的原尿，经肾小管各段及集合小管后，原尿中约99％的水、营养物质和无机盐被重吸收入血液，部分离子也在此进行交换；肾小管上皮细胞还排出机体的部分代谢产物。最后形成的浓缩液体称终尿，经肾乳头排入肾小盏，其量为每天 1～2L，仅占原尿的1％左右。

三、球旁复合体

球旁复合体（juxtaglomerular complex）又称**肾小球旁器**（juxtaglomerular apparatus），包括球旁细胞、致密斑和球外系膜细胞，三者位于肾小体血管极所形成的三角区（图 11 - 2, 8）。

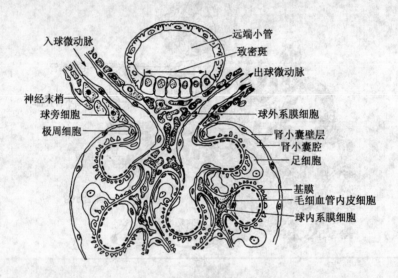

入球微动脉　　远端小管
　　　　　　　致密斑
　　　　　　　出球微动脉
神经末梢
球旁细胞　　　球外系膜细胞
极周细胞　　　肾小囊壁层
　　　　　　　肾小囊腔
　　　　　　　足细胞
　　　　　　　基膜
　　　　　　　毛细血管内皮细胞
　　　　　　　球内系膜细胞

图 11 - 8　肾小体和球旁复合体模式图

（一）球旁细胞

球旁细胞（juxtaglomerular cell）入球微动脉行至血管极处，其管壁平滑肌细胞转变为上皮样细胞，称球旁细胞。细胞体积大，呈立方形或多边形，核大，胞质弱嗜碱性。胞质内肌丝少，粗面内质网和核糖体丰富，高尔基复合体发达，有大量均质状分泌颗粒，内含**肾素**（renin）。肾素是一种蛋白水解酶，能使血浆中的血管紧张素原变成血管紧张素 I，后者在血管内皮细胞分泌的转换酶作用下转变为血管紧张素 II，两者均可使血管平滑肌收缩而升高血压，增强滤过作用。肾素还可促使肾上腺皮质分泌醛固酮。

（二）致密斑

远端小管曲部近血管极一侧的细胞变为高柱状，形成一椭圆形斑，称**致密斑**（macula densa）。此处细胞排列紧密，核椭圆形，位于细胞顶部。致密斑是一种离子感受器，可感受远端小管内滤液中 Na^+ 浓度的变化。当滤液内 Na^+ 浓度下降时，致密斑将信息传递给球旁细胞，使其分泌肾素，增强远端小管和集合小管对 Na^+ 的重吸收作用。

（三）球外系膜细胞

球外系膜细胞（extraglomerular mesangial cell）为肾小体血管极三角区内的一些细胞，与球内系膜细胞的形态相类似，细胞扁平有突起，与球旁细胞、球内系膜细胞之间有缝隙连接。因此，球外系膜细胞可能起着信息传递的作用。

四、肾间质

肾间质为泌尿小管间的少量结缔组织、血管、神经等。间质内除一般结缔组织成分外，还有一种特殊的**间质细胞**（interstitial cell），细胞呈星形，有许多长突起，细胞内有较多的脂滴。间质细胞具有分泌前列腺素和参与形成间质内纤维和基质的功能。此外，肾小管周围的毛细血管内皮细胞还能产生促红细胞生成素，能使血液中的红细胞生成素原转变为红细胞生成素，刺激骨髓中红细胞生成。肾病晚期常伴有贫血。

五、肾的血液循环

肾的血液循环与肾功能密切相关。肾动脉入肾门后分成几支叶间动脉，行走于肾锥体之间。叶间动脉在肾锥体底处分支为弓形动脉，位于皮质和髓质之间。弓形动脉发出若干小叶间动脉，呈放射状行走于皮质迷路内。小叶间动脉分支发出入球微动脉进入肾小体，形成血管球。浅表肾单位的出球微动脉离开肾小体后又分支形成球后毛细血管网，分布在肾近端小管曲部和远端小管曲部周围。毛细血管网依次汇合成小叶间静脉、弓形静脉和叶间静脉，与相应动脉伴行，最后形成肾静脉经肾门出肾。髓旁肾单位的出球微动脉不仅形成球后毛细血管网，还发出分支形成直小动脉直行于髓质，又返折为直小静脉，形成血管"U"形袢与髓袢伴行，直小静脉汇入弓形静脉。肾的血液循环途径见表 11 - 2。

表 11 - 2　　　　　　　　　　　　　　　肾的血液循环

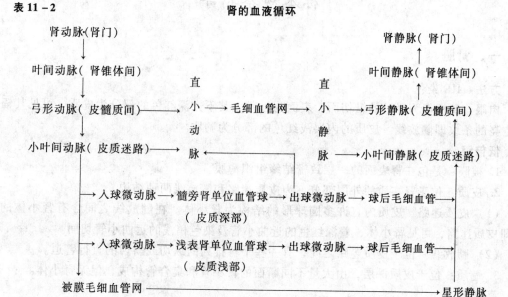

　　肾的血液循环有如下特点：①肾动脉直接来自腹主动脉，血管粗短，血压较高，血流量大，肾脏每分钟血流量约 1200ml，相当于心输出量的 1/4 ~ 1/3 左右，其中 90% 进入肾皮质，经过毛细血管球滤过。②肾小体入球微动脉的管径大于出球微动脉，血管球内的血压较高，有利于滤过。③ 形成两次毛细血管网，血管球为动脉毛细血管网，起滤过作用，球后毛细血管网缠绕在泌尿小管周围，起营养及运输重吸收物质的作用。④直小血管在髓质内形成许多 "U" 形血管袢，并与髓袢伴行，有利于肾小管和集合小管的重吸收和尿液浓缩。

第二节　排尿管道

　　尿液经肾盏、肾盂、输尿管输送到膀胱，再经尿道排出体外。排尿管道各段的结构大致相同，均由黏膜、肌层和外膜构成。从肾盏到膀胱，管壁的三层结构逐渐变厚。

　　1. **黏膜**　由变移上皮和固有层结缔组织组成。肾盏上皮与乳头管上皮相移行，上皮较薄，只有 2 ~ 3 层细胞。膀胱黏膜上皮为变移上皮，上皮的细胞层次随尿液充盈程度而变化。膀胱收缩时，可达 8 ~ 10 层；扩张时，只有 2 ~ 3 层。尿道中部转变为复层柱状上皮，当接近尿道口处时，转变为复层扁平上皮。

　　2. **肌层**　在肾盂处仅有薄层螺旋形走向的平滑肌层。输尿管上 2/3 段为内纵、外环两层平滑肌层，下 1/3 段为内纵、中环、外纵三层平滑肌层。膀胱的肌层很厚，可分为内纵、中环和外纵三层。在尿道内口处，环行肌层增厚形成括约肌。

　　3. **外膜**　除膀胱的顶部有浆膜覆盖外，均为结缔组织的纤维膜。

标本观察指导

一、肾脏

　　方法　HE 染色

　　肉眼　此标本为肾脏的纵切面。表面为被膜，其下方深红色的部分为皮质，可见其辐射状空亮的条纹即髓放线。皮质的内层浅红色的部分为髓质。

　　低倍镜

　　1. 被膜：是包在肾表面的一层致密结缔组织薄膜。

　　2. 皮质：位于肾实质的外周部分，为皮质迷路和髓放线两种结构。

　　（1）皮质迷路　皮质内有许多圆球形的结构为肾小体。在髓放线之间含有肾小体的部分即皮质迷路，可见肾小体、着深红色的近曲小管及染色稍浅的远曲小管切面。

　　（2）髓放线　位于皮质迷路之间，有一些平行排列的纵切或斜切的直行管道。

　　3. 髓质：位于皮质深层，由大量不同断面的肾小管和集合管构成，但无肾小体。

　　高倍镜

　　1. 肾小体：在皮质迷路深部者较大，由血管球和肾小囊组成。有的肾小体可见微动脉出入的切面，此处为血管极；有的可见肾小囊与肾小管相通，此处为尿极。

（1）血管球 在肾小体中央，为大量毛细血管的切面，可见红细胞。

（2）肾小囊壁层 为单层扁平上皮，包绕于血管球外。

（3）肾小囊腔 为血管球与肾小囊壁层之间的腔隙。

2. 肾小管：

（1）近曲小管 位于肾小体周围，数目较多。管腔小、不规则，管壁为锥体形细胞，细胞界限不清；胞质是嗜酸性，染成粉红色，核圆形，位于中央。细胞游离面刷状缘毛糙不齐。

（2）远曲小管 位于肾小体附近，数量少。管腔大、规则、管壁薄，由单层立方上皮围成。染色浅，细胞界限较清楚。核圆形位于中央。有时在肾小体血管极附近可见远曲小管极侧的上皮细胞排列紧密，细胞呈高柱状，核椭圆形排列紧密，此即致密斑。

（3）近端小管直部和远端小管直部 均位于髓放线内，结构分别与近端小管和远端小管相似。

（4）细段 多位于髓质。管腔较小，由单层扁平上皮围成。核蓝色，突向管腔。镜下应与毛细血管相区别，毛细血管腔内可见红细胞，且内皮较细段上皮薄。

3. 集合管：分布在髓放线和髓质内，管腔较大而且规则。管壁由单层立方上皮或单层柱状上皮围成，细胞界限清楚，染色较浅。

二、示教

球旁细胞

第十二章

皮　肤

皮肤（skin）被覆于身体表面，是人体最大的器官，约占人体重的 16%，面积约 1.2 ~ 2.2m²，厚度约 1.5 ~ 4mm。皮肤由表皮和真皮组成，皮肤借皮下组织与深层结构相连。皮肤内还有毛、皮脂腺、汗腺和指（趾）甲等由表皮衍生的皮肤附属器（图 12 - 1）。皮肤与外界直接接触，有重要的屏障保护作用。此外，皮肤及其附属器还有分泌、排泄、吸收、调节体温和参与免疫应答等作用。

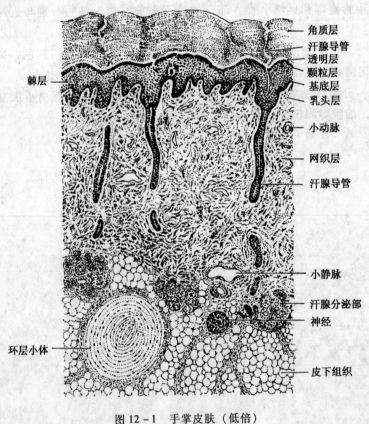

图 12 - 1　手掌皮肤（低倍）

第一节　表　皮

表皮（epidermis）是皮肤的浅层，由角化的复层扁平上皮组成。表皮细胞可分**角质形成细胞**（keratinocyte）和非角质形成细胞，前者构成表皮的主体。

一、表皮的分层和角化

　　表皮由深层至浅层可分五层：基底层、棘层、颗粒层、透明层和角质层。分布在手掌和足底的表皮较厚，五层结构典型（图 12 -2，图 12 - 3，彩图 23），在颜面和腋窝等处的表皮较薄，只有基底层、棘层和角质层。

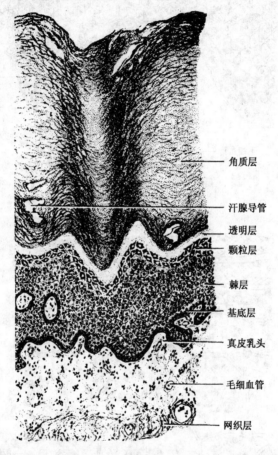

图 12 - 2　足底皮肤（高倍）

　　1. **基底层**（stratum basale）　　附着于基膜上，由一层低柱状或立方形的**基底细胞**（basal cell）组成（图 12 - 2）。胞质因含丰富的游离核糖体而呈强嗜碱性，并有分散或成束的**角蛋白丝**（keratin filament）。基底细胞间以桥粒相连，细胞基底面有半桥粒与基膜相连（图 12 - 4）。基底细胞是表皮的干细胞，具有活跃的分裂增殖能力，不断产生新的细胞并向表层推移，以补充表层衰老脱落的细胞。

　　2. **棘层**（stratum spinosum）　　由 4 ~ 10 层多边形细胞组成，核圆形，胞质丰富，弱嗜碱性，细胞伸出许多细短的棘状突起，故名棘细胞层。相邻细胞的突起以桥粒相连，形成细胞间桥（图 12 -4）。电镜下，胞质内核糖体较多，并含大量角蛋白丝，常成束分布，并附于桥粒上，光镜下称**张力原纤维**（tonofibril）；还有卵圆形的**板层颗粒**（lamellar granule），内

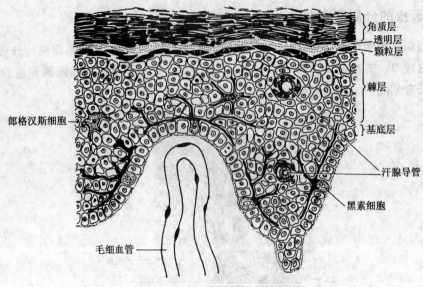

图 12 - 3   表皮细胞组成模式图

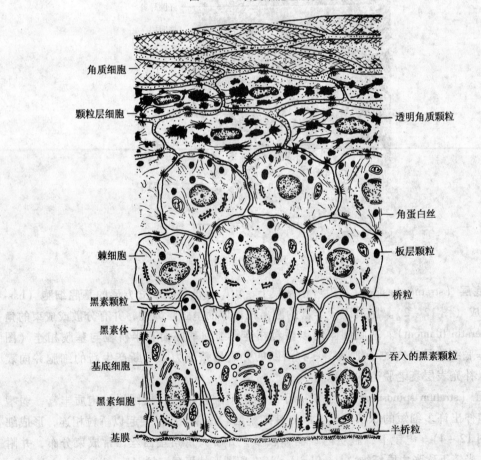

图 12 - 4   角质形成细胞和黑素细胞超微结构模式图

有明暗相间的平行板层，有界膜包被，主要是糖脂和固醇。

3. **颗粒层**（stratum granulosum）　由 3～5 层梭形细胞组成，核着色浅，核和细胞器渐趋退化，胞质出现许多大小不等的**透明角质颗粒**（keratohyalin granule），强嗜碱性（图 12 - 3，图 12 - 4）。电镜下，颗粒没有膜包裹，呈致密均质状，角蛋白丝常穿入透明角质颗粒中。胞质中板层颗粒增多，并将磷脂类物质排到细胞间隙中，有助于细胞的互相黏合，增强表皮的牢固性，又是阻止水溶性物质外流的主要屏障。

4. **透明层**（stratum lucidum）　由 3～4 层扁平细胞组成，细胞均质透明，细胞界限不清。胞核和细胞器已消失，主要含折光性较强的透明角质，被伊红染成红色（图 12 - 1，2）。

5. **角质层**（stratum corneum）　在表层，由多层扁平的**角质细胞**（horny cell）组成，细胞已经完全角化，无细胞核和细胞器，细胞轮廓不清，呈酸性均质状（图 12 - 1，2）。电镜下，可见细胞质中充满密集的角蛋白丝浸埋在均质状物质中，均质物质的主要成分是透明角质颗粒所含的富有组氨酸的蛋白质，该物质与角蛋白丝结合的复合体为角蛋白。细胞膜内面附有一层不溶性的蛋白质，使胞膜厚而坚固。细胞间含板层颗粒排出的脂类物质。浅层细胞间桥粒解体，细胞连接松散，脱落后成为皮屑。角质层构成皮肤重要的保护层，使皮肤能耐受摩擦，阻挡外来物质的侵害，并能防止体内水分的丢失。

从表皮的基底层到角质层是角质形成细胞增殖、分化、迁移，由幼稚到成熟以至死亡和脱落的动态变化过程，同时也是逐渐形成角蛋白的角化过程。角质形成细胞不断脱落更新，更新周期约 3～4 周。

二、非角质形成细胞

非角质形成细胞数量较少，分散于角质形成细胞之间，包括黑素细胞、朗格汉斯细胞和梅克尔细胞。

1. **黑素细胞**（melanocyte）　分布于基底细胞之间，胞体较大，有许多突起伸入基底层和棘层细胞之间（图 12 - 3，4）。HE 染色标本不易分辨。电镜下，胞质中有丰富的粗面内质网、核糖体和高尔基复合体，同时还有界膜包被的椭圆形小体，称**黑素体**（melanosome），由高尔基复合体产生，内含酪氨酸酶，能将酪氨酸转化成黑色素。小体内黑色素不断增多，则成为**黑素颗粒**（melanin granule），并由胞体移入突起内，然后转移到邻近的角质形成细胞胞质内。黑色素是决定皮肤颜色的重要因素，人种间的黑素细胞数量无明显差别，但黑素颗粒的大小及其皮肤内的含量和分布等，可决定不同种族或同一个体不同部位皮肤颜色的差异。黑种人的黑素颗粒多而大，分布于表皮全层，白种人的黑素颗粒少而小，主要分布于基底层，黄种人介于二者之间。黑色素还有吸收紫外线以保护深层组织免受辐射损伤的作用，紫外线也可刺激酪氨酸酶的活性，促进黑色素的合成。

2. **朗格汉斯细胞**（Langerhans cell）　散在于棘层内，是一种有树突状突起的细胞。在 HE 染色的切片上，胞核着色较深，胞质很淡（图 12 - 3）。电镜下，胞质中含较多的溶酶体和一种网球拍状的**伯贝克颗粒**（Birbeck granule）。朗格汉斯细胞能捕获和处理侵入皮肤的抗原，并将抗原传递给 T 细胞，参与免疫应答。在接触性过敏、抗病毒感染、排斥异体移植组织及对表皮癌变细胞的免疫监视中，发挥重要作用。

3. **梅克尔细胞**（Merkel cell）　细胞数量很少，多存在于基底层中，呈扁平形，有短指状突起伸入角质形成细胞之间，在 HE 染色标本上不易辨认。电镜下，胞质内含致密核芯的小泡，基底部较多；基底面可与感觉神经末梢形成类似突触的结构，可能为接受机械刺激的感觉细胞。

第二节　真　　皮

真皮（dermis）位于表皮深面，由结缔组织组成，分为乳头层和网织层，两者间无明显界限。身体各部位真皮的厚薄不等，一般为 1～2mm。

1. **乳头层**（papillary layer）　为紧靠表皮的薄层结缔组织，纤维较细密，细胞较多。该层向表皮底部凸出，形成许多乳头状隆起，称**真皮乳头**（dermal papillae），使表皮与真皮的连接面增大，有利于两者牢固连接，并利于表皮从真皮的组织液中获得营养（图 12 - 2）。乳头层含丰富毛细血管和游离神经末梢，在手指等部位有较多的触觉小体。

2. **网织层**（reticular layer）　为乳头层深部较厚的致密结缔组织，胶原纤维粗大，互相交织成网，其间夹有弹性纤维和网状纤维，可使皮肤具有较大的韧性和弹性。此层内有较多的血管、神经和淋巴管，深部常见环层小体（图 12 - 1，5）。

第三节　皮下组织

皮下组织（hypodermis）由疏松结缔组织和脂肪组织组成。皮下组织的胶原纤维与真皮相连续，使皮肤具有一定的可动性。皮下组织内还含有较大的血管、淋巴管、神经，毛囊根部和汗腺分泌部常延伸至此层（图 12 - 1，5）。皮下组织的厚薄，随个体、年龄、性别和部位而异。皮下组织还有缓冲、保暖、储存能量等作用。

第四节　皮肤的附属器

一、毛

人体除手掌和足跖等部位外，大部分皮肤都长有**毛**（hair）。

（一）毛的结构

毛可分毛干、毛根和毛球三部分（图 12 - 5，6）。毛干是露出皮肤外的部分，埋于皮肤内的称毛根，毛干和毛根由紧密排列的角质化细胞组成，细胞内充满角蛋白并含数量不等的黑素颗粒。毛根包在由上皮和结缔组织组成的毛囊内。毛囊分内外两层，其内层为上皮根鞘，包裹毛根，与表皮相连续，其结构与表皮相似；外层为结缔组织鞘，由致密结缔组织构成。毛根和毛囊下端合为一体，形成膨大的毛球。毛球底部凹陷，有结缔组织突入，称毛乳头，内含丰富的血管和神经，可供应毛的营养，对毛的生长起诱导作用。

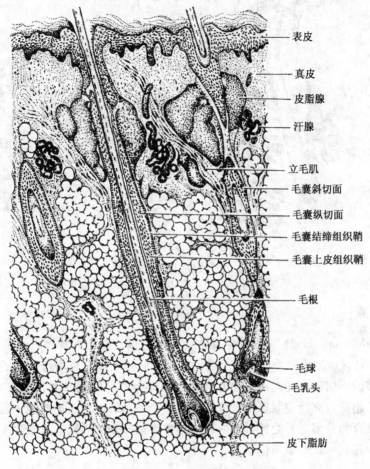

图 12 – 5　头皮（低倍）

毛和毛囊斜行在皮肤内，在它们与皮肤表面呈钝角的一侧，有一束平滑肌连接毛囊和真皮乳头层，称立毛肌。立毛肌受交感神经支配，收缩时使毛竖立和促进皮脂腺分泌。

（二）毛的生长和更新

毛球是毛的生长点，此处的上皮细胞较幼稚，称毛母质，有活跃的分裂增殖能力，新细胞向上推移，形成新的毛干和毛囊上皮。毛球处有黑素细胞，产生黑色素供应毛干角质细胞，决定毛的颜色。毛有一定的生长周期，身体各部位毛的生长周期长短不等。生长期的毛囊长，毛球和毛乳头也大，此时毛母质细胞分裂活跃，使毛生长。由生长期转入退化期，即为换毛的开始。此时毛囊变短，毛球和毛乳头萎缩变小，毛母质细胞停止分裂并发生角化，毛与毛球和毛囊连接不牢，故毛易脱落。在下一个周期开始时，毛囊底端形成新的毛球和毛乳头，开始生长新毛。新毛长入原有的毛囊内，将旧毛推出，新毛伸到皮肤外面。

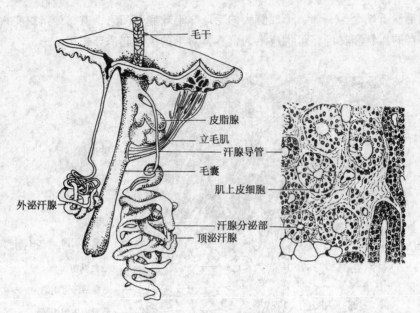

图 12 - 6　皮肤附属器示意图

二、皮脂腺

皮脂腺（sebaceous gland）多位于毛囊与立毛肌之间，是泡状腺体，导管开口于毛囊上段（图 12 - 5，6）。腺泡周边为一层较小的干细胞，它们不断分裂增殖，一部分子细胞胞质中形成越来越多的小脂滴，并向腺泡中心移动。腺泡中心的细胞较大，呈多边形，核固缩，位于细胞中央，胞质内充满皮脂颗粒。分泌时，整个细胞解体，连同脂滴一起排出，即为皮脂。皮脂腺的发育和分泌主要受性激素的调节，青春期时分泌活跃。皮脂含多种脂肪酸，可润滑皮肤及毛，还有一定的杀菌作用。

三、汗腺

汗腺（sweat gland）又称**外泌汗腺**（eccrine sweat gland），是一条弯曲的单管状腺，分为汗腺分泌部和导管部（图 12 - 6）。分布于全身皮肤内，以手掌、足底、腋窝等处最多。分泌部位于真皮深部及皮下组织内，为一段蟠曲成团的管道，管腔较大，管壁由单层矮柱状腺细胞组成，具有分泌汗液的功能。在腺细胞和基膜之间，分布有肌上皮细胞，其收缩可促进汗液的排出。导管部管壁由两层染色较深的立方细胞围成。导管经真皮到达表皮，在表皮内失去管壁，呈螺旋状走行于表皮细胞间，开口于皮肤表面的汗孔。腺细胞分泌的汗液除含大量水分外，还含钠、钾、氯、乳酸盐及尿素。汗液分泌是身体散热的主要方式，对调节体温起重要作用。

此外，在腋窝、乳晕、阴部等处分布有一种**顶泌汗腺**（apocrine sweat gland），又称大汗腺，分泌物为较浓稠的乳状液，含蛋白质、脂类等，经细菌分解后产生特殊的气味，分泌过盛而导致气味过浓时，则称狐臭。此腺的分泌活动受性激素的影响，于青春期分泌旺盛。

四、指（趾）甲

指（趾）甲由甲体及其周围和下方的几部分组成（图12-7）。甲体由多层连续牢固的角质细胞组成；甲体的近端埋在皮肤内，称甲根，甲根附着处的甲床上皮称甲母质，该部位细胞增殖活跃，是甲体的生长区；甲体下面为非角化的复层扁平上皮和真皮组成的甲床；甲体周缘的皮肤为甲襞；甲体和甲襞之间的沟为甲沟。

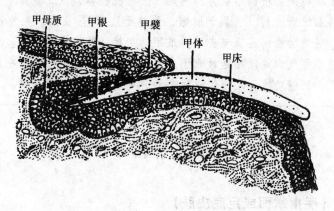

图12-7 指甲纵切面模式图

第五节 皮肤的再生

正常情况下皮肤表皮、真皮和皮肤附属器不断更新，为生理性再生。皮肤受到损伤后的再生和修复，称为补偿性再生。补偿性再生和修复的时间，因受损的面积和深度不同而异。小面积损伤，数天即可愈合，不留瘢痕。较大而深的损伤，其再生过程是：损伤处发生凝血，单核细胞进入创伤组织中成为巨噬细胞，清除损坏组织，并释放趋化物质吸引成纤维细胞和内皮细胞至创伤部位，成纤维细胞活跃地产生纤维和基质，毛细血管长入，此富含毛细血管的新生组织，称肉芽组织。肉芽组织作为一种供应营养的底物，使表皮细胞在其上面生长。创伤后几小时，伤口边缘正常的表皮基底细胞即可增殖，并向伤面迁移。残存的毛囊和汗腺上皮均可增殖，形成覆盖伤面的上皮小岛。最后伤面全被新生的表皮细胞覆盖，此表皮细胞继续增生分化形成表皮其他各层细胞，表皮下的肉芽组织渐由致密结缔组织替代。若创伤面积大而伤口又较深，表皮生长速度赶不上受伤处结缔组织生长的速度，新生上皮不能覆盖伤口，则形成由致密结缔组织构成的瘢痕。临床上，常用植皮的方法来促进创伤面的修复。

面肤为五脏之镜

　　皮肤及附属器的功能状况，与皮下组织的血液供应、神经体液的调节及全身的机能状况密切相关。中医学认为，人是一个有机整体，以五脏为中心，配以六腑，通过经络系统而达到"内属于脏腑，外络于肢节"。皮肤、毛发及爪甲等是脏腑的外候，脏腑功能的盛衰与皮毛、爪甲的荣枯坚脆有直接关系。脏腑功能正常，可通过经络将气血津液输送散布于皮毛和爪甲，使皮肤红润，毛发光泽，爪甲坚韧；反之，脏腑功能不足，则皮肤失润，毛发枯槁，爪甲易脆。

标本观察指导

一、无毛皮（手指掌面或足底皮肤）

方法 HE 染色

肉眼 此标本外表深红色，紫蓝色的为表皮；粉红色的为真皮；皮肤深部浅染色的皮下组织。

低倍镜

1. 表皮：为角化的复层扁平上皮，表层着红色部分为角质层，深紫蓝色部分为表皮其他各层。

2. 真皮：与表皮交界处凹凸不平，但分界清楚。分为乳头层和网织层。

（1）乳头层　为真皮紧靠表皮部分，由薄层疏松结缔组织构成，胶原纤维较细；其向表皮深面形成的乳头内，可见触觉小体。

（2）网状层　为乳头层下方较厚的致密结缔组织，胶原纤维束粗大。

皮下组织　与网织层无明显界限，由大量脂肪组织和少量疏松结缔组织构成，可见成团分布的汗腺分泌部及汗腺导管、较大的血管和环层小体。

高倍镜

1. 表皮：由基底至表面可分为五层。

（1）基底层　由一层矮柱状的基底细胞组成；细胞界限不清，排列整齐，胞核椭圆形，胞质少，嗜碱性。此层中可见一些胞质清亮、核椭圆深染的圆形细胞，为黑素细胞。

（2）棘层　由 4～10 层多边形棘细胞组成；细胞体积较大，胞质弱嗜碱性；将视野光线调暗，可见相邻细胞之间有许多短小的棘状突起镶嵌连接。此层中有一些胞质清亮、核椭圆深染的圆形细胞，为郎格汉斯细胞。

（3）颗粒层　由 3～5 层梭形细胞组成；核浅染或退化消失，胞质内充满强嗜碱性的透明角质颗粒。

（4）透明层 较薄，由 2~3 层扁平细胞组成；细胞界限难以分清，胞核已消失，胞质强嗜酸性，呈均质状，折光度高。有的标本此层不清楚。

（5）角化层 较厚，由许多扁平角化细胞组成；细胞界限不清，胞核消失，胞质呈嗜酸性均质状。可见角质层中呈串状的小腔隙，为螺旋走行的汗腺导管。

2. 汗腺：

（1）分泌部：位于真皮深层和皮下组织中，由单层锥体形腺细胞围成，着色较浅，腺细胞基底侧可见扁平形的肌上皮细胞。

（2）导管：较细，穿过真皮，由两层立方形细胞围成，胞体较小，弱嗜碱性，染色较深。

二、示教

头皮

第十三章

感 觉 器 官

感觉器官是机体感受内外环境刺激及其变化的器官。人体的感觉器官包括眼、耳、鼻、舌和皮肤中的各种感受器。本章只叙述眼和耳的结构。

第一节　眼

眼是视觉器官，主要由眼球及其附属器官构成。眼球近似球形，由眼球壁和眼内容物组成（图 13 - 1，图 13 - 2）。

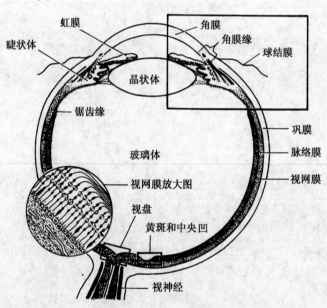

图 13 - 1　眼球结构模式图

一、眼球壁

眼球壁从外至内依次为纤维膜、血管膜和视网膜三层（图 13 - 3）。

（一）纤维膜

纤维膜主要由致密结缔组织构成，前面约 1/6 为角膜，后 5/6 为巩膜，两者之间的过渡区域为角膜缘。

1. **角膜**（cornea）　为无色透明的圆盘状结构，略向前方突出。角膜中央较薄，平均

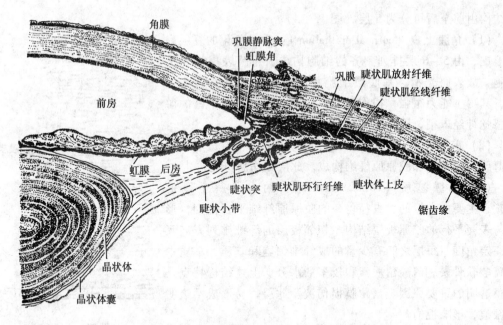

图 13 - 2　眼球前半部切面（图 13 - 1 方框部分放大）

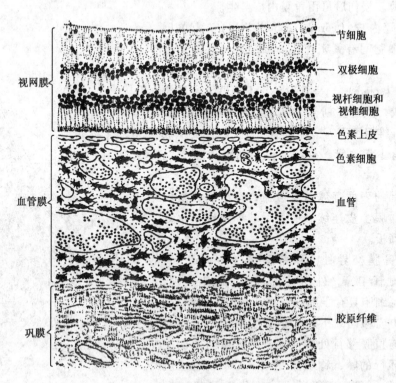

图 13 - 3　眼球壁三层结构

0.5mm，周边部较厚，平均 1.0mm。角膜中不含血管，其营养由角膜缘血管和房水供应。组织结构由前至后可分为5层（图13-4）。

（1）**角膜上皮**（corneal epithelium）：为未角化的复层扁平上皮，由5~6层排列整齐的细胞构成。角膜表层为扁平细胞，故表面光滑。基底层细胞排列整齐，无乳头，无色素，其再生能力很强，损伤后容易修复。上皮内有丰富的游离感觉神经末梢，因此角膜感觉敏锐。

（2）**前界层**（anterior limiting lamina）：为一层透明均质的薄膜，由基质和胶原原纤维构成。此层损伤后不能再生。

（3）**角膜基质**（corneal stroma）：约占角膜全厚的90%，主要由大量的、直径均一的胶原原纤维平行排列，形成与表面平行的胶原板层结构。相邻板层的纤维排列方向互成一定角度。每层之间有少量的成纤维细胞和基质，基质中含硫酸软骨素、硫酸角质素和较多的水分。上述结构特点是角膜透明的重要原因。当角膜损伤波及此层，易形成不透明的瘢痕，影响视力。

（4）**后界层**（posterior limiting lamina）：结构与前界层类似，但更薄。损伤后可由角膜内皮再生。

（5）**角膜内皮**（corneal endothelium）：为单层扁平上皮，细胞间有紧密连接。参与后界层的形成与更新。

2. **巩膜**（sclera）　呈乳白色，不透明，由致密结缔组织构成，质地坚韧，是眼球壁的重要保护层。其中的胶原纤维粗细不等，排列不规则，相互交织成网。巩膜内有少量血管、神经和色素细胞（图13-3）。

巩膜前部的表面有球结膜覆盖，球结膜的复层扁平上皮与角膜上皮连续。巩膜后端视神经穿出处形成多孔的筛板。

角膜与巩膜交界处，称**角膜缘**（corneal limbus），此处血管丰富，外伤时易出血。近年发现，角膜缘基底层细胞具有干细胞特征，它们不断增殖，向角膜中央方向移动，补充角膜基底层细胞。

在巩膜与角膜移行处的内侧，巩膜稍向内侧突出，形成一环行的嵴，称**巩膜距**（sclera spur）。巩膜距的前外侧，有一环行的管道，称**巩膜静脉窦**（scleral venous sinus），管壁由内皮、不连续的基膜和薄层结缔组织构成。巩膜静脉窦内侧为**小梁网**（tra-

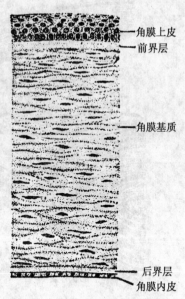

角膜上皮
前界层

角膜基质

后界层
角膜内皮

图13-4　角膜

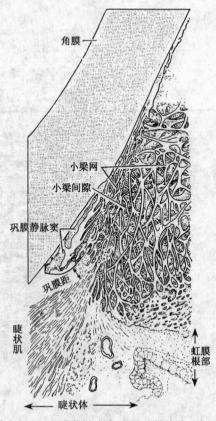

角膜

小梁网

小梁间隙

巩膜静脉窦

巩膜距

睫状肌

虹膜根部

睫状体

图13-5　巩膜静脉窦与小梁网结构模式图

becular meshwork），由小梁和小梁间隙构成。小梁表面覆有内皮细胞，内有胶原纤维。小梁相互吻合成网，之间的孔隙为小梁间隙，小梁间隙与巩膜静脉窦相通（图13－5）。

（二）血管膜

血管膜位于纤维膜的内侧，由疏松结缔组织、丰富的血管和色素细胞（pigment cell）构成。由前向后依次为虹膜、睫状体和脉络膜。

1. **虹膜**（iris） 位于角膜后方的圆盘状薄膜，周边与睫状体相连，中央为**瞳孔**（pupil）。虹膜由前向后分三层。前缘层由一层不连续的成纤维细胞和色素细胞构成；虹膜基质较厚，为富含血管和色素细胞的疏松结缔组织，其中色素细胞的多少和所产生色素的量，决定虹膜的颜色。虹膜上皮由前后两层细胞组成。前层为肌上皮细胞，位于瞳孔边缘呈环行排列的细胞，称瞳孔括约肌，受副交感神经支配，收缩时使瞳孔缩小；括约肌外侧呈放射状排列的细胞构成瞳孔开大肌，受交感神经支配，收缩时使瞳孔开大。后层细胞较大，胞质内充满色素颗粒（图13－6）。

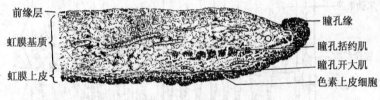

图13－6 人虹膜结构模式图

2. **睫状体**（ciliary body） 位于虹膜后外方，连接于脉络膜，在眼球矢状切面上呈三角形。睫状体后部平坦，前部有数十个睫状突，并借睫状小带与晶状体相连（图13－2）。**睫状小带**（ciliary zonule）呈纤维状，由微原纤维借蛋白多糖黏合而成。睫状体自外向内可分为睫状肌、基质和上皮。睫状肌为平滑肌，是睫状体的主要组成成分。肌纤维有纵向、放射状和环行三种走行，均受副交感神经支配，当收缩或舒张时，可使睫状体前后移动，使睫状小带松弛或收缩，从而改变晶状体的位置和曲度以调节焦距。基质为疏松结缔组织，含丰富的血管和色素细胞。上皮由两层细胞组成，外层细胞内有色素颗粒，为色素上皮；内层细胞可分泌房水，并参与形成睫状小带和玻璃体。

3. **脉络膜**（choroid） 为血管膜的后2/3部分，衬于巩膜内面，为富含血管和色素细胞的疏松结缔组织。最内一层为均质的薄膜与视网膜相贴，由纤维和基质组成，称玻璃膜。

（三）视网膜

视网膜（retina）位于脉络膜的内面，有感光作用。视网膜为神经组织，主要由四层细胞构成，由外向内依次是色素上皮细胞层、视细胞层、双极细胞层和节细胞层（图13－7，图13－8）。

1. **色素上皮层** 由单层立方的**色素上皮细胞**（pigment epithelial cell）构成，上皮基底面紧贴玻璃膜。在细胞基底部的质膜内褶中含有大量线粒体，胞质内含许多粗大的黑素颗粒和吞噬体，顶部有许多细长的突起伸入视细胞的外节之间，但与其并不连接。当强光进入视网膜时，黑素颗粒移到突起内，黑素颗粒可吸收紫外线，以保护视细胞的感光部分不被强光破坏。吞噬体内为被吞入的视细胞脱落下来的膜盘。色素上皮细胞还可储存维生素 A，并构成视网膜的保护作用。

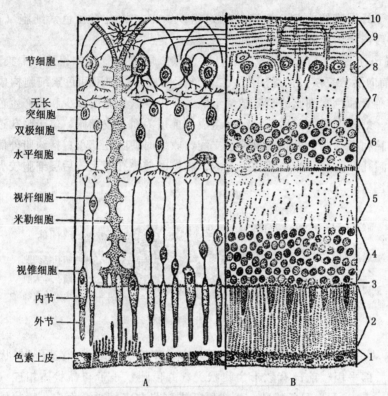

图 13 - 7　视网膜结构模式图

A. 光镜模式图　　B. 切面高倍镜（1~10 为视网膜各层）

2. **视细胞层**　视细胞（visual cell）又称**感光细胞**（photoreceptor cell），是视觉的第一级神经元，属于双极神经元。细胞分为胞体、外突（即树突）和内突（即轴突）三部分。胞体是细胞核所在部位。外突中段有一缩窄将其分为内节和外节，内节是合成蛋白质的部位，有丰富的线粒体、粗面内质网和高尔基复合体；外节为感光部位，含有大量平行排列的**扁平状膜盘**（membranous disc），它们是由外节基部一侧的胞膜向胞质内陷折叠而成，膜中含有能感光的镶嵌蛋白质。内突末端主要与双极细胞形成突触联系。视细胞分为视杆细胞和视锥细胞两种（图 13 - 8）。

（1）**视杆细胞**（rod cell）：数量较多，胞体细长，核小，染色深，外突呈杆状（视杆），内突末端膨大呈球状。外节中的膜盘多数与表面细胞膜分离，形成独立的膜盘，膜盘由基部不断产生，并逐渐向外节顶端推移，而顶端的膜盘不断脱落，被色素上皮细胞吞噬。膜盘的感光蛋白称**视紫红质**（rhodopsin），感受弱光。视紫红质由 11 - 顺视黄醛和视蛋白组成。维生素 A 是合成 11 - 顺视黄醛的原料。当人体维生素 A 不足时，视紫红质缺乏，导致弱光视力减退，称夜盲症。

（2）**视锥细胞**（cone cell）：数量较少，形态与视杆细胞近似，核较大，染色较浅，外突粗短呈圆锥形（视椎），内突末端膨大呈足状，可与一个或多个双极细胞形成突触。视锥外节的膜盘大部分与细胞膜不分离，顶端膜盘也不脱落，只是感光物质不断更新。其感光物质称**视色素**（visual pigment），感受强光和颜色。视色素也由 11 - 顺视黄醛和视蛋白构成，只是视蛋白结构与视杆细胞的不同。人类有三种视锥细胞，分别有感受红、绿、蓝三种颜色的视色素。如由于遗传基因异常，缺少感红色素（或绿色素）的视锥细胞，则不能分辨红（或绿）色，为红（或绿）色盲。

3. **双极细胞层** 双极细胞（bipolar cell）是视觉的第二级神经元，为连接视细胞和节细胞的纵向中间神经元，其树突与视细胞的内突形成突触，轴突与节细胞形成突触。大多数双极细胞可与多个视细胞和节细胞形成突触联系；少数双极细胞只与一个视锥细胞和一个节细胞联系，这种双极细胞称为侏儒双极细胞，它们多位于视网膜中央凹周边。

视网膜内还有横向联系的中间神经元，即水平细胞、无长突细胞和网间细胞。它们的胞体与双极细胞相邻，发出的突起与邻近细胞形成突触联系，在视网膜内形成局部环路，对视觉起调节作用。

4. **节细胞层** 节细胞（ganglion cell）是视觉的

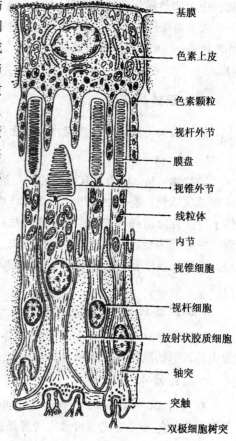

图 13 - 8　色素上皮、视杆细胞和视锥细胞超微结构模式图

（图中标注，自上而下）
基膜
色素上皮
色素颗粒
视杆外节
膜盘
视锥外节
线粒体
内节
视锥细胞
视杆细胞
放射状胶质细胞
轴突
突触
双极细胞树突

第三级神经元，为具有长轴突的多极神经元。大多为单层排列，其树突主要与双极细胞形成突触。多数节细胞胞体较大，与多个双极细胞形成突触联系；少数为胞体较小的侏儒节细胞，只与一个侏儒双极细胞形成突触。节细胞的轴突粗细不等，向眼球后极汇聚形成视神经穿出巩膜，穿出视网膜的部位，称**视神经乳头**（papilla of optic nerve）。此处无感光细胞，称盲点。

神经胶质细胞主要是**放射状胶质细胞**（radial neuroglial cell），又称**米勒细胞**（Müller cell）。细胞呈柱状，其胞核位于双极细胞层，胞体贯穿除色素上皮外的视网膜全层，沿途向侧面发出许多放射状突起，充填于神经元之间。米勒细胞具有营养、支持、绝缘和保护作用。

黄斑：黄斑（macula lutea）是视网膜后极的一浅黄色区域，正对视轴处，中央有一小的浅凹，直径 1 ~ 3mm，称**中央凹**（central fovea）。中央凹是视网膜最薄的部分，只有色素上皮细胞和视锥细胞。视锥细胞与侏儒双极细胞、侏儒节细胞之间形成一对一的联系，能精确传导视觉信息。而双极细胞和节细胞均斜向外周排列，故光线可直接落在视锥细胞上。因此，中央凹是视觉最敏锐的部位。

在普通染色标本中，视网膜自外向内可分10层：①色素上皮层；②视锥视杆层；③外界膜；④外核层；⑤外网层；⑥内核层；⑦内网层；⑧节细胞层；⑨神经纤维层；⑩内界膜（图13-7）。

二、眼球内容物

包括房水、晶状体和玻璃体，均无色透明，与角膜共同组成眼的屈光装置。

（一）晶状体

晶状体（lens）为具有弹性的双凸透明体，由睫状小带悬于睫状体上。晶状体表面包有薄层晶状体囊，囊壁由基膜和胶原原纤维组成。内部的前面，有一层立方形细胞构成的晶状体上皮。在赤道部，细胞逐渐变成长柱状，称**晶状体纤维**（lens fiber），构成了晶状体的实质。中心部的衰老纤维变硬，胞核消失，含水量减少，形成晶状体核。晶状体内无血管和神经，靠房水供给营养。老年人晶状体弹性减退，透明度降低，甚至混浊，形成老年性白内障。

（二）玻璃体

玻璃体（vitreous body）位于晶状体、睫状体与视网膜之间，外包透明的玻璃体膜，内为无色透明的胶状体，水分占99%，还含有胶原原纤维、玻璃蛋白、透明质酸和少量细胞。

（三）房水

房水（aqueous humor）为无色透明的液体，充满于眼房内，由睫状体的血管渗出和非色素上皮细胞分泌而成。房水从后房经瞳孔至前房，继而在前房角经小梁间隙进入巩膜静脉窦，最终回流入血循环。房水具有屈光作用，并可营养晶状体和角膜以及维持眼压。房水的产生和回流保持动态平衡，如回流受阻，引起眼压增高，导致青光眼。

第二节　耳

耳由外耳、中耳和内耳组成，外耳和中耳传导声波，内耳为听觉和位觉感受器的所在部位。

一、外耳

外耳由耳廓、外耳道和鼓膜构成。耳廓以弹性软骨为支架，外包薄层皮肤。外耳道表面的皮肤内有耵聍腺，结构类似大汗腺，腺体分泌物和脱落的上皮细胞混合形成耵聍。**鼓膜**（tympanic membrane）为椭圆形的半透明薄膜，分隔外耳道与中耳。鼓膜外表面为复层扁平上皮，内表面为单层立方上皮，中间为薄层结缔组织。

二、中耳

中耳包括鼓室和咽鼓管。鼓室腔面和三块听小骨表面覆有单层立方上皮和薄层结缔组织构成的薄层黏膜。咽鼓管近鼓室段的黏膜上皮为单层柱状，近鼻咽段为假复层纤毛柱状上皮，固有层内有混合腺。

三、内耳

内耳位于颞骨岩部，由**骨迷路**（osseous labyrinth）和**膜迷路**（membranous labyrinth）组成。骨迷路由前至后依次分为耳蜗、前庭和半规管，它们互相通连，腔面覆以骨膜。膜迷路悬系在骨迷路内，形态与骨迷路相似，也相应地分为膜蜗管、膜前庭（椭圆囊、球囊）和膜半规管，三者也相互通连。膜迷路管壁的黏膜由单层扁平上皮和结缔组织构成，某些部位的黏膜增厚，上皮细胞特化形成听觉或位觉感受器，即椭圆囊斑、球囊斑、壶腹嵴和螺旋器（图13-9）。

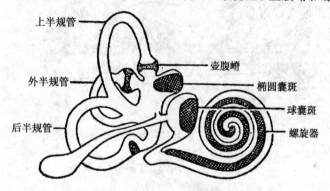

图13-9 左耳膜迷路（示感觉器位置）

膜迷路腔内充满内淋巴，膜迷路与骨迷路之间的腔隙充满外淋巴，内外淋巴互不相通。内淋巴由膜蜗管的血管纹产生，于内淋巴囊排入硬膜下隙。外淋巴可能是蛛网膜下隙的脑脊液经蜗小管导入，也可能从骨膜毛细血管渗出产生。淋巴有营养内耳和传递声波等作用。

（一）膜蜗管及螺旋器

膜蜗管的横切面呈三角形，有上、中、下三个壁。上壁为前庭膜与前庭阶相隔。外侧壁为**螺旋韧带**（spiral ligament），由增厚的骨膜形成。表面为复层柱状上皮，上皮内含有从固有层中深入的毛细血管，称**血管纹**（stria vascularis），与内淋巴的产生有关。下壁由骨螺旋板和基底膜共同构成，与鼓室阶相邻。**骨螺旋板**（osseous spiral lamina）是蜗轴的骨组织向外侧延伸而成，基底膜为薄层结缔组织膜，内侧与骨螺旋板相连，外侧与螺旋韧带相连。基底膜的上皮增厚形成螺旋器。骨旋板起始处的骨膜增厚，突入膜蜗管形成螺旋缘，螺旋缘向蜗管中伸出一薄板状的胶质性**盖膜**（tectorial membrane），覆盖于螺旋器上方（图13-10）。

螺旋器（spiral organ）又称柯蒂器（organ of Corti），是听觉感受器，由支持细胞和毛细胞组成（图13-10，图13-11）。

1. **支持细胞** 支持细胞形态多样，种类较多，主要有柱细胞和指细胞。

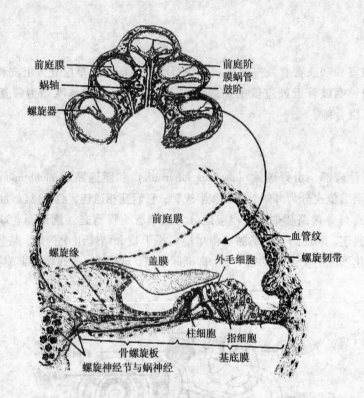

图 13－10　耳蜗、膜蜗管与螺旋器横断面模式图

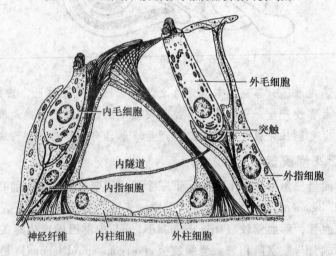

图 13－11　螺旋器毛细胞与支持细胞关系模式图

（1）柱细胞（pillar cell）：柱细胞排列为内外两行，分别称内柱细胞和外柱细胞。柱细胞基部较宽，中部细长而基底部和顶部彼此连接，细胞中部分离，在内外柱细胞之间围成一条三角形的**内隧道**（inner tunnel）。柱细胞起支持作用。

（2）**指细胞**（phalangeal cell）：内柱细胞内侧有 1 列内指细胞，外柱细胞外侧有 3～4 列外指细胞。指细胞呈杯状，顶部伸出一细长的指状突起，指状突起抵达螺旋器的游离面，相互连接成一个网状的膜。指细胞具有支托毛细胞的作用。

2. **毛细胞**（hair cell） 毛细胞也分为 1 列内毛细胞和 3 ~ 4 列外毛细胞，分别位于内外指细胞的胞体上。内毛细胞呈烧瓶形，游离面有数十根至上百根粗而长的微绒毛，称**静纤毛**（stereocillia），呈 "V" 形排列。外毛细胞呈高柱状，细胞顶部的静纤毛呈 "W" 形排列，外毛细胞中较高的静纤毛插入盖膜的胶质中。毛细胞底部胞质内有含神经递质的突触小泡，底部与来自耳蜗神经节细胞的树突末端形成突触。螺旋器基底膜中含有大量的胶原样细丝，称**听弦**（auditory string），听弦从蜗轴向外呈放射状排列。由于基底膜从蜗底至蜗顶逐渐增宽，听弦也随之增长，听弦越长，其直径越粗，振动频率也随之降低，故蜗底的基底膜能与高频振动发生共振，蜗顶的基底膜能与低频振动发生共振。

螺旋器是听觉感受器，声波经外耳道至鼓膜，鼓膜振动经听小骨传至卵圆窗，引起前庭阶外淋巴振动，继而使前庭膜和膜蜗管的内淋巴发生振动，前庭阶外淋巴的振动也经蜗孔传到鼓室阶，使基底膜及其螺旋器也发生振动，这就使得毛细胞的静纤毛因与盖膜的位置变化而弯曲，引起毛细胞兴奋，电信号经耳蜗神经将冲动传至中枢，产生听觉。

（二）椭圆囊斑和球囊斑

椭圆囊外侧壁和球囊前壁的黏膜局部增厚，呈斑块状，分别称**椭圆囊斑**（macula utriculi）**和球囊斑**（macula sacculi），均为位觉感受器，故又称**位觉斑**（macula acustica）。位觉斑表面平坦，由支持细胞和毛细胞组成。支持细胞为高柱状，胞质顶部有分泌颗粒，其分泌物在位觉斑表面形成一层胶质膜，称**位砂膜**（otolith membrane），内有细小的碳酸钙结晶，即位砂（图 13 – 12）。毛细胞位于支持细胞之间，细胞的顶部有许多静纤毛，静纤毛是特殊分化的微绒毛，静纤毛一侧有一根较长的普通纤毛，特称**动纤毛**（kinocilium）。毛细胞的基底部胞质内含有突触小泡，根据与前庭神经末梢形成突触的形态特征不同分为 Ⅰ 型细胞和 Ⅱ 型细胞。Ⅰ 型细胞呈烧瓶状，细胞的绝大部分被前庭神经末梢包裹，仅露出细胞顶部。神经末梢形似酒杯，故称神经杯。Ⅱ 型细胞为圆柱状，细胞基部与前庭神经形成突触时无神经杯形成（图 13 – 13）。

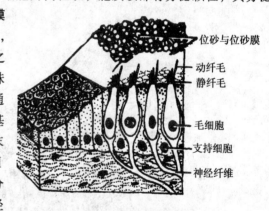

位砂与位砂膜
动纤毛
静纤毛
毛细胞
支持细胞
神经纤维

图 13 – 12 位觉斑模式图

位觉斑感受身体的直线变速运动和静止状态。由于毛细胞的纤毛伸入位砂膜内，位砂的比重远大于内淋巴。在重力或直线变速运动作用下，位砂膜可发生移位，从而使纤毛弯曲。由于球囊斑和椭圆囊斑互成直角，所以，不管身体处在何种位置，都会有毛细胞受到刺激而兴奋。

（三）壶腹嵴

膜半规管壶腹部的一侧黏膜增厚，形成圆嵴状隆起，称**壶腹嵴**（crista ampullaris）。其基本结构与位觉斑相似，上皮由支持细胞和毛细胞组成，毛细胞的动纤毛和静纤毛埋藏于胶质膜内，壶腹嵴的胶质膜较厚，形成圆顶状的壶腹帽。**壶腹帽**（cupula）由支持细胞分泌的

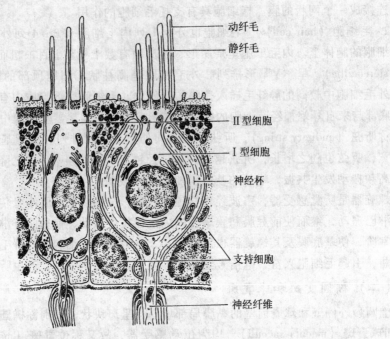

图 13 - 13　位觉斑毛细胞超微结构模式图

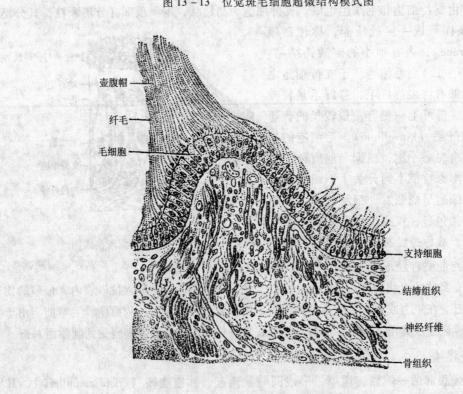

图 13 - 14　壶腹嵴

糖蛋白形成，它的比重与内淋巴相似，故可浮在毛细胞的表面，里面不含耳石。前庭神经中的传入神经纤维末梢分布于毛细胞的基部形成突触（图13－14）。壶腹嵴也是位觉感受器，感受身体或头部的旋转变速运动。由于3个半规管互相垂直排列，所以，不管身体或头部怎样旋转，都会有半规管内淋巴流动使壶腹帽偏斜，从而刺激毛细胞产生兴奋，经前庭神经传入中枢。

标本观察指导

一、眼球

方法　一般取经瞳孔的切片　HE染色
肉眼　参照图13－1和13－2，分清眼球壁各部分的位置。
镜下　（低倍与高倍镜头不断转换观察）
眼球前部
1. 角膜：由前向后依次分为五层，逐层观察。
（1）角膜上皮　为复层扁平上皮，基部平坦，不含色素。
（2）前界层　为一均质粉红色薄膜。
（3）角膜基质　最厚，由多层与表面平行的胶原板层构成，层间有扁平形的成纤维细胞。
（4）后界膜　一层较前界膜更薄的均质膜。
（5）角膜内皮　为单层扁平或立方上皮。
2. 巩膜：厚，主要由大量胶原纤维构成。巩膜前部表面有球结膜；巩膜与角膜交界处，巩膜向前内侧伸出一较短的嵴状突起，为巩膜距，其内侧有小梁网，后端睫状肌附着。
3. 角膜缘：是角膜和巩膜下相接的部分，由表向内观察。
（1）角膜缘上皮　是角膜上皮移行为球结膜上皮处，无杯状细胞。上皮最厚，十余层，细胞较小，核深染，基底层的矮柱状细胞为角膜缘干细胞。
（2）巩膜静脉窦　位于角膜缘内侧，窦腔较大而不规则，常见一狭窄腔隙，腔面衬有内皮。
（3）小梁网　位于巩膜静脉窦内侧，前房角外侧；呈三角形网络状，染色浅，小梁相互交错，小梁表面覆有内皮。
4. 虹膜：分为三层，由前向后逐层观察。
（1）前缘层　高低不平；由一层不连续的成纤维细胞和色素细胞组成，色素细胞内充满色素颗粒，细胞界限不清。
（2）虹膜基质　较厚，为富含血管和色素细胞的疏松结缔组织。近瞳孔缘处的平滑肌为瞳孔括约肌，肌纤维多被横断。
（3）虹膜上皮　前层为肌上皮细胞（瞳孔开大肌），所有胞质内的肌丝呈粉红色，连续形成一薄层。后层为立方形的色素上皮细胞，较大，胞质中充满色素颗粒。

5. 睫状体：切面呈三角形，前内侧的睫状突表面有半透明的睫状小带连于晶状体。睫状体分为三层，由外向内依次观察。

（1）睫状肌层　含纵行、放射状和环形三种走形的平滑肌。肌纤维之间夹有色素细胞。

（2）基质　较薄，为富含血管和色素细胞的结缔组织。

（3）睫状体上皮　外层为立方形的色素细胞；内层为立方形的非色素上皮细胞，染色浅。

6. 晶状体：为红色椭圆体。

（1）晶状体囊　为晶状体表面染成浅粉色的均质薄膜。

（2）晶状体上皮　分布于晶状体前表面、囊的内侧，为单层立方上皮。

（3）晶状体纤维　组成晶状体实质的大部分。在赤道部周边，可见晶状体上皮细胞逐渐变成柱状晶状体纤维；新形成的晶状体纤维纵轴与表面平行，环层排列，构成晶状体皮质；中心部的晶状体纤维排列致密，胞核多消失，融合成均质状，为晶状体核。

眼球后部　由外向内观察

1. 巩膜：主要由大量粗大的胶原纤维交织而成。

2. 脉络膜：富含血管和色素细胞的疏松结缔组织。与视网膜相贴的最内层，为一均质、透明、粉染的薄膜，即玻璃膜。

3. 视网膜：由外向内分为 4 层。

（1）色素上皮层　由单层立方色素上皮细胞构成。上皮基底部紧贴玻璃膜；胞核圆形，位于近基部，胞质内可见大量粗大的、棕黄色黑素颗粒，胞质顶部有突起伸入视细胞外突之间。制片时，此层极易与视细胞层分离。

（2）视细胞层　此层中部，大量视细胞密集排列，核小而圆，深染，胞体难以区分。视细胞的外突伸向色素上皮层，细杆状的为视杆，锥体形而染色深的为视锥。内突短，淡粉红色。

（3）双极细胞层　此层中部也有大量胞核聚集排列，但此细胞层稀疏，不能分辨胞体和突起，也不能分辨各种细胞。

（4）节细胞层　稀疏的节细胞排列于一个水平，核较大，细胞界限不清，玻璃体侧可见水平走行的节细胞突。此层内可见小血管，为视网膜中动、静脉的分支。

部分切片上可见视神经乳头和（或）黄斑的中央凹，参照图进行仔细观察。

第十四章

内分泌系统

内分泌系统（endocrine system）是机体的重要调节系统，与神经系统共同维持内环境的稳定，调节机体的生长发育和各种代谢活动。内分泌系统由独立的内分泌腺和分布于其他器官内的内分泌细胞组成。内分泌腺的结构特点是：腺细胞排列成索状、团状或围成滤泡状，无排送分泌物的导管，细胞间有丰富的毛细血管和毛细淋巴管。内分泌细胞的分泌物称**激素**（hormone）。大多数细胞所分泌的激素经血循环作用于远隔的特定细胞，少部分细胞所分泌的激素可直接作用于临近的细胞，称**旁分泌**（paracrine）。每种激素皆作用于特定器官或特定细胞，称为这种激素的**靶器官**（target organ）或**靶细胞**（target cell）。靶细胞具有与相应激素特异结合的受体，激素与受体结合产生生物学效应。

本章仅叙述甲状腺、甲状旁腺、肾上腺、脑垂体和松果体等独立的内分泌腺，存在于其他器官的内分泌细胞分别在有关章节内叙述。

激素按其化学性质分为含氮激素（包括氨基酸衍生物、胺类、肽类和蛋白质类激素）和类固醇激素两大类。机体绝大部分内分泌细胞为含氮激素分泌细胞，它们起源于外胚层或内胚层，其超微结构特点与蛋白质分泌细胞相似，即胞质内含有与合成激素相关的粗面内质网和高尔基复合体，以及有膜包被的分泌颗粒等。类固醇激素分泌细胞起源于中胚层，仅包括肾上腺皮质和性腺的内分泌细胞，其超微结构特点是，胞质内含有与合成类固醇激素相关的滑面内质网；丰富的线粒体，其嵴多呈管状；含较多脂滴，为激素合成的原料；无分泌颗粒。类固醇激素具有脂溶性，通过胞膜直接扩散出细胞。

第一节 甲 状 腺

甲状腺是人体内最大的内分泌腺，分左右两叶，中间以峡部相连。甲状腺表面包有薄层结缔组织被膜。结缔组织伸入腺实质，将其分成许多大小不等、分界不明显的小叶，每个小叶内含有 20~40 个甲状腺滤泡和滤泡旁细胞（图 14-1，彩图 27）。

一、甲状腺滤泡

甲状腺滤泡（thyroid follicle）大小不等，直径 0.02~0.9mm，呈圆形或不规则形。滤泡由单层的**滤泡上皮细胞**（follicular epithelial cell）围成，滤泡腔内充满**胶质**（colloid）。滤泡上皮细胞为立方形，细胞核圆形，位于细胞中央，胞质弱嗜碱性。滤泡上皮细胞可因甲状腺功能状态不同而有形态差异。在功能活跃时，滤泡上皮细胞增高呈低柱状，腔内胶质减少；反之，细胞变矮呈扁平状，腔内胶质增多。胶质是滤泡上皮细胞的分泌物，即碘化的甲状腺球蛋白，它是一种糖蛋白，PAS 反应阳性，在切片标本呈均质的嗜酸性。

电镜下，滤泡上皮细胞的游离面有少量微绒毛，胞质内有较发达的粗面内质网，较多的线粒体和溶酶体，散在于胞质各处，高尔基复合体位于核上区。胞质顶部有电子密度中等、体积很小的分泌颗粒。滤泡之间的结缔组织内含有丰富的有孔毛细血管（图 14 - 2）。

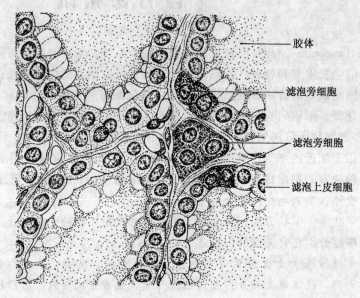

胶体
滤泡旁细胞
滤泡旁细胞
滤泡上皮细胞

图 14 - 1　甲状腺

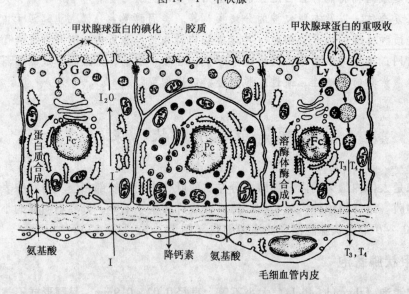

甲状腺球蛋白的碘化　　胶质　　　甲状腺球蛋白的重吸收

图 14 - 2　甲状腺滤泡上皮细胞（Fc）和滤泡旁细胞（Pc）超微结构
及激素合成与分泌模式图

G 分泌颗粒　Cv 胶质小泡　Ly 溶酶体

滤泡上皮细胞能合成和分泌**甲状腺素**（thyroxine）。甲状腺素的形成需经过合成、贮存、碘化、重吸收、分解和释放等过程。滤泡上皮细胞从血中摄取氨基酸，在粗面内质网合成甲状腺球蛋白的前体，然后在高尔基复合体加糖并浓缩形成分泌颗粒，以胞吐方式排放到滤泡腔内贮存。

　　滤泡上皮细胞能从血中摄取 I^-，它在过氧化物酶的作用下活化，透过细胞膜进入滤泡腔，与甲状腺球蛋白结合成碘化的甲状腺球蛋白。滤泡上皮细胞在脑垂体分泌的促甲状腺素的作用下，再胞吞滤泡腔内的碘化甲状腺球蛋白，形成胶质小泡。胶质小泡与溶酶体融合，溶酶体内含的蛋白水解酶将甲状腺球蛋白分解，形成大量四碘甲状腺原氨酸（T_4）和少量三碘甲状腺原氨酸（T_3），即甲状腺素，经细胞基底部释放入血。（图 14 – 2）

　　甲状腺素的作用主要是增进机体的新陈代谢，促进生长发育，提高神经兴奋性。甲状腺素对婴幼儿的骨骼发育和中枢神经系统发育影响显著，当小儿甲状腺机能低下时，不仅身材矮小，而且脑发育障碍，导致呆小症。

二、滤泡旁细胞

　　滤泡旁细胞（parafollicular cell）数量较少，位于甲状腺滤泡之间和滤泡上皮细胞之间，胞体稍大，多为圆形或多边形，在 HE 染色切片中胞质着色略淡，故又称亮细胞。银染法可见胞质内有嗜银颗粒。电镜下，位于滤泡上皮之间的滤泡旁细胞顶部被相邻的滤泡上皮细胞覆盖（图 14 – 1，图 14 – 2）。分泌颗粒散在于细胞基底部，颗粒内含降钙素。**降钙素**（calcitonin）是一种多肽，主要作用是促进成骨细胞作用，使骨盐沉着于骨质，并抑制胃肠道和肾小管吸收 Ca^{2+}，使血钙浓度降低。

第二节　甲状旁腺

　　甲状旁腺一般有上下两对，位于甲状腺两侧叶的背面，总重约 120mg。甲状旁腺表面包有薄层结缔组织被膜，实质内腺细胞排成索团状，其间有少量结缔组织及丰富的有孔毛细血管。腺细胞分主细胞和嗜酸性细胞两种（图 14 – 3）。

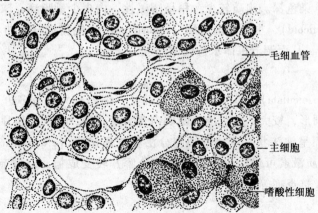

毛细血管

主细胞

嗜酸性细胞

图 14 – 3　甲状旁腺

一、主细胞

主细胞（chief cell）数量最多，胞体呈多边形或圆形，核圆，位于细胞中央，在 HE 染色标本，胞质着色浅。主细胞分泌的**甲状旁腺激素**（parathyroid hormone）是肽类激素，主要功能是增强破骨细胞的活动，使骨盐溶解，并能促进肠及肾小管重吸收钙，从而使血钙升高。在甲状旁腺素和降钙素的共同调节下，维持机体血钙的稳定。

二、嗜酸性细胞

人体大约从 4~7 岁开始出现嗜酸性细胞，并随年龄而增多。细胞单个或成群散在于主细胞之间。嗜酸性细胞比主细胞大，核小而圆，染色深，胞质内含大量嗜酸性颗粒，电镜下，这些颗粒为线粒体。此细胞的功能尚不清楚。

第三节　肾　上　腺

肾上腺位于两肾的上方，左侧呈半圆形，右侧呈三角形，共重约 10~15g。肾上腺表面包以结缔组织被膜，少量结缔组织伴随血管和神经伸入腺实质内。肾上腺实质由周边的皮质和中央的髓质两部分构成。

一、皮质

皮质占肾上腺体积的 80%~90%。根据细胞的形态结构和排列特征，可将皮质由外向内分为连续过渡的三个带，即球状带、束状带和网状带。各带细胞之间有少量结缔组织和丰富的窦状毛细血管（图 14-4，彩图 28）。

（一）球状带

球状带（zona glomerulosa）位于被膜下方，较薄，细胞聚集成许多球团，细胞较小呈锥形或多边形，核小，染色深。胞质较少，稍呈嗜碱性，内含少量脂滴。球状带细胞分泌**盐皮质激素**（mineralocorticoid），主要是**醛固酮**（aldosterone），能促进肾远曲小管和集合小管重吸收 Na^+ 及排出 K^+，从而调节机体水盐代谢。

（二）束状带

束状带（zona fasciculata）是皮质中最厚的部分，细胞较大，呈多边形，排列成单行或双行细胞索。胞核圆形，较大，着色浅。胞质内含大量脂滴，在常规切片标本中，因脂滴被溶解，胞质染色浅而呈泡沫状。束状带细胞分泌**糖皮质激素**（glucocorticoid），主要为**皮质醇**（cortisol）。糖皮质激素可促使蛋白质和脂肪分解并转变成糖，以调节糖和蛋白质代谢，还有抑制免疫应答及抗炎症等作用。

（三）网状带

网状带（zona reticularis）位于皮质最内层，此带最薄，腺细胞排列成索，并相互吻合

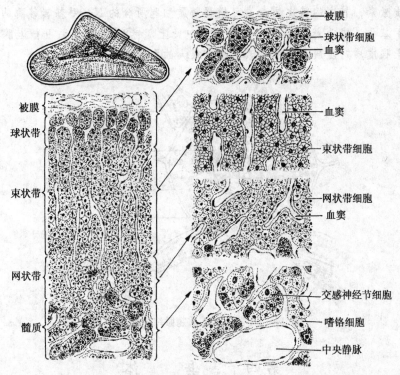

被膜
球状带细胞
血窦

血窦

束状带细胞

网状带细胞
血窦

交感神经节细胞

嗜铬细胞

中央静脉

被膜
球状带
束状带
网状带
髓质

图 14-4 肾上腺

成网。网状带细胞较小，胞核也小，着色较深，胞质略呈嗜酸性，内含少量脂滴和较多脂褐素。网状带细胞主要分泌雄激素、少量雌激素和糖皮质激素。

肾上腺皮质细胞分泌的激素均属类固醇，故具有类固醇激素分泌细胞的超微结构特点，尤以束状带细胞结构最为典型。

二、髓质

髓质位于肾上腺的中央与网状带相接，髓质细胞呈多边形，胞质嗜碱性，如用铬盐处理标本，胞质内可见黄褐色的嗜铬颗粒，因而髓质细胞称**嗜铬细胞**（chromaffin cell）。髓质细胞排列成不规则的细胞索或细胞团，其间为窦状毛细血管和少量结缔组织，中央有中央静脉。另外，髓质内可见少量、散在分布的交感神经节细胞。

电镜下，可见髓质细胞的胞质内含许多电子密度高或中等的分泌颗粒。根据颗粒所含物质的不同，髓质细胞分为两种：一种为肾上腺素细胞，此种细胞占人肾上腺髓质细胞的80%以上，颗粒内含**肾上腺素**（adrenaline）；另一种为去甲肾上腺素细胞，颗粒内含**去甲肾上腺素**（noradrenaline）。髓质细胞可与交感神经节前纤维形成突触（图14-5），故分泌活动受交感神经节前纤维支配。肾上腺素能提高心肌兴奋性，使心率加快，心脏和骨骼肌的血管扩张；去甲肾上腺素促使小血管收缩而使血压增高。

肾上腺的大部分血液都要经过皮质再到髓质，经窦状毛细血管汇集为中央静脉离开肾上腺。中央静脉的管腔较大，环行肌少，而有很厚的纵行平滑肌束，有学者认为可防止高浓度的肾上腺素和去甲肾上腺素使静脉狭窄的作用，以利于激素的运输。而流经髓质的血液含较高浓度的皮质激素，其中的糖皮质激素可增强髓质细胞所含的 N – 甲基转移酶的活性，使去甲肾上腺素甲基化，成为肾上腺素，这是髓质中肾上腺素细胞多于去甲肾上腺素细胞的原因。可见肾上腺皮质对髓质细胞的激素生成有很大的影响。

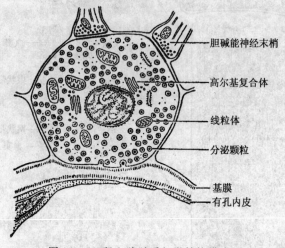

胆碱能神经末梢

高尔基复合体

线粒体

分泌颗粒

基膜

有孔内皮

图 14 – 5　肾上腺髓质超微结构模式图

第四节　垂　体

垂体位于颅骨蝶鞍垂体窝内，为一椭圆形小体，重约 0.5g。垂体由腺垂体 (adenohypophysis) 和神经垂体 (neurohypophysis) 两部分组成。神经垂体分为神经部和漏斗两部分，漏斗与下丘脑相连，包括漏斗柄和正中隆起。腺垂体分为远侧部、中间部和结节部三部分。远侧部最大，中间部位于远侧部和神经部之间，结节部围在漏斗周围。腺垂体的远侧部又称垂体前叶，神经垂体的神经部和腺垂体的中间部合称垂体后叶。垂体表面包以结缔组织被膜（图 14 –6）。

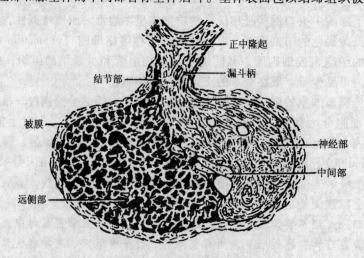

正中隆起

漏斗柄

结节部

被膜

神经部

中间部

远侧部

图 14 –6　垂体（矢状切面）

一、腺垂体

（一）远侧部

远侧部（pars distalis）是垂体的主要部分，腺细胞排列成索、团状，少数围成滤泡，细胞间具有丰富的窦状毛细血管和少量结缔组织。在 HE 染色切片中，根据腺细胞染色的特征分为嗜色细胞和嫌色细胞两类，嗜色细胞又分为嗜酸性细胞、嗜碱性细胞两种（图 14 - 7，彩图 29）。电镜下，腺细胞均具有含氮类激素分泌细胞的结构特点。根据分泌颗粒的形态结构、数量以及分泌激素的不同可进一步对它们进行分类，常以其分泌激素来命名（图 14 - 8）。

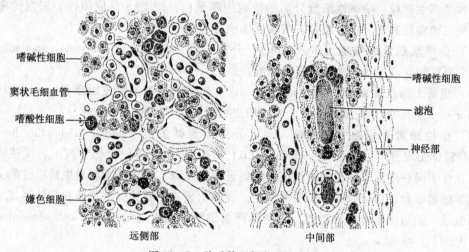

图 14 - 7　腺垂体远侧部及中间部

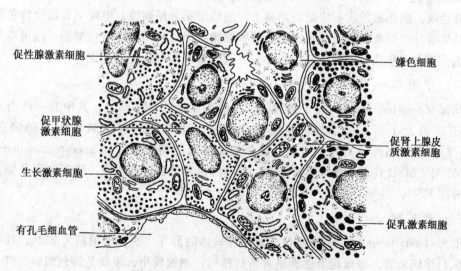

图 14 - 8　垂体远侧部细胞电镜模式图

1. **嗜酸性细胞**（acidophilic cell）　数量较多，胞体呈圆形或椭圆形，核圆形，位于细胞一侧，胞质内含粗大的嗜酸性颗粒。嗜酸性细胞分为两种：

（1）**生长激素细胞**（somatotroph）：数量较多，电镜下可见胞质内充满电子密度高的圆形分泌颗粒（图 14 - 8）。该细胞分泌的**生长激素**（growth hormone，GH）主要促进全身代谢及生长，特别是骨骼的生长。如分泌过多，幼年时引起巨人症，反之可致垂体性侏儒症；成人生长激素分泌过多会发生肢端肥大症。

（2）**催乳激素细胞**（mammotroph）：胞质内的分泌颗粒较少，但体积较大，男女两性的垂体均有此种细胞，但在女性较多，于分娩前期和哺乳期细胞功能旺盛。该细胞分泌的**催乳激素**（prolactin，PRL）能促进乳腺发育和乳汁分泌。

2. **嗜碱性细胞**（basophilic cell）　数量较少，细胞大小不等，胞体呈椭圆形或多边形，胞质内含嗜碱性颗粒。嗜碱性细胞分泌的激素为糖蛋白，故 PAS 反应阳性。根据胞质内颗粒的超微结构特征和所分泌的激素，嗜碱性细胞分为三种。

（1）**促甲状腺激素细胞**（thyrotroph）：分泌的**促甲状腺激素**（thyroid stimulating hormone，TSH）能促进甲状腺素的形成和释放。

（2）**促肾上腺皮质激素细胞**（corticotroph）：分泌的**促肾上腺皮质激素**（adrenocorticotropic hormone，ACTH）主要促进肾上腺皮质束状带细胞分泌糖皮质激素。

（3）**促性腺激素细胞**（gonadotroph）：分泌**卵泡刺激素**（follicle stimulating hormone，FSH）和**黄体生成素**（luteinizing hormone，LH）。应用电镜免疫组织化学技术，发现这两种激素可共存于同一细胞。卵泡刺激素在女性促进卵泡发育，在男性则刺激生精小管的支持细胞合成雄激素结合蛋白，以促进精子的发生。黄体生成素在女性促进排卵和黄体形成，在男性则刺激睾丸间质细胞分泌雄激素，故又称**间质细胞刺激素**（interstitial cell stimulating hormone，ICSH）。

3. **嫌色细胞**（chromophobe cell）　数量最多，约占腺细胞总数的 50%，胞体较小，胞质少，着色浅，故细胞轮廓不清楚。光镜下，胞质未见分泌颗粒。电镜下，部分嫌色细胞胞质内可见少量分泌颗粒，细胞器不发达，这些细胞可能是脱颗粒的嗜色细胞，或可以分化成嗜色细胞；其余多数嫌色细胞具有长的分支突起，伸入腺细胞之间起支持作用。

（二）中间部

中间部（pars intermedia）位于远侧部和神经部之间的狭窄部分，其中有一些由立方上皮细胞围成的大小不等的滤泡，滤泡内含胶质。滤泡周围有嗜碱性细胞和嫌色细胞（图 14 - 7）。鱼类和两栖类的中间部细胞分泌**黑素细胞刺激素**（melanocyte stimulating hormone，MSH）。MSH 作用于皮肤黑素细胞，促进黑色素的合成和扩散，使皮肤颜色变深。人垂体也分泌 MSH，但分泌细胞仍不确定，可能在远侧部。

（三）结节部

结节部（pars tuberalis）呈套状包围着神经垂体的漏斗，在漏斗的前方较厚，其中含有丰富的纵行毛细血管。腺细胞沿血管呈索条状排列，细胞较小，主要是嫌色细胞，其中有少量嗜酸性细胞和嗜碱性细胞。此处的嗜碱性细胞分泌促性腺激素。

（四）腺垂体的血管分布及其意义

腺垂体血液主要由大脑基底动脉环发出的垂体上动脉供应。垂体上动脉从结节部上端伸入神经垂体的漏斗，在该处形成窦状毛细血管网，称第一级毛细血管网。这些毛细血管网于结节部汇集形成数条垂体门微静脉，后者下行进入远侧部，再度分支形成第二级毛细血管网。垂体门微静脉及其两端的毛细血管网共同构成**垂体门脉系统** （hypophyseal portal system）。远侧部的毛细血管最后汇集成小静脉注入垂体周围的静脉窦（图 14 – 9）。

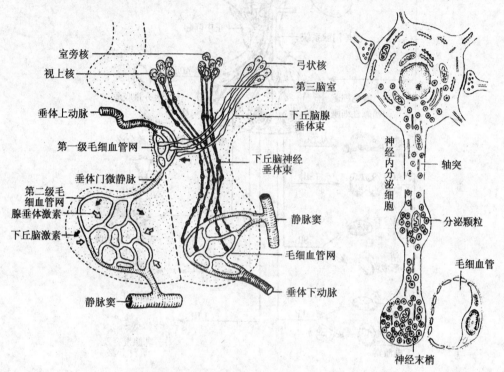

图 14 – 9　垂体的血管分布及其与下丘脑的关系

下丘脑的弓状核等神经核的神经元具有内分泌功能，能产生多种肽类激素，称神经内分泌细胞。这些细胞的轴突伸至神经垂体漏斗，构成下丘脑腺垂体束。细胞合成的激素在轴突的末端释放，进入漏斗处的第一级毛细血管网，再经垂体门微静脉到达腺垂体远侧部的第二级毛细血管网，分别调节远侧部各种腺细胞活动。其中对腺细胞分泌起促进作用的激素，称**释放激素** （releasing hormone，RH）；对腺细胞分泌起抑制作用的激素，则称**释放抑制激素** （release inhibiting hormone，RIH）。已知的释放激素有生长激素释放激素 （GRH）、催乳激素释放激素 （PRH）、促甲状腺激素释放激素 （TRH）、促肾上腺皮质激素释放激素 （CRH）、促性腺激素释放激素 （GnRH） 及黑素细胞刺激素释放激素 （MSRH） 等。释放抑制激素有生长激素释放抑制激素 （或称生长抑素，SOM）、催乳激素释放抑制激素 （PIH） 和黑素细胞刺激素释放抑制激素 （MSIH） 等。以上由下丘脑神经元分泌的释放激素或释放抑制激素直接调节腺垂体的分泌，腺垂体所分泌的各种激素又调节相应靶细胞的分泌和其他功能活动；另一方面，靶细胞的分泌物或某种物质 （如血糖、血钙） 的浓度变化反过来又可影响相应内分泌腺的活动，这种调节称为反馈。通过正负反馈调节以维持机体内环境的相对稳定和正常生理活动 （图 4 – 10）。

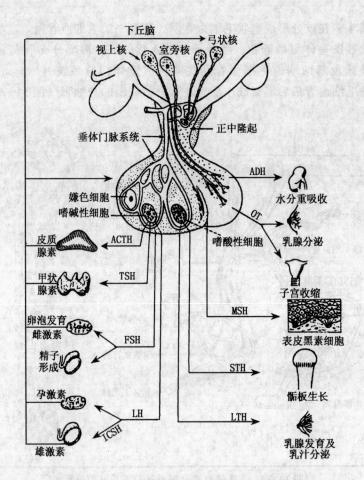

图 14 – 10　下丘脑与垂体激素对靶器官作用示意图

二、神经垂体及其与下丘脑的关系

　　神经垂体与下丘脑直接相连，两者在结构和功能上有着密切的联系。神经垂体主要由无髓神经纤维和神经胶质细胞组成，含有较丰富的窦状毛细血管。下丘脑前区有两个神经核，分别为视上核和室旁核，它们主要由大型神经内分泌细胞组成，其轴突经漏斗终止于神经垂体的神经部，构成该部的无髓神经纤维，即下丘脑神经垂体束。这些神经内分泌细胞除具有一般神经元的结构外，胞体内还含有许多分泌颗粒。分泌颗粒沿轴突运送至神经部，沿途分泌颗粒常聚集成团，使轴突呈串珠状膨大，至光镜下可见大小不等的嗜酸性团块，称**赫令体**（Herring body）（图 14 –9，图 14 –11）。神经部的胶质细胞又称**垂体细胞**（pituicyte），细胞形状多样，大小不一，有的胞体内含较多脂滴和脂褐素。垂体细胞具有支持和营养神经纤维的作用。

　　视上核和室旁核的神经内分泌细胞合成**抗利尿激素**（antidiuretic hormone，ADH）和**催产素**（oxytocin）。抗利尿激素主要促进肾远曲小管和集合管重吸收水，使尿液浓缩。当其分泌超过生理剂量，可导致小动脉平滑肌收缩，使血压升高，故又称**加压素**（vasopressin）

（彩图30）。催产素可引起子宫平滑肌收缩，有助于孕妇分娩，还可促进乳腺分泌。可作用于男性输精管道的平滑肌使之收缩，助精液排出。这些激素在下丘脑神经内分泌细胞内合成，在垂体神经部贮存并释放入窦状毛细血管。因此，下丘脑与神经垂体实为一个整体。

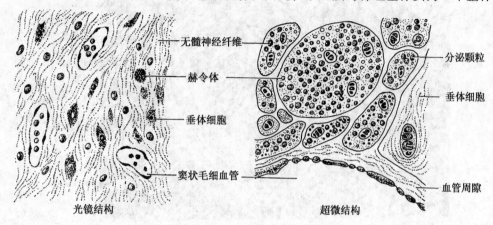

光镜结构　　　　　　　　　　　　　　　　　超微结构

图 14 – 11　垂体神经部结构模式图

第五节　松　果　体

松果体呈扁圆锥形，重 0.1～0.2g，以细柄连于第三脑室顶。腺实质主要由松果体细胞、神经胶质细胞和无髓神经纤维等组成。

松果体细胞（pinealocyte）与神经内分泌细胞类似。在 HE 染色切片中，胞体呈圆形或不规则形，核大而圆，胞质少，呈弱嗜碱性。在银染标本上，可见胞体伸出许多突起，其中粗而长的突起末端呈球状膨大，常终止在血管周围（图 14 – 12）。电镜下，松果体细胞内有较多的线粒体和游离核糖体，高尔基复合体较发达，亦有少量滑面内质网和粗面内质网；胞质内还常见小而圆的分泌颗粒。在成人的松果体内常见脑砂，是一些球形或不规则形小体，由松果体细胞分泌物钙化而成的同心圆结构，其机能意义不清楚。松果体细胞合成和释放**褪黑素**（melatonin），参与调节机体的昼夜生物节律、睡眠、情绪、性成熟等生理活动。

第六节　弥散神经内分泌系统

除上述独立的内分泌腺外，机体其他器官还存在大量散在的内分泌细胞。它们分泌的多种激素在调节机体生理活动中起着十分重要的作用。根据这些内分泌细胞都能合成和分泌胺，并且细胞是通过摄取胺前体（氨基酸）经脱羧后而产生胺，1966 年 Pearse 将具有这种特性的细胞统称为**摄取胺前体脱羧细胞**（amine precursor uptake and decarboxylation cell），简称 APUD 细胞。

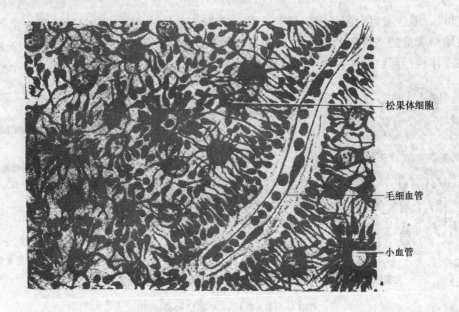

松果体细胞

毛细血管

小血管

图 14 - 12　松果体（镀银标本）

随着对 APUD 细胞研究的不断深入，后来发现许多 APUD 细胞不仅产生胺，而且还产生肽（如甲状腺的滤泡旁细胞主要产生肽类激素——降钙素，同时也产生 5 - 羟色胺），有的细胞则只产生肽（如甲状旁腺的主细胞和胃的 G 细胞，分别是甲状旁腺激素和胃泌素）。同时还发现神经系统内的许多神经元也合成和分泌与 APUD 细胞分泌物相同的胺和（或）肽类物质（如血管活性肠肽、胃泌素和 P 物质等肽类激素，既能由胃肠内分泌细胞产生，也能由脑内的神经内分泌细胞产生）。因此人们提出，将这些具有分泌功能的神经元（如下丘脑室旁核和视上核的神经内分泌细胞）和 APUD 细胞（如消化管、呼吸道的内分泌细胞）统称为**弥散神经内分泌系统**（diffuse neuroendocrine system，DNES）。因此，DNES 是在 APUD 细胞基础上的进一步发展和扩充。至今已知 DNES 有 40 多种细胞。DNES 把神经系统和内分泌系统两大调节系统统一起来构成一个整体，共同调节和控制机体的生理活动。

内分泌与中医"虚证"

大量的临床及实验研究资料表明，中医"虚证"具有下丘脑-垂体-多个靶器官功能紊乱的表现。实验证明，采用甲状腺切除术造成"甲低"动物模型，能较可靠地模拟临床阳虚证；若使用甲状腺激素造成"甲亢"动物模型，则类似于阴虚证。从临床病理观察也可反映出，虚证患者表现出多个内分泌器官在形态学方面的退行性变化，如垂体前叶嗜碱性细胞胞质出现大小不等的空泡；肾上腺皮质变薄，束状带细胞类脂丢失；甲状腺滤泡上皮细胞呈扁平形，滤泡腔中胶质增多等。

标本观察指导

一、甲状腺

方法 HE 染色

低倍镜

1. 被膜：为薄层结缔组织。

2. 滤泡：在甲状腺实质可见大小不等、圆形或椭圆形的滤泡，滤泡腔内充满红色胶质。

3. 滤泡间质：在滤泡之间少量的结缔组织，其中含有丰富的毛细血管。

高倍镜

1. 滤泡上皮：一般为单层立方上皮，由于机能状态不同，上皮细胞可呈扁平形或立方形。胞质弱嗜碱性，染色较浅；核圆形，位于细胞中央。滤泡腔内的胶质染成粉红色。在腔内可见大小不等的腔隙是由于制片过程所致。

2. 滤泡旁细胞：在滤泡上皮之间及滤泡之间，可见单个存在或成群存在的滤泡旁细胞。此细胞比滤泡上皮细胞稍大，胞质着色浅。

二、肾上腺

方法 HE 染色

肉眼 标本呈三角形，周围粉红色部分为皮质，中央略呈蓝色部分为髓质。

低倍镜

1. 被膜：由结缔组织构成。

2. 皮质：位于被膜下方，占腺体的大部分，自外向内分三个带。细胞呈球团状排列、染色深的为球状带；细胞索条状排列、染色浅的为束状带；细胞索相互连结成网、染成红色的为网状带。

3. 髓质：位于肾上腺的中间部分，中央有一条腔大、壁薄的中央静脉。

高倍镜

1. 球状带：此带最薄。由较小的柱状或多边形细胞排列成球、团状，胞核小着色深，胞质略呈嗜碱性，细胞团之间可见窦状毛细血管。

2. 束状带：此带最厚。细胞呈平行索条排列，细胞较大，呈多边形；胞质染色浅，呈空泡状。细胞索间有丰富的窦状毛细血管和少量结缔组织。

3. 网状带：位于皮质最内层，紧贴髓质。细胞索相互吻合成网状，细胞呈圆形或多边形，被染成粉红色。

4. 髓质细胞：呈多边形，胞体大，核圆，位于细胞中央；细胞排列成索并连接成网；经铬盐处理的标本，可见胞质内有许多黄褐色的嗜铬颗粒。核圆形，位于细胞中央。

5. 交感神经节细胞：在个别切片上，髓质中还可见到为数较少的交感神经节细胞。胞体大而不规则，核大而圆，染色浅，核仁明显，胞质染色深。在交感神经节细胞的周围还可见小的呈蓝色的细胞核，为神经胶质细胞的细胞核。

三、垂体

方法 HE 染色

肉眼 在标本的一侧染色较深的为远侧部，另一侧染色浅的为神经部。两者之间为中间部。

低倍镜

1. 被膜：包绕在垂体表面的结缔组织膜（有时在制片过程中脱落）。

2. 远侧部：细胞密集成团、索状，并相互连接成网，细胞团、索之间有丰富的血窦。

3. 中间部：较狭窄，可见大小不等的滤泡，滤泡腔内充满红色胶质。

4. 神经部：染色最浅，细胞成分少，主要是无髓神经纤维。

高倍镜

1. 远侧部：主要由三种细胞和血窦组成。

（1）嗜酸性细胞 在远侧部的中央区数量较多。细胞为圆形或椭圆形，细胞界限清楚，胞体大；胞质强嗜酸性；核圆形染成蓝色，多偏于一侧。

（2）嗜碱性细胞 多分布于远侧部的边缘，数量较少，细胞大小不等，呈圆形或多边形，胞质强嗜碱性，染成蓝紫色；核圆形或椭圆形，为深蓝色。

（3）嫌色细胞 细胞数量最多，成群存在，胞体小，圆形或椭圆形，界限不清，胞质染色淡。

2. 中间部：可见大小不等的滤泡，由较小的细胞围成，滤泡腔内含有粉红色的胶质，滤泡间也散在一些嫌色细胞和嗜碱性细胞。

3. 神经部：主要由垂体细胞和无髓神经纤维组成，其中有丰富的血窦。

（1）神经纤维 为无髓神经纤维，断面方向不一，染成粉色。

（2）垂体细胞 即神经部的神经胶质细胞，位于神经纤维之间，大小形态不一，胞质内常含有黄褐色的色素颗粒，核圆形或卵圆形。

（3）赫令体 为染成粉红色、嗜酸性、大小不等、均质状团块。

第十五章
男性生殖系统

男性生殖系统（male reproductive system）包括睾丸、生殖管道、附属腺及外生殖器。睾丸产生精子，分泌雄性激素。生殖管道由附睾、输精管、射精管和尿道组成，它们具有促进精子成熟及营养、贮存和运输精子的作用。附属腺有精囊腺、前列腺和尿道球腺，附属腺与生殖管道的分泌物参与精液的组成。

第一节 睾 丸

睾丸是实质性器官，表面有睾丸被膜覆盖，它包括鞘膜脏层和致密结缔组织构成的**白膜**（tunica albuginea）。白膜在睾丸后缘增厚形成**睾丸纵隔**（mediastinum testis）。纵隔的结缔组织发出许多睾丸小隔呈放射状伸入睾丸实质，将睾丸实质分成约250个锥形睾丸小叶，每个小叶内有1~4条弯曲细长的生精小管，生精小管在近睾丸纵隔处变为短而直的直精小管。直精小管进入睾丸纵隔相互吻合形成睾丸网。生精小管之间的疏松结缔组织称睾丸间质。（图15-1）

一、生精小管

成人的**生精小管**（seminiferous tubule）管径150~250μm，长30~70cm，由**生精上皮**（spermatogenic epithelium）构成。生精上皮由一种特殊的复层上皮构成，由生精细胞和支持细胞组成。生精上皮外面有较厚的界膜，分为三层：内层为基膜，中层为能收缩的梭形**类肌细胞**（myoid cell），外层是具有再生能力的成纤维细胞，对界膜有修复作用。类肌细胞收缩有助于精子排出（图15-2，图15-3，图15-4，彩图24）。

生精小管的结构具有明显的年龄变化。幼年时管腔不明显，只有一些精原细胞及支持细胞。青春期生精小管变粗，管腔明显，精原细胞分裂分化出各级生精细胞。老年期生精小管趋于萎缩，但仍有精子产生。

（一）支持细胞

支持细胞（sustentacular cell）又称Sertoli细胞。细胞呈不规则长锥形，基部紧贴基膜，顶部伸向腔面。每个生精小管的横断面上有8~11个支持细胞。细胞质弱嗜酸性，由于其侧面镶嵌着各级生精细胞，故光镜下细胞轮廓不清。核呈三角形或不规则形，染色质稀疏，着色浅，核仁明显（图15-2，图15-3，图15-4，彩图24）。电镜下有丰富的滑面内质网，高尔基复合体发达，线粒体和溶酶体较多，微丝和微管丰富。相邻支持细胞侧面近基部的细胞膜形成紧密连接，将生精上皮分成**基底室**（basal compartment）和**近腔室**（abluminal compart-

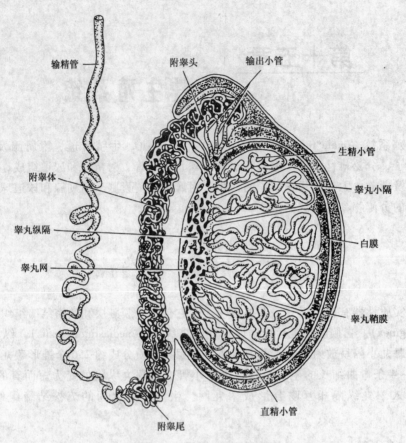

图 15 - 1   睾丸与附睾模式图

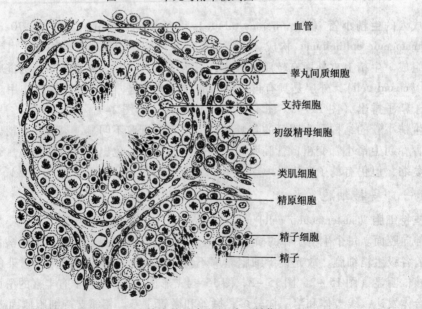

图 15 - 2   生精小管及睾丸间质（低倍）

ment）两部分。基底室位于生精上皮基膜和支持细胞紧密连接之间，其中有精原细胞；近腔室位于紧密连接和管腔之间，内有精母细胞、精子细胞和精子。生精小管与血液之间存在着**血－生精小管屏障**（blood－seminiferous tubule barrier），又称**血－睾屏障**（blood－testis barrier），其组成包括毛细血管内皮及其基膜、结缔组织、生精上皮的界膜和支持细胞紧密连接（图 15－2，图 15－3，图 15－4），其中紧密连接最重要。

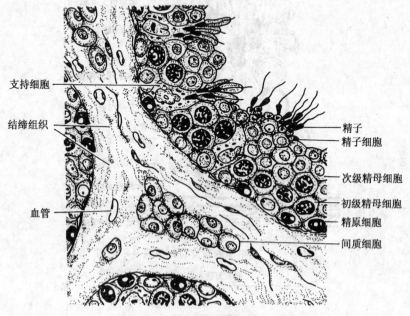

图 15－3　生精小管及间质细胞（高倍）

支持细胞功能：①对生精细胞起支持和营养作用。②分泌少量液体进入生精小管管腔，成为睾丸液，有助于精子的运送；而其微丝和微管的收缩可使不断成熟的生精细胞向腔面移动，并促使精子释放入管腔。③精子成熟后脱落的残余胞质，被支持细胞吞噬和消化。④在卵泡刺激素和雄激素的作用下，合成和分泌**雄激素结合蛋白**（androgen binding protein），这种蛋白可与雄激素结合，以保持生精小管内有较高的雄激素水平，促进精子发生。⑤分泌**抑制素**（inhibin），释放入血，可反馈性地抑制垂体分泌卵泡刺激素。⑥支持细胞之间形成的紧密连接参与构成的血－生精小管屏障，防止有害物质侵入，形成并维持有利于精子发生的微环境，还能防止精子抗原物质逸出到生精小管外而引发自身免疫反应。

（二）生精细胞和精子发生

自生精小管基底部至腔面，依次有精原细胞、初级精母细胞、次级精母细胞、精子细胞和精子，统称**生精细胞**（spermatogenic cell）（图 15－2，图 15－3，图 15－4，彩图 24）。从精原细胞到形成精子的连续增殖分化过程称**精子发生**（spermatogenesis）（图 15－5），它经历精原细胞的增殖期、精母细胞的减数分裂期和精子形成期 3 个阶段，在人需 64±4.5 天。

1. 精原细胞增殖期　精原细胞（spermatogonium）是最幼稚的生精细胞，紧贴基膜，呈圆形，直径 12μm。核圆，染色较深，分为 A、B 两型。A 型精原细胞核卵圆形，染色质细

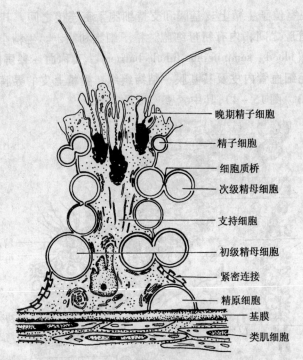

图 15－4　生精细胞与支持细胞关系示意图

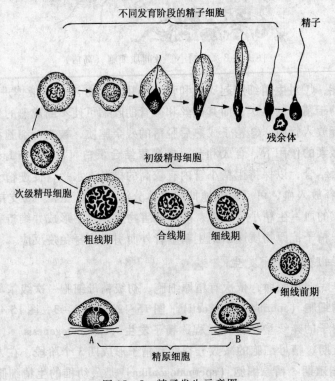

图 15－5　精子发生示意图

小，染色深，核中央常见淡染区，或染色质细密，染色浅。A 型精原细胞是生精细胞中的干细胞，不断地分裂增殖，一部分子细胞继续作为干细胞，另一部分分化为 B 型精原细胞。B 型精原细胞核圆形，核膜上附有较粗的染色质颗粒，核仁位于中央，B 型精原细胞经过数次分裂后，分化为初级精母细胞。

2. 精母细胞减数分裂期 精母细胞位于生精上皮中层，分为初级精母细胞和次级精母细胞。**初级精母细胞**（primary spermatocyte）体积最大，圆形，直径约 18μm，靠近精原细胞，核大而圆，核染色质呈粗网状，核型为 46，XY。初级精母细胞经过 DNA 复制后（4n DNA），进行第一次减数分裂，产生两个次级精母细胞。由于第一次减数分裂的分裂前期历时较长，故在切片中易见到初级精母细胞。**次级精母细胞**（secondary spermatocyte）直径约 12μm，核圆形，染色较深，位置在初级精母细胞内侧，核型为 23，X，或 23，Y（2n DNA）。次级精母细胞迅速进入第二次减数分裂（meiosis），产生 2 个精子细胞，核型为 23，X，或 23，Y（1n DNA）。由于次级精母细胞存在时间短，切片上不易见到。

3. 精子形成期 精子细胞（spermatid）体积小，直径 8~9μm，位于近腔面，核圆，染色质细密，着色深，不再分裂。精子细胞经过复杂的变态，由圆形逐渐转变为蝌蚪状的精子的过程称**精子形成**（spermiogenesis），包括：①核染色质高度浓缩，核变长并移向细胞一侧，构成精子头部的主要结构。②高尔基复合体形成顶体泡，逐渐增大，凹陷为双层帽状覆盖在核的顶端，形成**顶体**（acrosome）。③中心体迁移到顶体对侧，其中一个中心粒的微管延长，形成轴丝，成为精子尾部的主要结构。④线粒体汇聚于轴丝近段周围，盘绕成螺旋型的线粒体鞘。⑤其余的胞质集聚尾侧，形成残余胞质，最后脱落（图 15-6）。

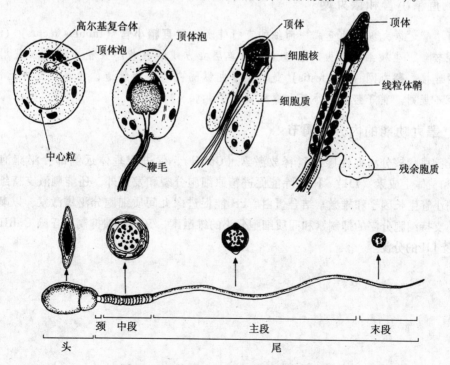

图 15-6 精子形成和精子的结构模式图

　　精子（spermatozoon）形似蝌蚪，长约 $60\mu m$，分头、尾两部（图 15-6）。精子头正面观呈卵圆形，侧面观呈梨形，长 $4\sim5\mu m$。头部有一个高度浓缩的细胞核，核的前 2/3 有顶体覆盖。顶体是特殊的溶酶体，内含多种水解酶，如顶体素、透明质酸酶、磷酸酯酶等。精子尾是精子的运动装置，可分为颈段、中段、主段和末段四部分。构成尾部全长的轴心是轴丝，由 9+2 排列的微管组成。颈部很短，主要是中心粒。中段的轴丝外有 9 根纵行外周致密纤维，外侧再包有线粒体鞘。主段最长，外周有纤维鞘。末段短，仅有轴丝。

　　一个精原细胞增殖分化所产生的各级生精细胞，其胞质并未完全分开，有细胞质桥（cytoplasmic bridge）相连，形成同步发育的细胞群（图 15-4）。但从不同生精小管之间以及同一生精小管全长来看，精子发生是不同步的，后一节段比前一节段的精子发生稍晚，故生精小管可以一批接一批持续不断地产生精子。在睾丸切片中，一个生精小管的断面可见两个或更多不同发育阶段的生精细胞组合。

二、睾丸间质

　　睾丸间质为生精小管之间富含血管和淋巴管的疏松结缔组织，其内含有**睾丸间质细胞**（interstitial cell），又称 Leydig 细胞（图 15-2，图 15-3）。细胞呈圆形或多边形，成群分布，直径 $15\sim20\mu m$，核圆，居中或偏位，核仁明显，胞质嗜酸性，有丰富的管状嵴线粒体和滑面内质网，此外还含有脂滴、色素颗粒和蛋白质结晶等。从青春期开始，该细胞在黄体生成素的刺激下分泌**雄激素**（androgen），促进精子发生和男性生殖器官发育，维持第二性征和性功能。

三、直精小管和睾丸网

　　生精小管近睾丸纵隔处变成短而细的直行管道，称**直精小管**（tubulus rectus）（图 15-1）。管径较细，生精细胞消失，管壁上皮为单层立方或矮柱状。直精小管进入睾丸纵隔内与睾丸网连接。**睾丸网**（rete testis）是位于睾丸纵隔内的网状管道，由单层立方上皮组成，管腔大而不规则。精子经直精小管和睾丸网出睾丸。

四、睾丸功能的内分泌调节

　　下丘脑弓状核分泌促性腺激素释放激素（GnRH），促进腺垂体远侧部分泌卵泡刺激素（FSH）和黄体生成素（LH）。FSH 除能促进精原细胞分裂和发育外，还能刺激支持细胞合成分泌生精小管生长因子和雄激素结合蛋白。LH 能促进睾丸间质细胞分泌雄激素，以刺激精子的发生。支持细胞分泌的抑制素和间质细胞分泌的雄激素，又可反馈抑制下丘脑 GnRH 和腺垂体 FSH 及 LH 的分泌。

第二节 生殖管道

一、附睾

附睾位于睾丸的后外侧，分头、体、尾三部（图15-1，图15-7）。**输出小管**（efferent duct）构成附睾头的大部，是与睾丸网连接的8～12根弯曲小管，上皮由高柱状纤毛细胞及低柱状细胞相间排列构成。上皮基膜外有少量环行平滑肌。上皮纤毛的摆动和平滑肌的收缩推动精子向附睾管输送。两种上皮细胞均有吸收和分泌作用。**附睾管**（epididymal duct）构成附睾的体部和尾部，为一条长4～6m并极度蟠曲的管道，远端与输精管相连，其管腔规则，充满精子和分泌物。上皮为假复层纤毛柱状，游离面有静纤毛，由主细胞和基细胞组成。上皮基膜外侧有薄层平滑肌围绕，管壁外为富含血管的疏松结缔组织。细胞具有吸收功能，还能分泌甘油磷酸胆碱和糖蛋白等，促进精子成熟和增强精子的运动能力。精子在附睾内停留8～17天，并经历一系列成熟变化，才能获得运动能力，达到功能上的成熟。附睾的功能异常也会影响精子的成熟，导致不育。**血-附睾屏障**（blood-epididymis barrier）位于主细胞近腔面的紧密连接处，能保护成熟中的精子不受外界干扰，并将精子与免疫系统隔离。

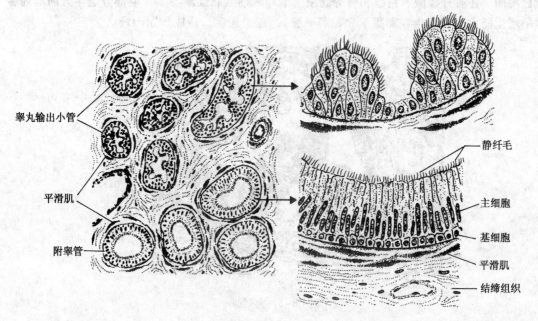

睾丸输出小管

平滑肌

附睾管

静纤毛

主细胞

基细胞

平滑肌

结缔组织

图15-7 附睾

二、输精管

壁厚腔小（图15-1），长45～60cm，管壁由黏膜、肌层和外膜三层组成。黏膜表面为较薄的假复层柱状上皮，固有层结缔组织中弹性纤维丰富。肌层厚，由内纵、中环和外纵行的平滑肌纤维组成。在射精时，肌层强力收缩，将精子快速排出。外膜为疏松结缔组织。

第三节　附　属　腺

附属腺和生殖管道的分泌物以及精子共同组成**精液**（semen）。世界卫生组织确定的标准，正常男子每次射精精液量不少于 2ml，每毫升的精子数不少于 2000 万个。

一、前列腺

最大的男性附属腺，上宽下尖呈栗形，环绕于尿道起始段。腺的被膜与支架组织均由富含弹性纤维和平滑肌纤维的结缔组织组成（图 15-8）。腺实质主要由 30~50 个大小不相同的复管泡腺组成，位于尿道周围。腺实质分三个带：尿道周带（又称黏膜腺）、外带（又称主腺）和内带（又称黏膜下腺）。腺分泌部由单层立方、单层柱状及假复层柱状上皮构成，故腺腔很不规则。腔内可见分泌物浓缩形成的圆形嗜酸性板层状小体，称前列腺凝结体（prostatic concretion），随年龄的增长而增多，甚至钙化成为前列腺结石。从青春期开始，前列腺在雄激素的刺激下分泌活动增强，分泌物为稀薄的乳白色液体，富含酸性磷酸酶和纤维蛋白溶酶，还有柠檬酸、精胺和锌等物质。老年人前列腺逐渐萎缩，但部分老年人的前列腺常呈增生肥大（多发生在黏膜腺和黏膜下腺），压迫尿道，造成排尿困难。

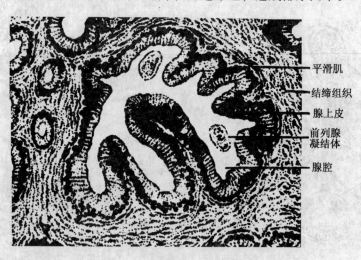

平滑肌
结缔组织
腺上皮
前列腺
凝结体
腺腔

图 15-8　前列腺

二、精囊

为一对长椭圆形蟠曲的囊状器官，管壁由内向外分为黏膜、肌层和外膜三层。黏膜向腔内突起形成高大的皱襞，黏膜表面是假复层柱状上皮，胞质内含有许多分泌颗粒和黄色的脂色素。黏膜外有薄的平滑肌层和结缔组织外膜。在雄激素刺激下，精囊分泌弱碱性的淡黄色液体，内含果糖、前列腺素等成分。果糖为精子的运动提供能量。精液中的蛋白质主要来自精囊。

三、尿道球腺

为一对豌豆状、直径 3～5mm 的复管泡状腺。上皮为单层扁平、立方或柱状，腺体分泌的黏液于射精前排出，能够润滑尿道，内含半乳糖、唾液酸、ATP 酶等。

第四节 阴　茎

阴茎主要由两条位于背侧的阴茎海绵体、一条位于腹侧的尿道海绵体、白膜和皮肤构成（图 15 - 9）。致密结缔组织白膜向海绵体内发出小梁，内含平滑肌、弹性纤维和血管等，海绵体主要由小梁和血窦构成，阴茎深动脉的分支螺旋动脉穿行于小梁中，与血窦通连。静脉多位于海绵体周边部白膜下方，一般情况下，流入血窦的血液很少，血窦呈裂隙状，海绵体柔软。当大量血液经螺旋动脉流入血窦，血窦充血而胀大，白膜下的静脉受压，血液回流一时受阻，海绵体变硬，阴茎增大勃起，故海绵体内的组织又称勃起组织。

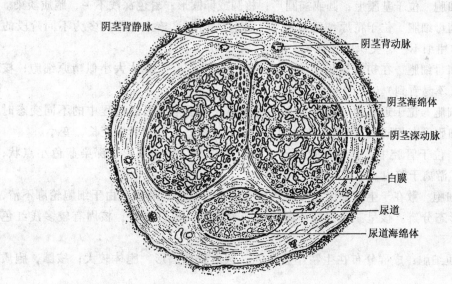

图 15 - 9　阴茎横断面

标本观察指导

一、睾丸

方法　HE 染色

低倍镜

1. 被膜：表面为单层扁平上皮，即鞘膜脏层；下方为白膜，较厚，由致密薄层结缔组织组成，其内侧血管较多。

2. 实质：可见大量生精小管的各种切面。生精小管壁厚，可见多层大小不同的细胞。生精小管之间有少量结缔组织，即睾丸间质，内有成群分布的睾丸间质细胞和血管。在近睾丸纵隔处，可见少量的直精小管的切面，上皮为单层矮柱状，无生精细胞。

有的切片上还可见睾丸纵隔内的睾丸网，是一些内衬单层立方上皮、大小不等、形状很不规则的管道。

高倍镜

1. 生精小管：基膜较明显，基膜外侧可见长梭形的肌样细胞。

（1）精原细胞　位于基膜上，圆或椭圆形；核圆或卵圆形；着色深浅不一，胞质淡染。

（2）初级精母细胞　位于精原细胞近腔侧。胞体大而圆；核大而圆，多为不同阶段的分裂相，染色体粗细不一，交织成丝球状。

（3）次级精母细胞　在初级精母细胞的近腔侧，成群存在。胞体大小似精原细胞；核圆，染色较深（不易看到）。

（4）精子细胞　位于近腔面。成群存在，胞体小，处于精子形成过程中的不同变态时期（但每一群细胞形态相同）。早期者核小而圆，染色很深；中后期者核变长、变小。

（5）精子　位于管腔中，其头部可嵌于支持细胞顶部，呈卵圆形、深染蓝色小点状；尾部淡粉红色，游离于腔内，常被切断。

（6）支持细胞　散在于生精细胞之间，从小管基底一直伸达腔面，由于细胞轮廓不清，只能根据核的形态分辨。核呈三角形或不规则形，着色浅，核仁清楚；核周有较多浅红色胞质。

2. 睾丸间质细胞：成群分布在生精小管之间；圆形或椭圆形，胞体较大；核圆，胞质嗜酸性。

二、精液涂片

方法　HE 染色

镜下　在涂得较薄的部位，可见精子呈蝌蚪状全貌。头部呈卵圆形，着紫蓝色，胞核深染，核前方可见染色浅的顶部。尾部细长，呈浅红色，各段不易区分。

第十六章
女性生殖系统

女性生殖系统（female reproductive system）包括卵巢、输卵管、子宫、阴道和外生殖器。卵巢产生卵细胞，分泌女性激素；输卵管是输送卵子的管道和受精的场所；子宫是孕育胎儿的器官，并出现周期性月经。乳腺产生乳汁，哺育婴儿，也列入本系统。

第一节 卵 巢

卵巢呈扁椭圆形，一侧为卵巢门，借卵巢系膜与阔韧带相连，血管、淋巴管和神经经卵巢门出入。卵巢表面为单层扁平或立方的表面上皮，上皮下方为薄层致密结缔组织组成的白膜。卵巢实质分为外周较宽的皮质和中央狭小的髓质。皮质含不同发育阶段的卵泡、闭锁卵泡、黄体和白体等，这些结构之间有特殊的结缔组织，主要由低分化的梭形的**基质细胞**（stroma cell）、网状纤维及散在的平滑肌纤维构成。髓质为疏松结缔组织，有许多迂曲的血管和淋巴管及神经并延至卵巢门，卵巢门处的结缔组织中有少量门细胞和平滑肌（图 16 - 1）。一般认为卵巢门部及邻近的卵巢系膜内的**门细胞**（hilus cell）还能分泌雄激素。妊娠或绝

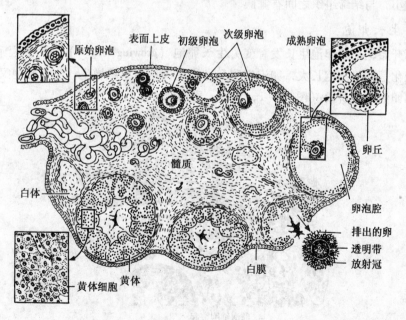

图 16 - 1 卵巢切面模式图

经时门细胞特别显著，如果门细胞增生或发生肿瘤时，患者常伴有男性化症状。卵巢发育有明显年龄的变化，幼年时的卵巢小，表面光滑，绝经期后，卵巢内结缔组织增生，体积变小，表面常凹凸不平。卵泡发育与子宫内膜呈明显周期性变化。

一、卵泡的发育与成熟

卵泡发育从胚胎时期已经开始，第 5 个月胚胎的双侧卵巢有原始卵泡近 700 万个，以后逐渐减少，新生儿有 70 万～200 万个，青春期时仅存 4 万个，至 40～50 岁时仅剩几百个。青春期后，在垂体分泌的卵泡刺激素（FSH）和黄体生成素（LH）刺激下，每个月经周期约 15～20 个卵泡生长发育，通常只有 1 个卵泡发育成熟并排卵。一般左右卵巢交替排卵。女性一生约排 400～500 个卵，余者相继退化。**卵泡**（ovarian follicle）由中央的一个**卵母细胞**（oocyte）和周围的许多**卵泡细胞**（follicular cell）组成，卵泡的发育分为原始卵泡、生长卵泡和成熟卵泡三个阶段。

（一）原始卵泡

原始卵泡（primordial follicle）位于皮质浅部，体积小，数量多，由一个**初级卵母细胞**（primary oocyte）和周围一层扁平的卵泡细胞构成（图 16 - 1，彩图 25）。初级卵母细胞较大，圆形，直径约 30～40μm，胞质嗜酸性，核大而圆，呈空泡状，染色质稀疏，核仁大而明显。电镜观察，核孔明显，胞质中有较多线粒体、板层状排列的滑面内质网和高尔基复合体等。初级卵母细胞是在胚胎时期由**卵原细胞**（oogonium）分裂分化形成，随后进行第一次减数分裂并长期（12～50 年不等）停滞在分裂前期，直至排卵前才完成分裂或以退化告终。卵泡细胞较小，与结缔组织之间有基膜。

（二）生长卵泡

青春期开始，原始卵泡生长发育变为**生长卵泡**（growing follicle），卵泡逐渐移向皮质深部，主要变化是卵母细胞长大，卵泡细胞和卵泡周围结缔组织增生。生长卵泡又可分为初级卵泡和次级卵泡两个阶段（图 16 - 1，2，3，彩图 25）。

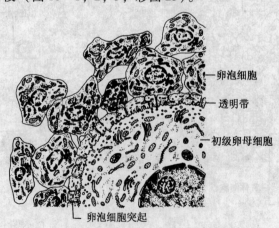

卵泡细胞
透明带
初级卵母细胞
卵泡细胞突起

图 16 - 2　初级卵泡超微结构模式图

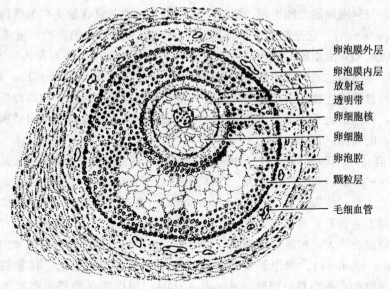

图 16 - 3　次级卵泡

1. 初级卵泡（primary follicle）　从青春期开始，在 FSH 的作用下，原始卵泡陆续发育为初级卵泡。初级卵母细胞增大，核也增大，核糖体、粗面内质网和高尔基复合体等增多；在靠近质膜的胞质中出现电子致密的溶酶体，称**皮质颗粒**（cortical granule），内含的酶类将在受精过程中发挥重要作用。卵泡细胞增生，由扁平变为立方形或柱状，由单层变为多层（5~6 层）。最内层的卵泡细胞为柱状，呈放射状排列，称**放射冠**（corona radiata）（图 16 - 4）。

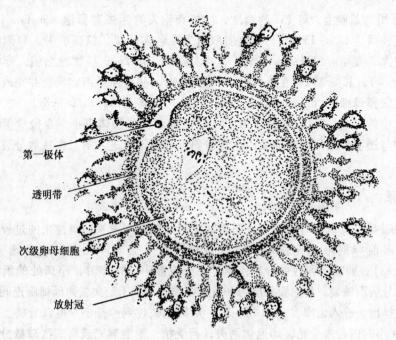

第一极体

透明带

次级卵母细胞

放射冠

图 16 - 4　放射冠

在初级卵母细胞与卵泡细胞之间出现一层均质状、折光性强、富含糖蛋白的嗜酸性膜，称为**透明带**（zona pellucida），它是初级卵母细胞和卵泡细胞共同分泌的产物。电镜下可见初级卵母细胞的微绒毛和卵泡细胞的突起伸入透明带内，甚至卵泡细胞突起深入到卵母细胞内。在卵泡细胞与卵母细胞之间，或卵泡细胞之间，有许多缝隙连接（图16-2）。有实验显示，卵泡细胞可以通过缝隙连接，向被透明带包裹的初级卵母细胞传递营养和与卵母细胞发育有关的信息分子。卵泡细胞开始分泌少量液体，与来自卵泡外毛细血管的渗出液积聚在细胞之间，形成一些小的腔隙（图16-2）。

2. **次级卵泡**（secondary follicle）　由初级卵泡继续发育形成（图16-3，彩图25）。其卵泡细胞增至6～12层，卵泡体积更大，在卵泡细胞之间出现大小不等的腔隙，这些小腔隙逐渐融合成一个大腔，称**卵泡腔**（follicular antrum），腔内充满卵泡细胞分泌和血管渗透而来的卵泡液。卵泡液含有营养成分、雌激素和多种生物活性物质，与卵泡的发育有关。随着卵泡液增多，卵泡腔扩大，初级卵母细胞、透明带、放射冠及部分卵泡细胞突向卵泡腔，形成**卵丘**（cumulus oophorus）。卵泡腔周围的数层卵泡细胞形成卵泡壁，称**颗粒层**（stratum granulosum），卵泡细胞改称**颗粒细胞**（granulosa cell）。周围的基质细胞向卵泡聚集，形成**卵泡膜**（follicular theca）。卵泡膜分化为两层，卵泡膜内层有较多的多边形或梭形的**膜细胞**（theca cell）和丰富的毛细血管，膜细胞具有分泌类固醇激素细胞的特征；卵泡膜外层细胞血管少，有环行排列的胶原纤维和平滑肌纤维（图16-3）。膜细胞合成雄激素，雄激素透过基膜，在颗粒细胞内转化为雌激素。雌激素少量进入卵泡液，大部分进入血液循环，作用于子宫等靶器官。

（三）成熟卵泡

在FSH作用的基础上，经LH的刺激，次级卵泡发育为**成熟卵泡**（mature follicle）。初级卵母细胞直径可达125～150μm，染色质浓缩为染色体，核仁核膜消失。卵泡液急剧增多而体积显著增大，直径可超过2cm；卵泡壁越来越薄，仅2～3层颗粒细胞，卵泡向卵巢表面突出（图16-1，彩图25）。在排卵前36～48小时，初级卵母细胞恢复并完成第一次减数分裂，形成**次级卵母细胞**（secondary oocyte）和**第一极体**（first polar body），它们各自染色体的数目由二倍体（46，XX）成为单倍体（23，X）。第一极体很小，含极少量胞质，位于次级卵母细胞与透明带之间的卵周隙内。次级卵母细胞迅速进入第二次减数分裂，停滞在分裂中期。

二、排卵

成熟卵泡破裂，次级卵母细胞、透明带和放射冠随卵泡液从卵巢排出的过程称**排卵**（ovulation）。排卵前卵泡液迅速剧增，使白膜和卵泡壁变薄缺血，形成半透明的**卵泡斑**（follicular stigma）；卵丘与卵泡壁分离，漂浮在卵泡液中。排卵时，小斑处的组织被蛋白水解酶和胶原酶分解而破裂，卵泡膜外层的平滑肌纤维收缩，于是次级卵母细胞连同放射冠、透明带和卵泡液排出，进入输卵管（图16-5）。从卵泡破裂到卵排出只需几分钟。次级卵母细胞于排卵后24小时内若未受精，即退化消失；若受精，则继续完成第二次减数分裂，形成单倍体（23，X）的卵细胞（ovum）和第二极体。排卵时间一般在月经周期的第14天左右。

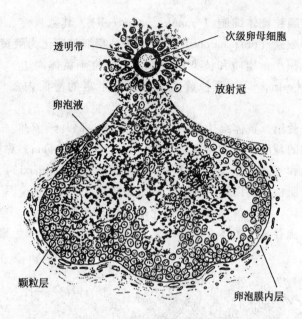

图 16 – 5　成熟卵泡排卵模式图

三、黄体形成和演变

排卵后，卵泡颗粒层和卵泡膜向腔内塌陷，卵泡膜的结缔组织和毛细血管也伸入粒层，在 LH 的作用下逐渐演化成具有内分泌功能的细胞团，色黄，称**黄体**（corpus luteum）（图16–6）。

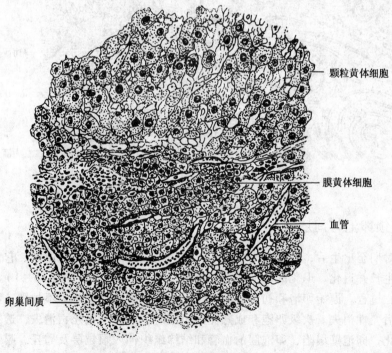

图 16 – 6　黄体结构模式图

颗粒细胞分化为**颗粒黄体细胞**（granular lutein cell），其数量多，体积大，染色浅，位于黄体中央，分泌**孕激素**（progesterone）和松弛素。膜细胞演化为**膜黄体细胞**（theca lutein cell），其数量少，体积小，胞质和核染色较深，主要位于黄体周边，与颗粒黄体细胞协同作用，**分泌雌激素**（estrogen）。两种黄体细胞都有丰富的滑面内质网、管状嵴线粒体和脂滴。

若排出的卵没有受精，黄体维持 12～14 天后退化，称月经黄体。若受精，在胎盘分泌的绒毛膜促性腺激素的刺激下，黄体继续发育，直径可达 4～5cm，称妊娠黄体。**妊娠黄体**除分泌大量的孕激素和雌激素外，还分泌一种肽类的**松弛素**（relaxin），这些激素促使子宫内膜增生，子宫平滑肌松弛，以维持妊娠。妊娠黄体可存在 4～6 个月，然后退化，其内分泌功能被胎盘细胞取代。两种黄体最终都退化消失，首先细胞变小，空泡增多，继而自溶，细胞残留物被巨噬细胞吞噬，黄体逐渐被增生的结缔组织取代，成为瘢痕样的**白体**（corpus albicans）。

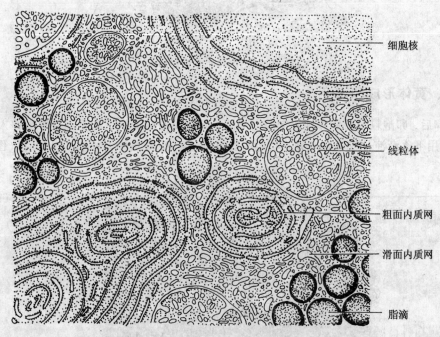

细胞核

线粒体

粗面内质网

滑面内质网

脂滴

图 16－7 颗粒黄体细胞超微结构模式图

四、闭锁卵泡与间质腺

从胎儿时期至出生后，乃至整个生殖期，绝大多数卵泡不能发育成熟，它们在发育的各个阶段停止生长并退化，退化的卵泡称**闭锁卵泡**（atretic follicle）（图 16－1）。卵泡闭锁是一种细胞凋亡过程。原始卵泡和初级卵泡退化时，卵母细胞形态变为不规则，卵泡细胞变小而分散，最后变性消失。次级卵泡和成熟卵泡闭锁时，卵母细胞死亡消失，透明带皱缩，卵泡细胞不退化，卵泡壁塌陷，卵泡膜的血管和结缔组织伸入颗粒层及卵丘，膜细胞增大，形成多边形上皮样细胞，胞质中充满脂滴，形似黄体细胞，并被结缔组织和血管分隔成分散的细胞团索，称**间质腺**（interstitial gland），能分泌雌激素。

第二节 输 卵 管

输卵管全长 10～14cm，分漏斗部、壶腹部、峡部和子宫部，管壁由内向外依次分为黏膜、肌层和浆膜（图 16－8）。输卵管是运送生殖细胞的管道和卵受精的场所，对精子的获能、受精卵的正常卵裂和生存都有重要作用。

黏膜由单层柱状上皮和固有层构成。黏膜向管腔突出，形成纵行、有分支的皱襞，于壶腹部最发达，高且多分支，致使管腔不规则，此处为受精发生的部位。上皮由分泌细胞和纤毛细胞组成。纤毛细胞的纤毛向子宫方向摆动，有助于卵向子宫移动，并阻止细菌进入腹腔。分泌细胞的分泌物构成输卵管液，可营养卵，辅助卵的运行。当精子进入输卵管后，受纤毛摆动造成的阻力，只有少数运动能力强的精子才能到达壶腹部，与卵细胞会合。输卵管上皮的结构变化与月经周期有关，两种细胞均在卵巢排卵前后最为活跃，表现为纤毛细胞变高，纤毛增多，分泌细胞分泌功能旺盛。在月经期和妊娠期，上皮细胞矮小。固有层为薄层的结缔组织，含有丰富的毛细血管和散在的平滑肌纤维。

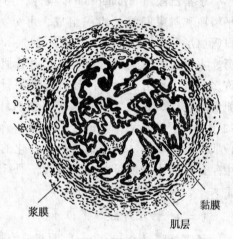

图 16－8　输卵管（壶腹部）

肌层由内环行与外纵行的两层平滑肌构成。

浆膜由间皮和富有血管的疏松结缔组织组成。

第三节 子 宫

子宫为厚壁的肌性器官，分底部、体部和颈部，是胎儿发育的场所。子宫壁由内向外分为子宫内膜、子宫肌膜和子宫外膜（又称浆膜）（图 16－9）。

一、子宫底部和体部一般组织结构

（一）子宫内膜

子宫内膜（endometrium）由单层柱状上皮和固有层构成。上皮由分泌细胞和散在的纤毛细胞组成。固有层内有**子宫腺**（uterine gland），为单管状腺，由上皮下陷而成，近肌层时可有分支。固有层结缔组织较厚，含网状纤维、血管和大量低分化的梭形或星形的**基质细胞**，其核大而圆，胞质较少，合成和分泌胶原蛋白。

子宫内膜可分**功能层**（functional layer）和**基底层**（basal layer）。功能层较厚，位于浅层，自青春期始，在卵巢激素的作用下，发生周期性剥脱出血，即月经（menses）。受精卵也在此层植入，妊娠后，因胚体植入而继续生长发育为蜕膜。基底层较薄，靠近肌层，此层不脱落，能增生修复功能层。子宫内膜的动脉弯曲成螺旋状，称螺旋动脉（spiral artery），它对卵巢激素极为敏感（图 16 - 9）。

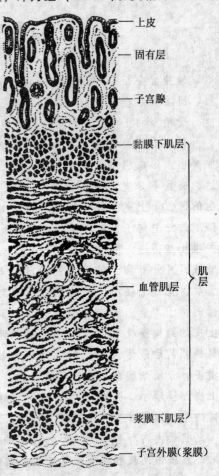

图 16 - 9　子宫壁

（二）子宫肌膜

子宫肌膜（myometrium）很厚，由成束或成片的平滑肌和肌束间结缔组织组成，可分为黏膜下肌层、血管肌层和浆膜下肌层。黏膜下肌层和浆膜下肌层较薄，主要由纵行平滑肌束组成。血管肌层最厚，含有许多血管，平滑肌分为内环行与外斜行。子宫的平滑肌纤维长约 50μm。在妊娠期，平滑肌纤维受卵巢激素的作用，不仅增大（可长达 500μm），而且分裂增殖，使肌层显著增厚。结缔组织中未分化的间充质细胞也增殖分化为平滑肌纤维。分娩后，肌纤维迅速恢复正常大小，部分肌纤维凋亡。

（三）子宫外膜

子宫外膜（perimetrium）大部分为浆膜。

二、子宫内膜的周期性变化

自青春期始，在卵巢分泌的雌激素和孕激素的周期性作用下，子宫内膜功能层发生周期性变化，即每 28 天左右发生一次内膜剥脱、出血、修复和增生，称**月经周期**（menstrual cycle），它包括月经期、增生期和分泌期（图 16 - 10）。

（一）月经期

月经期（menstrual phase）为周期的第 1 ~ 4 天。排卵未受精，卵巢内月经黄体退化，雌激素和孕激素的含量骤然下降，引起螺旋动脉收缩，内膜缺血导致包括血管壁在内的各种组织细胞坏死。继而螺旋动脉又突然短暂扩张，致使内膜功能层毛细血管破裂，血液涌入内膜功能层。由于基质细胞坏死，释放溶酶体酶，萎缩坏死的子宫内膜剥脱，随血液进入子宫腔，从阴道排出。在月经期末，功能层全部脱落，基底层的子宫腺细胞迅速分裂增生，向表面铺展，修复内膜上皮，进入增生期（图 16 - 10）。

（二）增生期

增生期（proliferative phase）为周期的第 5 ~ 14 天。此期卵巢内有一批卵泡正在生长，故又称卵泡期。在生长卵泡分泌的雌激素作用下，剥脱的子宫内膜由基底层增生修补，并逐渐增厚到 2~4mm。基质细胞不断分裂增生，合成基质和胶原。增生早期，子宫腺少，细而短。增生晚期，子宫腺增多，增长且更弯曲，腺腔增大，腺上皮细胞呈柱状，胞质内出现糖原，螺旋动脉也增长、弯曲（图16-10，彩图26）。至第14天时，卵巢内的成熟卵泡排卵，子宫内膜转入分泌期。

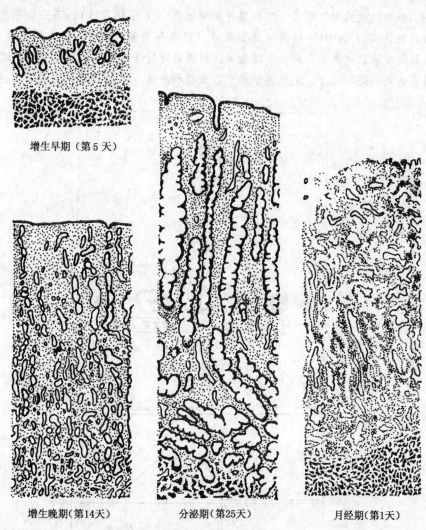

增生早期（第5天）

增生晚期（第14天）　　　分泌期（第25天）　　　月经期（第1天）

图 16-10　子宫内膜周期性变化示意图

（三）分泌期

分泌期（secretory phase）为周期的第 15~28 天。排卵后，卵巢内出现黄体，故分泌期又称黄体期。在黄体分泌的孕酮和雌激素作用下，子宫内膜继续增厚至 5~7mm。子宫腺进一步变长、弯曲，腺腔扩大，糖原由腺细胞核下区转移到细胞顶部核上区，并以顶浆分泌方式排入腺腔，腺腔充满有大量糖原等营养物质的黏稠液体。固有层基质中含大量组织液而呈现水肿状态。螺旋动脉增长，更加弯曲，并伸入内膜浅层。基质细胞继续分裂增殖，胞质内充满糖原、脂滴，称前蜕膜细胞。若受精，此细胞继续发育增大变为蜕膜细胞，而内膜继续增厚，发育为蜕膜。若未受精，则进入月经期（图 16 – 10）。

三、卵巢和子宫内膜周期性变化的神经内分泌调节

下丘脑 – 垂体 – 性腺轴可调节子宫内膜的周期性变化（图 16 – 11）。下丘脑弓状核产生的促性腺激素释放激素（GnRH）使垂体远侧部分泌卵泡刺激素（FSH）和黄体生成素（LH）。FSH 可促进卵泡生长、成熟并分泌大量雌激素，雌激素可使子宫内膜由月经期转入增生期。当血中的雌激素达到一定浓度时，又反馈作用于下丘脑和垂体，抑制 FSH 的分泌，促进 LH 的分

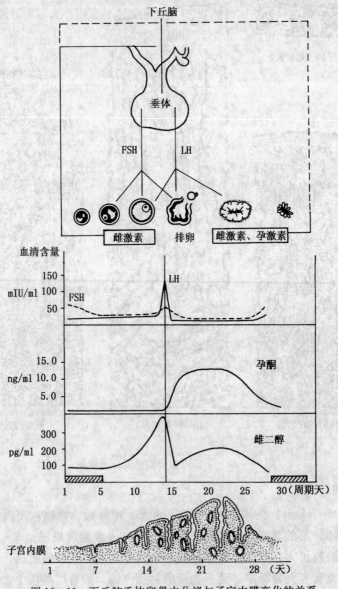

图 16 – 11　下丘脑垂体卵巢内分泌与子宫内膜变化的关系

泌。在排卵前期，血液 LH 骤然增多，在 LH 和 FSH 的协同作用下，卵巢排卵并形成黄体。黄体产生孕酮和雌激素，使子宫内膜进入分泌期。当血中的孕酮增加到一定浓度时，又反馈作用于下丘脑和垂体，抑制 LH 的释放，于是黄体退化，血中孕激素和雌激素减少，子宫内膜进入月经期。由于血中雌激素、孕激素的减少，又反馈性地促使下丘脑和垂体释放 FSH，卵泡又开始生长发育。上述变化周而复始。

四、子宫颈

子宫颈壁由内向外分为黏膜、肌层和外膜。黏膜表面有许多高而分支的皱襞，相邻皱襞间形成腺样隐窝。黏膜由上皮和固有层构成。上皮为单层柱状，由分泌细胞、纤毛细胞和**储备细胞**（reserve cell）组成。储备细胞为干细胞，较小，圆形或椭圆形，位于上皮深部，有增殖修复作用。在慢性炎症时，储备细胞可增殖化生为复层扁平上皮，在增殖过程中也可发生癌变。在宫颈外口处，柱状上皮与复层扁平上皮移行，分界清晰，是宫颈癌的好发部位。纤毛细胞较少，游离面有纤毛，向阴道方向摆动，有利于分泌物排出。分泌细胞最多，内含许多黏原颗粒。排卵时，雌激素使该细胞分泌增多，分泌物稀薄，有利于精子通过；黄体形成时，在孕激素作用下，细胞分泌减少，分泌物黏稠，精子难以通过；妊娠时，分泌物更黏稠，形成阻止精子和微生物进入子宫的屏障。肌层平滑肌较少，结缔组织较多。子宫颈外膜为纤维膜。

第四节　阴　　道

阴道由黏膜、肌层和外膜构成。黏膜形成许多横行皱襞，由上皮和固有层构成。上皮为非角化的复层扁平上皮，一般情况下表层细胞内虽含有透明角质颗粒，但不出现角化。在雌激素作用下，上皮细胞中出现许多糖原。细胞脱落后糖原被阴道内的乳酸杆菌分解为乳酸，使阴道液呈酸性而抑制微生物生长。阴道上皮受卵巢激素的影响而有周期性变化，增生期上皮变厚，角化细胞多；分泌期脱落上皮细胞增加，角化上皮细胞减少。黏膜固有层含有丰富的毛细血管和弹性纤维。肌层较薄，肌束呈螺旋状，交错成格子状排列，使阴道壁易于扩张。阴道外口为环行骨骼肌形成的尿道阴道括约肌。外膜是富含弹性纤维的致密结缔组织。

第五节　乳　　腺

乳腺（mammary gland）于青春期受卵巢激素的影响开始发育。无分泌功能的乳腺称静止期乳腺（图 16-12）；妊娠期与哺乳期乳腺有泌乳活动称活动期乳腺（图 16-13）。

一、乳腺的一般结构

乳腺由腺泡、导管和结缔组织构成。乳腺被结缔组织分隔为 15~25 叶，每叶又分为若干小叶，每个小叶为一个复管泡状腺。腺泡上皮为单层立方或柱状，腺腔很小，腺上皮和基膜之间有肌上皮细胞。导管包括小叶内导管、小叶间导管和总导管（输乳管），它们分别由单层立方或柱状上皮、复层柱状上皮和复层扁平上皮构成。总导管开口于乳头。

二、静止期乳腺

指未孕女性的乳腺。其结构特点是腺体不发达，仅有少量腺泡和导管，脂肪组织和结缔组织丰富。在排卵前后，腺泡和导管略有增生，因此乳腺在月经前稍微增大。

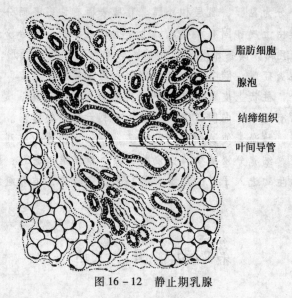

脂肪细胞
腺泡
结缔组织
叶间导管

图 16-12　静止期乳腺

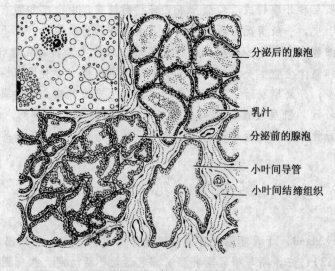

分泌后的腺泡
乳汁
分泌前的腺泡
小叶间导管
小叶间结缔组织

图 16-13　妊娠期乳腺（左上示初乳中的脂滴和初乳小体）

三、活动期乳腺

妊娠期在雌激素、孕酮和催乳素的作用下，乳腺腺体迅速增生，腺泡增大，结缔组织和脂肪组织减少。妊娠后期，在催乳激素影响下，腺泡开始分泌，腔内出现脂滴、乳蛋白、乳糖和浆细胞与腺上皮细胞联合产生的 sIgA，称为初乳。初乳中常含有吞噬脂肪的巨噬细胞，称初乳小体。哺乳期乳腺中的腺体更加发达，结缔组织更少。在不同的小叶内，合成与分泌活动交替进行，因此可见分泌前的腺泡上皮为高柱状，分泌后的腺泡上皮呈扁平状，腺腔内充满大量乳汁。断乳后，催乳激素水平下降，腺泡逐渐退化，乳腺回复静止期。绝经后，激素水平下降，腺泡及部分导管萎缩退化，脂肪组织也随年龄而减少。

中医药治疗免疫性不育症

由于各种因素引起的不育症各占男女育龄人群的 10%，其中免疫性不育症占 20% 左右。免疫性不育症包括抗精子抗体、精浆免疫抑制物质、抗子宫内膜抗体、抗心磷脂抗体、抗透明带抗体、抗弓形虫抗体等引起的不育症，其中抗精子抗体引起的不孕症是最重要的免疫性不育症，包括男女双方。

治疗抗精子抗体引起的免疫性不育症，西医主要采用免疫抑制疗法、避孕套疗法等，其疗效尚不理想。用中药治疗免疫性不育症，降低或消除抗精子抗体，提高妊娠率，取得较好的临床疗效。

用精子或精子膜抗原加佐剂注射动物造成免疫性不育动物模型。治疗免疫性不育症动物实验表明，中医药治疗免疫性不育动物，可降低或消除抗精子抗体、细胞毒抗体，降低或消除免疫复合物在生精小管界膜、精原细胞和卵泡上的沉积，从而提高动物的妊娠率。

标本观察指导

一、卵巢

方法　HE 染色
肉眼　标本表面有薄层粉红色的膜，实质染色深呈蜂窝状，可见大小不等的卵泡；中央较疏松而狭小的部分为髓质，在部分标本可见与卵巢系膜相连处，为卵巢门。

低倍镜
1. 被膜：表面为单层扁平或立方上皮，白膜不明显，由薄层结缔组织组成。
2. 皮质：含有不同发育阶段的卵泡、闭锁卵泡、黄体和白体等；在这些结构之间的结缔组织中有较多的梭形基质细胞。

3. 髓质：疏松结缔组织内有丰富的血管、淋巴管；在近卵巢门处有少量形似睾丸间质细胞的门细胞。

高倍镜

1. 原始卵泡：位于皮质浅层，数量最多，体积很小。中央一个较大的圆形初级卵母细胞，核大而圆，染色浅，核仁明显；胞质呈弱势酸性。周围有一层扁平的卵泡细胞，细胞界限不清，只见卵圆形的核。

2. 初级卵泡：较原始卵泡大，逐渐移至皮质深层，并有以下几种结构：

(1) 初级卵母细胞　居中，体积较大。

(2) 卵泡细胞　由扁平变为立方形或柱状，一层或多层，细胞间可见一些小的腔隙。

(3) 放射冠　紧贴卵母细胞周围的一层呈放射状排列的柱状细胞。

(4) 透明带　在卵母细胞与放射冠之间的一层均质状、嗜酸性的薄膜。

3. 次级卵泡：卵泡腔进一步增大。

(1) 卵泡腔　为卵泡细胞间的一个新月形的大腔，腔内可见粉红色絮状物，为卵泡液中的蛋白质凝固而成。

(2) 卵丘　为卵胞腔一侧的突起，含有初级卵母细胞、透明带、放射冠及其周围的一些卵泡细胞。由于切面关系，有的卵泡只切到卵泡腔或部分卵丘。

(3) 颗粒层　为构成卵泡壁的数层密集排列的卵泡细胞（颗粒细胞）。

(4) 卵泡膜　内层有多边形的膜细胞，较大，核圆，胞质较多，弱嗜酸性染色；外层为结缔组织，内有环形平滑肌纤维。

4. 接近成熟的卵泡：体积很大，靠近卵巢表面。初级卵母细胞很大；卵泡腔亦很大，颗粒层变薄；透明层增厚，放射冠细胞与卵泡细胞之间出现裂隙，卵丘与颗粒层连接部变窄（由于成熟卵泡很快排出，在标本上极少见到）。

5. 闭锁卵泡：在卵泡发育的不同阶段闭锁以及处于闭锁过程的不同时期，形态相差较大。早期者可见初级卵母细胞核固缩，强嗜碱性的核碎片；卵泡内出现巨噬细胞和中性粒细胞；晚期者仅见不规则环状的透明带。

6. 黄体：为较大的淡粉红色细胞团。

(1) 颗粒黄体细胞　数量多，位于黄体中央，体积较大，呈多边形；核大，圆或椭圆形，居中；胞质呈粉红色，可见小空泡（脂滴）。

(2) 膜黄体细胞　较少，位于周边，细胞小，形态不规则，胞质和核染色较深。

7. 间质腺：在猫、兔的卵巢中，有许多散在的间质腺。间质腺细胞排列成团索状。细胞较大，呈多边形，核圆，胞质染色浅，含有空泡状脂滴。

二、子宫（增生期）

方法　HE 染色

肉眼　标本表面染成紫蓝色的一层为内膜，染成粉红色很厚的部分是肌层。

镜下　子宫壁由内向外分为三层。

1. 内膜：

（1）上皮　为单层柱状上皮，由大量分泌细胞和散在的纤毛细胞组成。

（2）固有层　较薄，结缔组织内基质细胞较多，纤维较细；含单管状子宫腺，呈直或稍弯曲，腺腔窄，无分泌物；可见连续的几个微动脉切面，即螺旋动脉。

2. 肌层：最厚，可见大量平滑肌束的不同切面，肌束间有少量结缔组织分隔，含有较大的血管。进一步分层不易分辨。

3. 外膜：为浆膜。

三、示教

1. 子宫（分泌期）。

2. 乳腺

第十七章

人体胚胎学总论

胚胎学（embryology）是研究生物个体发生和发育规律的科学。**人体胚胎学**（human embryology）是研究人体出生前从受精卵分裂、分化、发育为新生个体的过程（历时38周，约266天）及其机理的科学。其研究内容包括生殖细胞发生、受精、胚胎发育、胚胎与母体之间的关系、先天性畸形等。

人胚胎在母体子宫内的发育可分为三个时期：①从受精卵形成到第2周末二胚层胚盘形成为**胚前期**（preembryonic period）。②从胚胎发育的第3周至第8周末为**胚期**（embryonic period）。在这两个时期内，通过胚（embryo）的发育，从一个细胞（受精卵）分裂发育成为各器官、系统与外形都初具人体雏形的"袖珍人"。胚前期和胚期统称为人体胚胎早期发育阶段。③从胚胎发育的第9周至出生为**胎期**（fetal period）。此期内胎儿（fetus）各器官、系统进一步发育成熟，且逐渐出现功能活动，胎儿体积和重量明显增加。因此，胚胎发育是一个复杂、有序的动态变化过程，胚前期和胚期以质变为主，胎期以量变为主，前者对内外环境因素的变化极敏感，决定着胚胎的分化发育方向，是学习和研究的重点。

总论部分主要涉及人体胚胎的发生和早期发育，简要介绍各期胚胎的外形特征、胚胎龄的推算、双胎、多胎和联体双胎等。

第一节　生殖细胞和受精

一、生殖细胞的发生和成熟

生殖细胞（germ cell）包括精子和卵子，统称**配子**（gamete）。精子和卵子均为单倍体细胞（见第十五章、第十六章），二者的发生和成熟是胚胎发生的先决条件。

睾丸生精小管内的一个初级精母细胞，经两次成熟分裂最终演变为四个精子（图17-1），核型为23，X，或23，Y，历时64天左右。此时的精子，尚无定向运动能力和受精能力。精子进入附睾，在附睾上皮分泌物及雄激素构成的微环境中，经历一系列成熟变化，具备了定向运动能力及受精的潜力，但尚不具备穿越卵子周围放射冠和透明带的能力，因精液中的糖蛋白覆盖于精子的表面，抑制精子头部释放顶体酶。当精子通过子宫、输卵管时，抑制精子释放顶体酶的作用被解除，精子获得了使卵子受精的能力，此过程称**获能**（capacitation）。精子的获能过程开始于子宫，完成于输卵管，使精子成为结构和功能上均成熟的雄性配子。

卵子发生于卵巢中的卵泡，由一个初级卵母细胞经两次成熟分裂产生1个大而圆的卵细胞和 3 个极体（图 17 - 1）。卵子成熟于受精过程，包括细胞核的成熟和细胞质的成熟。排卵后的次级卵母细胞在输卵管壶腹部与精子相遇，且在精子穿入的激发下，完成第二次成熟分裂，形成卵子（核型为 23，X），同时，激活了卵子的合成和代谢活动。

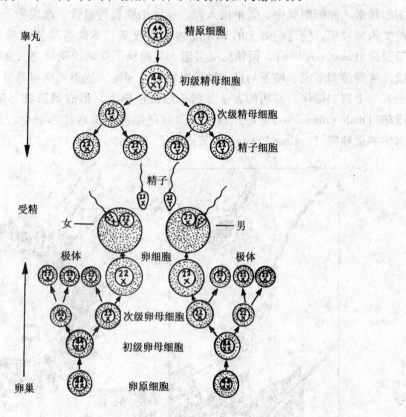

图 17 - 1 生殖细胞的发生与成熟

二、受精

精子与卵子结合成为受精卵的过程，称**受精**（fertilization）。受精为人体胚胎发生发育的起始点。人卵受精发生在输卵管壶腹部（图 17 - 4）。精子在女性生殖管道内可存活 1 ~ 3 天，受精能力可维持 1 天。卵子若未受精，则在排卵后 12 ~ 24 小时退化。受精时间多发生在排卵后 12 ~ 24 小时内。

（一）受精过程

受精是一个严格有序的生理过程（图 17 - 1，图 17 - 2）。正常成年男子每次射出的精液中，含有 3 亿 ~ 5 亿个精子，其中仅有 300 ~ 500 个优势精子能够到达输卵管壶腹部，最终与卵子结合形成受精卵的只有 1 个精子。

受精过程为：①顶体反应。溶蚀放射冠——获能后的精子到达放射冠周围时，顶体前膜与精子头部的细胞膜发生间断性融合，随之破裂形成许多小孔释放顶体酶，分解卵子周围的放射冠，使精子与透明带直接接触。溶蚀透明带——到达透明带的精子，与透明带上的受体

（ZP3）结合，再次释放顶体酶，分解穿越透明带进入卵周隙，使精子头部与卵子的细胞膜相贴。精子穿越放射冠和透明带的过程称**顶体反应**（acrosome reaction）。②精卵细胞膜融合。精子头部侧面的细胞膜与卵细胞膜紧贴并融合，随之精子核及胞质进入卵子内，精子的细胞膜融入卵细胞膜中。③单精入卵。精卵细胞膜的融合，激发卵子胞质内的皮质颗粒释放酶类入卵周隙，使透明带上的 ZP3 受体结构改变，不能再与其余精子结合，此过程称**透明带反应**（zona reaction）。因该反应可阻止其他精子穿越透明带进入卵内，所以人类为**单精受精**。④受精卵形成。精子的穿入激发次级卵母细胞完成第二次成熟分裂，形成一个成熟的卵子和一个第二极体。成熟的卵子、精子细胞核膨大，形成**雌原核**（female pronucleus）和**雄原核**（male pronucleus）。雌原核、雄原核向细胞中部靠拢并融合，染色体混合，即形成二倍体的**受精卵**（fertilized ovum），又称**合子**（zygote）（图 17 - 2）。

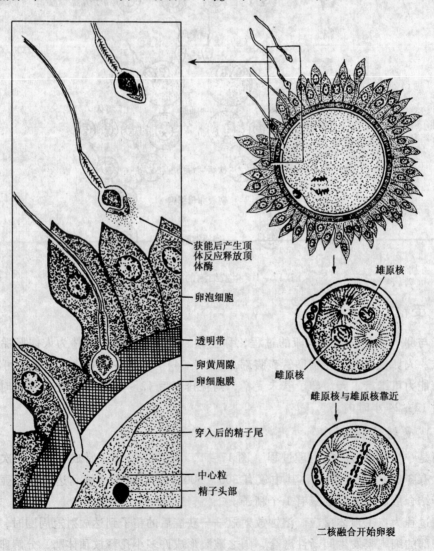

获能后产生顶体反应释放顶体酶

卵泡细胞

透明带

卵黄周隙

卵细胞膜

穿入后的精子尾

中心粒

精子头部

雄原核

雌原核

雌原核与雄原核靠近

二核融合开始卵裂

图 17 - 2　精子顶体反应与受精示意图

（二）受精的条件

正常发育的精子（且已获能）与卵子必须在有受精能力的时限内相遇。正常成年男性平均每毫升精液约含有 1 亿个精子，若含量少于 500 万，几乎不可能受精；若精液中双尾、双头、小头、大头等畸形精子的数量超过 20% ～30%，无活动能力或活动力差的精子超过 30%，卵巢不排卵或卵子发育不正常，均可影响受精。

现在设计使用的子宫帽、避孕套、避孕药、"安全期"避孕、输卵管与输精管黏堵或结扎等避孕或绝育措施，其作用机理均为影响、干扰受精过程。

（三）受精的意义

受精标志着新生命的开始，它使新陈代谢缓慢的卵子转入代谢旺盛的受精卵阶段，使之不断分裂、分化发育为新生个体。受精保证了物种的延续性，使来自父母双方的各 23 条染色体相混合形成受精卵，恢复二倍体核型。生殖细胞的减数分裂及受精，使双亲遗传基因随机组合，新生命既继承双亲的遗传特性又具有其本人特有的遗传性状。受精决定性别（图 17－1），精子带有的性染色体决定新个体的遗传性别。带有 Y 染色体的精子与卵子结合，发育为男性；带有 X 染色体的精子与卵子结合，则发育为女性。

第二节　人胚早期发生

一、卵裂、胚泡形成和植入

（一）卵裂及胚泡形成

1. **卵裂**　卵裂（cleavage）指受精卵的早期分裂。卵裂产生的子细胞称**卵裂球**（blastomere）。受精卵形成后，渐向子宫方向运行，同时迅速进行卵裂。随着卵裂次数的增加，透明带内的卵裂球体积渐变小，分化差异渐明显（图17－3）。约在第 3 天，卵裂球达 12～16 个，外观似桑葚，形成一个实心胚，称**桑葚胚**（morula）。此时，该胚已运行到子宫腔（图 17－3，4）。

2. **胚泡形成**　桑葚胚在子宫内继续分裂发育，当卵裂球增至 100 个左右时，细胞间出现一些小腔隙，且渐融合为一个大腔，称**胚泡腔**（blastocoele），腔内有胚泡液充盈。这种囊泡状的胚，称**胚泡**（blastocyst）。胚泡形成于受精后的第 4 天，且已运行到子宫腔，透明带开始溶解。胚泡的壁由单层细胞构成，称**滋养层**（trophoblast），可吸收营养。胚泡腔一侧有一群大而不规则的细胞，称**内细胞群**（inner cell mass），该处的滋养层称**胚极滋养层**（polar trophoblast）（图 17－3，4）。

（二）植入

胚泡侵入子宫内膜的过程称**植入**（implantation），又称**着床**（imbed）。植入始于受精后第5～6天，完成于第 11～12 天，植入部位常在子宫体部或底部（图 17－4，图 17－6），最常见于子宫后壁中上部。

1. **植入的过程**　植入时，透明带已完全溶解消失。胚极滋养层首先与子宫内膜接触，

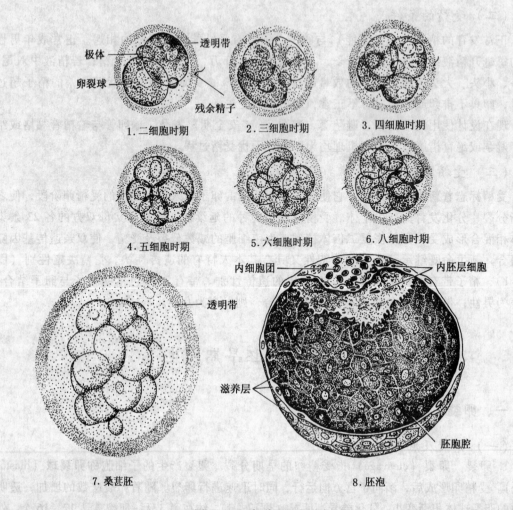

图 17 – 3　卵裂及胚泡形成

并分泌蛋白水解酶，溶蚀子宫内膜，胚泡由溶蚀处进入，渐埋入子宫内膜，溶蚀处的缺口由附近的上皮增殖修复，植入完成。同时，进入子宫内膜的滋养层细胞迅速增生、分化，形成内层的**细胞滋养层**（cytotrophoblast）和外层的**合体滋养层**（syncytiotrophoblast）。前者由单层立方形细胞构成，细胞界限清晰，并有较强的增殖能力；后者细胞界限消失，呈合胞体样（图17 – 5）。

　　处于分泌期的子宫内膜，植入后进一步增厚，腺体分泌旺盛，血液供应丰富；基质细胞体积增大，内含丰富的糖原和脂滴，称**蜕膜细胞**（decidual cell），可营养早期胚胎。子宫内膜的这一系列变化称**蜕膜反应**（decidual reaction），植入后的子宫内膜称**蜕膜**（decidua）。根据蜕膜与胚泡的位置关系，蜕膜可分为三部分：①**包蜕膜**（decidua capsularis），覆盖于胚的宫腔面的蜕膜。②**底蜕膜**（decidua basalis），又称基蜕膜，位于胚深面的蜕膜，将来发育为胎盘的母体部分。③**壁蜕膜**（decidua parietalis），指子宫其余部分的蜕膜（图 17 – 6）。

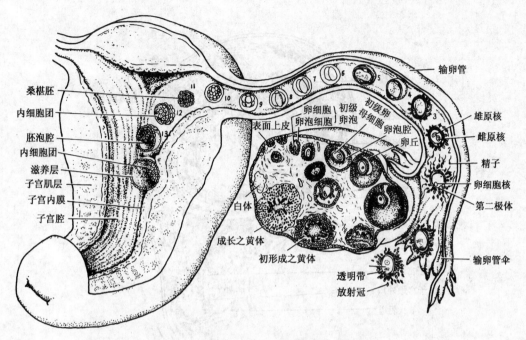

图 17 - 4　排卵、受精、卵裂及植入位置关系

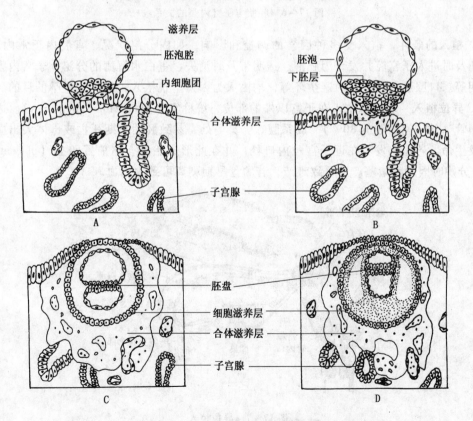

图 17 - 5　胚泡植入子宫内膜示意图

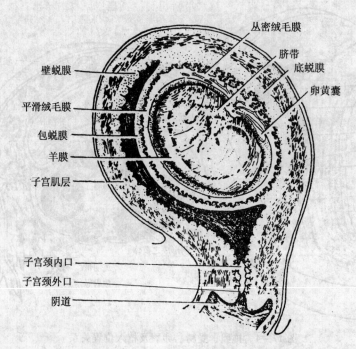

图 17 - 6　胚胎与子宫内膜的关系

2. 植入的条件　植入受多种因素的调控和影响，如内分泌状况、宫腔内正常内环境、桑葚胚及时进入子宫腔并发育为胚泡、透明带及时消失、蛋白水解酶的分泌、子宫内膜处于分泌期等。口服避孕药、宫内避孕环等，均因人为因素干扰植入，而达到避孕的目的。

3. 异位植入　若胚泡植入在子宫以外的部位，统称**宫外孕**（ectopic pregnancy）。通常见于输卵管（约占宫外孕的80%）、肠系膜、卵巢等处，易致胚胎早期死亡或母体大出血，甚至危及生命。若植入发生在近子宫颈内口处，并在此形成胎盘，称**前置胎盘**（placenta previa），分娩时因胎盘堵塞产道可致难产，若胎盘早期剥离可致大出血。

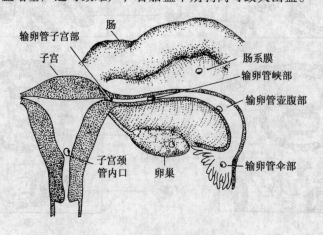

图 17 - 7　异位植入

二、胚层的形成

(一) 二胚层胚盘的形成

人胚发育的第 2 周,随着胚泡的植入,内细胞群增殖、分化成椭圆形细胞盘,称**胚盘** (embryonic disc)。它由两个胚层构成,又称**二胚层胚盘**。

朝向胚泡腔侧的一层立方形细胞,称**下胚层** (hypoblast),又称**初级内胚层**;而贴近滋养层侧的一层柱状细胞,称**上胚层** (epiblast),又称**初级外胚层**。两个胚层间夹有基膜。受精后第 8 天,上胚层细胞之间出现腔隙并渐扩大,称**羊膜腔**,内储羊水;其底部由上胚层构成;周围及顶部由一层扁平的羊膜细胞包绕,形成**羊膜**;由羊膜环绕羊膜腔形成的囊,称**羊膜囊**。第 9 天,下胚层细胞增殖迅速,其外周部分向腹侧延伸,形成一层扁平上皮且包绕成一封闭的囊,称初级卵黄囊,其顶部由下胚层构成 (图 17 – 8)。初级卵黄囊很快退化,由次级卵黄囊即**卵黄囊**替代。

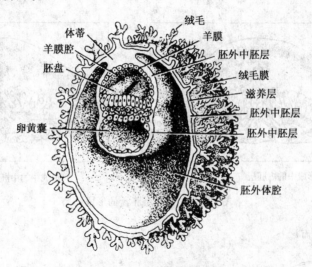

图 17 – 8　第 3 周初胚的立体模式图 (剖面)

到第 2 周末,上下胚层紧密相贴形成的二胚层胚盘,构成人体胚胎发育的原基,且决定了胚胎的背 (上胚层侧) 面、腹 (下胚层侧) 面。胚盘以外的部分将形成胚的附属结构。

在内细胞群分化的同时,胚泡腔内渐填充有网状分布的星形细胞和细胞外基质,形成**胚外中胚层**。随后,胚外中胚层内出现小间隙,并渐融合形成一个大腔,称**胚外体腔**。此时胚外中胚层分成两部分,分别贴附于细胞滋养层内表面及羊膜和卵黄囊的外表面。由于胚外体腔的扩大,第 2 周末,羊膜与滋养层连接处的胚外中胚层渐缩窄至胚盘尾侧,缩窄的胚外中胚层组织形似蒂状,称**体蒂** (body stalk),是胚体和绒毛膜相连的惟一系带,将参与脐带的形成 (图 17 – 8)。

(二) 三胚层胚盘的形成

第 3 周初,上胚层中线处的细胞迅速增殖,形成一条纵行细胞索,称**原条** (primitive streak);原条的头端增生膨大为结节状,称**原结** (primitive node);原结的背侧凹陷,称原凹（primitive pit）；原条的背侧中线出现一浅沟，称**原沟**（primitive groove）。增殖的上胚层细胞在原沟深部的上下胚层之间向周边迁移，一部分细胞形成一新的细胞层，称**胚内中胚层**（intraembryonic mesoderm），即**中胚层**（mesoderm）；另一部分细胞迁移至下胚层并逐渐置换了其内全部的细胞，新形成的这层细胞，称**内胚层**（endoderm）（图17-9）。内胚层和中胚层形成后，上胚层改称**外胚层**（ectoderm）。至第3周末，均起源于上胚层的内、中、外三个胚层共同构成**三胚层胚盘**。原条的出现不仅对中胚层、内胚层的形成有重要意义，而且决定了胚盘的头尾和左右，原条出现的一端为胚胎的尾端。因胚盘头尾生长速度比左右快，且头端又快于尾端，故三胚层胚盘外形呈头宽尾窄的鞋底形（图17-10）。

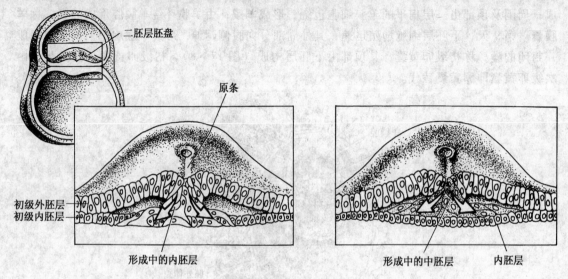

图17-9　三胚层胚盘的形成

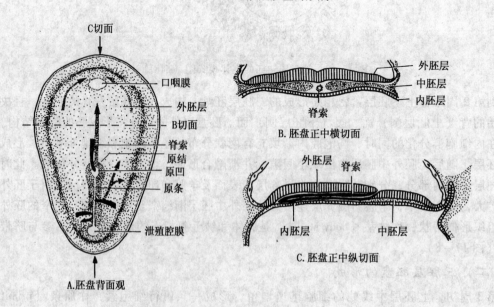

图17-10　18天人胚，示中胚层及脊索的形成

形成原结的上胚层细胞，经原凹向头端增生迁移，在内外胚层间形成一管状结构，称**头突**（head process），以后发育为一纵行细胞索，称**脊索**（notochord）（图 17 - 10）。脊索为暂时性中轴器官，对神经管和椎体的发生起着重要的诱导作用。大部分脊索将退化消失，最终仅残留为椎间盘内的髓核。

胚内中胚层在脊索头侧和原条尾侧各留下一圆形缺如，使内外胚层紧密相贴呈膜状，分别称**口咽膜**和**泄殖腔膜**（图 17 - 10）。口咽膜前端的中胚层称生心区。随着胚体的生长和脊索的延伸，原条相对向尾端缩短，最后消失。若原条未完全消失，残留的原条细胞可分化形成**畸胎瘤**（teratoma），它由多种组织构成，是来源于三胚层的一种囊性肿瘤，易恶变，囊内可有毛发、皮肤、牙、软骨等结构，可发生在任何部位，常见于生殖腺、骶尾部。

三、三胚层的分化和胚体外形的建立

（一）三胚层的分化

1. **外胚层的分化**　第 3 周，在脊索的诱导下，其背侧中线处的外胚层增厚呈板状，称**神经板**（neural plate）。构成神经板的外胚层细胞称神经外胚层。随着脊索的生长，神经板增长为头端宽、尾端窄的板状结构。神经板中央沿长轴向中胚层方向凹陷，称**神经沟**（neural groove），沟两侧隆起称**神经褶**（neural fold）。两侧神经褶在胚体中段开始愈合，并向头、尾段延伸，形成一中空的**神经管**（neural tube）（图 17 - 11，图 17 - 12）。神经管头、尾两端尚

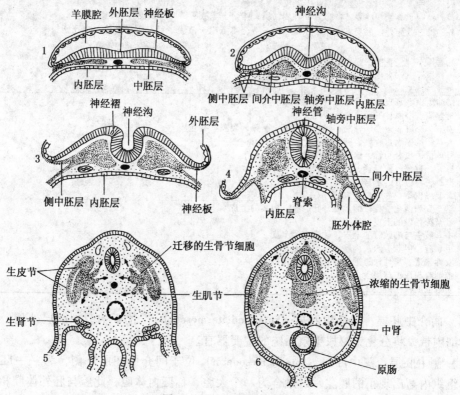

图 17 - 11　三胚层的分化

未闭合处分别称为前神经孔和后神经孔；至第4周末，前、后神经孔封闭；若未封闭，则分别形成脊柱裂和无脑畸形（图19-1）。神经管是中枢神经系统的原基，其头端膨大，将分化为脑、松果体、神经垂体和视网膜等；其尾端较细，将分化为脊髓。

在神经沟闭合为神经管的同时，神经板外侧缘的部分细胞迁移到神经管的背侧，形成一纵行排列的细胞索，该细胞索很快分为左右两条，分别列于神经管的背外侧，称**神经嵴**（neural crest）（图17-11，图17-12），它是周围神经系统的原基，以后分化为脑神经节、脊神经节和植物神经节，并能远距离迁移到肾上腺髓质，形成嗜铬细胞。

覆盖在胚体表面的外胚层，将分化为表皮及皮肤附属器官、晶状体、内耳膜迷路、角膜上皮、味觉上皮、口腔和鼻腔，以及肛门的上皮、牙釉质、腺垂体等。（见表17-1）

2. **中胚层的分化** 第3周末，中胚层细胞增殖，在中轴线两侧由内向外依次分化成轴旁中胚层、间介中胚层和侧中胚层（图17-11，图17-12）。

（1）轴旁中胚层：**轴旁中胚层**（paraxial mesoderm）指邻近脊索两侧的中胚层细胞增生形成的两个细胞带，随即形成左右对称的细胞团，称**体节**（somite）。体节数目依胚龄的增长而增多，并在胚的表面形成隆起，故早期胚龄可依体节数推测。体节由颈部向尾部先后出现，至第5周，42~44对体节全部形成。体节将分化为中轴骨骼、骨骼肌、真皮等（见表17-1）。

表17-1	三胚层分化的各种组织和器官一览表
外胚层	表皮、毛发、指甲、皮脂腺、汗腺上皮
	口腔黏膜、鼻腔和鼻旁窦黏膜上皮、牙釉质、味蕾、唾液腺、肛门上皮
	外耳道、鼓膜外层上皮、内耳膜迷路上皮、结合膜上皮、角膜、视网膜、晶体、瞳孔括约肌与开大肌、肌上皮细胞
	腺垂体、神经垂体、肾上腺髓质
	男性尿道末端上皮
	神经系统
中胚层	结缔组织、真皮、软骨、骨、骨膜、关节囊、肌腱
	骨骼肌、心肌、平滑肌
	血液、心脏、血管、骨髓、脾、淋巴结、胸膜、腹膜、心包膜
	眼球纤维膜、血管膜、脑脊髓膜
	肾单位、集合小管、输尿管与膀胱三角区上皮
	睾丸、附睾、输精管、精囊腺的上皮
	卵巢、输卵管、子宫
	肾上腺皮质
内胚层	咽至直肠消化管各段的上皮，肝、胰、胆囊的上皮
	喉至肺各段的上皮
	中耳鼓室与咽鼓管的上皮，鼓膜内层上皮
	甲状腺、甲状旁腺、胸腺、扁桃体上皮
	女性尿道、男性尿道近端与膀胱的上皮
	前列腺与尿道球腺上皮
	阴道前庭及阴道上皮

（2）间介中胚层：**间介中胚层**（intermediate mesoderm）位于轴旁中胚层外侧，为一个较窄的细胞带，将分化为泌尿生殖系统的主要器官。

（3）侧中胚层：**侧中胚层**（lateral mesoderm）位于间介中胚层外侧，为一中胚层细胞板。其组织内渐出现小的腔隙，后融合为一个大腔，称**胚内体腔**，此腔与胚外体腔相通。胚内体腔将侧中胚层分隔成背侧的**体壁中胚层**（parietal mesoderm）和腹侧的**脏壁中胚层**（visceral mesoderm）（图 17 – 11），前者与外胚层相贴，参与体壁骨骼与骨骼肌的形成，后者与内胚层相贴，参与内脏、消化系统、呼吸系统的平滑肌及结缔组织的形成。胚内体腔由头端至尾端依次分化为心包腔、胸膜腔和腹膜腔。

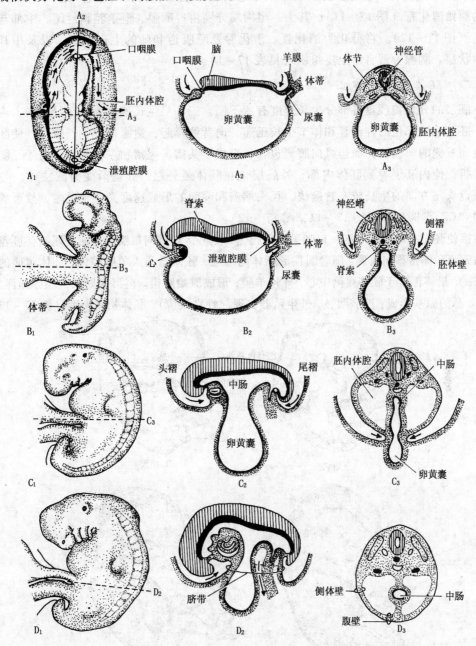

图 17 – 12 胚体外形的形成

A₁ 约 20 天人胚背面观 B₁ 约 23 天人胚侧面观 C₁ 约 26 天人胚侧面观 D₁ 约 28 天人胚侧面观

A₂ ~ D₂ 为 A₁ ~ D₁ 纵断面 A₃ ~ D₃ 为 A₁ ~ D₁ 相应横断面

　　间充质（mesenchyme）是来自中胚层的胚胎性结缔组织，其细胞呈星形，可分化为结缔组织、肌组织和心、血管、淋巴管。

　　3. 内胚层的分化　　随着胚盘由扁平状渐卷折成圆柱状，内胚层被卷入胚体内，形成长管状的**原始消化管**（图 17-11）。其头、尾两端分别由口咽膜、泄殖腔膜封闭，中部与卵黄囊相连（图 17-12）。将分化为消化管、消化腺及呼吸道和肺的上皮组织，以及中耳、膀胱、甲状腺、胸腺等器官的上皮组织（见表 17-1）。

　　（二）胚体外形的建立

　　三胚层的分化使胚盘各部分生长速度有所不同。三胚层生长速度为外胚层最快，内胚层最慢。胚盘中轴部位的神经管和体节生长迅速，向背侧隆起，边缘部位生长较慢，使胚盘中轴渐突向背侧的羊膜腔，而边缘向腹侧包卷，形成了**头褶、尾褶**和左右**侧褶**。由于三胚层胚盘的卷折，使内胚层卷到胚体内部，外胚层包在胚体最外层，胚盘渐变为圆柱体。与此同时，胚盘头尾方向的生长较左右侧快，且头端脑和颜面的形成速度又快于尾端，故形成头大尾小的"C"形圆柱体（图 17-11，图 17-12）。

　　头褶使胚盘头端的生心区、口咽膜移到腹侧，生心区渐移向口咽膜尾侧。尾褶使胚盘尾端的泄殖腔膜和体蒂移向腹侧。随着圆柱形胚体的形成，胚体已凸入羊膜腔内，胚体腹侧的各褶缘渐靠拢，最终汇聚于胚体腹侧中心，外包羊膜，形成**原始脐带**。至第 8 周末，胚体颜面发生，眼、耳、鼻的原基形成，四肢明显，外生殖器出现（性别难辨），胚体初具人形（图 17-13）。

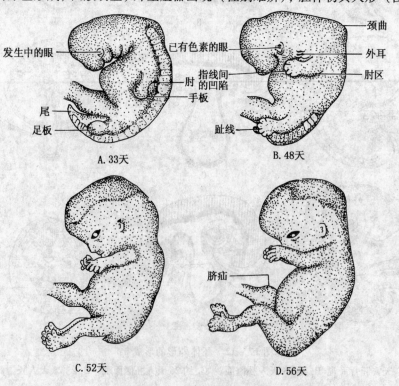

图 17-13　胚体外形的建立

第三节　胎膜和胎盘

　　胎膜和胎盘是胚胎发育过程中形成的附属结构，不参与胚体的形成，但对胚胎的生长发育起到保护、营养、呼吸、排泄等作用。胎儿娩出后，胎膜、胎盘与母体子宫分离，并排出体外，称**衣胞**（afterbirth）。

一、胎膜

　　胎膜（fetal membrane）包括绒毛膜、羊膜、卵黄囊、尿囊和脐带（图 17 – 15）。

（一）绒毛膜

　　1. 绒毛膜的形成　**绒毛膜**（chorion）由滋养层和其内面的胚外中胚层（壁层）发育而成，包在胚胎及其附属结构的最外面，直接与子宫蜕膜接触，为早期胚胎发育提供营养和氧气。第 3 周初，滋养层已分化为细胞滋养层和合体滋养层，两层滋养层细胞向胚泡表面突出，形成许多绒毛状突起，绒毛状突起的表面为合体滋养层，中央为细胞滋养层，称**初级绒毛干**。继之，胚外中胚层渐伸入初级绒毛干中形成中轴，改称**次级绒毛干**（图 17 – 14）。第 3 周末，中轴内的胚外中胚层继续分化为结缔组织和血管网，且与胚体内的血管相通，改称**三级绒毛干**。其主干插入子宫蜕膜，称固定绒毛，主干上形成的分支绒毛，称游离绒毛。固定绒毛末端的细胞滋养层增生，穿越合体滋养层，连接于底蜕膜表面，同时沿蜕膜表面延伸，形成一完整的**细胞滋养层壳**（图 17 – 14，彩图 33），使绒毛膜与子宫蜕膜牢固连接。

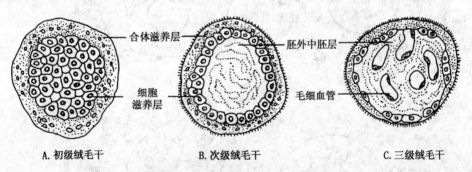

A. 初级绒毛干　　　　　B. 次级绒毛干　　　　　C. 三级绒毛干

图 17 – 14　绒毛发育示意图

　　绒毛干之间的间隙，称**绒毛间隙**（彩图 33）。绒毛直接浸泡在含母体血液的绒毛间隙中，由此汲取母血中的营养物质，排除代谢产物，完成胚胎与母体间的物质交换。

　　2. 绒毛膜的发育　早期绒毛膜表面的绒毛生长发育均衡。随着胚体的增大，与包蜕膜接触的绒毛渐退化消失，形成无绒毛的**平滑绒毛膜**（smooth chorion）。底蜕膜中的绒毛因血液供应充足，生长茂盛，密集成丛，称**丛密绒毛膜**（villous chorion）（图 17 – 6）。其血管经脐带与胚体血管相通。随胚体的发育，丛密绒毛膜与底蜕膜一起构成胎盘；平滑绒毛膜和包蜕膜渐与壁蜕膜融合，子宫腔消失（图 17 – 16）。

3. 绒毛膜的异常　若滋养层细胞过度增生，绒毛中轴的结缔组织变性水肿，血管消失，绒毛呈大小不等的水泡状，整个胚胎发育不良，外形似葡萄，称**葡萄胎**。若滋养层细胞发生癌变，称**绒毛膜上皮癌**。若绒毛膜的血管发育不佳或与胚体血管连接受阻，可因营养缺乏导致胚胎发育不良或死亡。

（二）羊膜囊

羊膜囊（amniotic sac）是由羊膜包绕羊膜腔形成的囊状结构。它由羊膜、羊膜腔、羊水共同构成（图 17 - 15，图 17 - 16）。

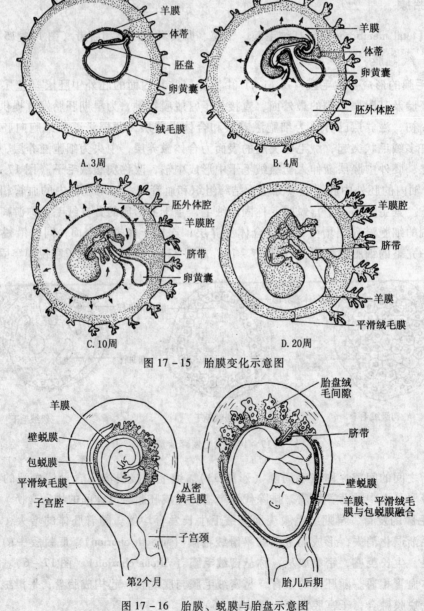

图 17 - 15　胎膜变化示意图

图 17 - 16　胎膜、蜕膜与胎盘示意图

羊膜（amnion）由一层羊膜上皮和薄层胚外中胚层构成。羊膜薄而透明，其围成的腔，称**羊膜腔**。胚胎即在羊膜腔内的羊水中发育。随着胚体的形成与发育，羊膜在胚胎的腹侧包绕体蒂，形成原始脐带；第20周，羊膜与绒毛膜逐渐相贴，胚外体腔消失，羊膜包在脐带表面。

羊水（amniotic fluid）呈淡黄色，弱碱性。主要由羊膜上皮分泌，不断产生，又不断被胎儿吞饮，也被羊膜吸收。妊娠中晚期，因含有胎儿的分泌物、排泄物及脱落上皮，羊水变混浊。穿刺抽取羊水，可早期预测诊断胎儿性别及某些先天性异常。羊水给胚胎提供了自由活动的环境，可保持恒温，防止粘连，缓冲外来压力与振荡，有利于胚胎的发育。分娩时，羊水可扩张宫颈，冲洗产道。

足月分娩时，羊水含量可达1000~1500ml。若少于500ml，称羊水过少，可见于胎儿无肾或尿道闭锁。若多于2000ml，称羊水过多，常见于消化道闭锁或神经管发育异常。

（三）卵黄囊

卵黄囊（yolk sac）由卵黄囊内胚层和胚外中胚层构成，位于胚盘腹侧。因内胚层向腹侧卷折形成原始消化道，卵黄囊被包入脐带（图17-12，图17-15）。约在第5~6周，与原始消化管相连的卵黄蒂闭锁，卵黄囊也随之退化。若卵黄蒂未闭锁，可致脐粪瘘（图18-13），导致肠道与外界相通。

人卵黄囊内无卵黄，其出现是生物进化过程的重演。但卵黄囊壁的胚外中胚层可形成血岛，为造血干细胞的发源地；由卵黄囊顶部内胚层迁移出的部分细胞分化发育成原始生殖细胞。

（四）尿囊

尿囊（allantois）发生于第3周，是由卵黄囊顶部尾侧的内胚层向体蒂内突出形成的一个盲管。人类尿囊是生物进化过程的重演，但其壁上的一对尿囊动脉和一对尿囊静脉没有退化，演变成脐动脉和脐静脉（右侧退化）。以后，尿囊根部演化为膀胱的顶部，其余部分退化为脐尿管（膀胱顶部到脐内的一条细管），闭锁后形成脐中韧带。出生时，若脐尿管未闭，称脐尿瘘。

（五）脐带

脐带（umbilical cord）是连于胚胎脐部与胎盘胎儿面的圆索状结构，是胎儿与胎盘间物质运输的惟一通路。

脐带表面包有羊膜，内有血管、黏液性结缔组织和退化的卵黄囊、尿囊等（图17-15，图17-16）。足月胎儿的脐带长约40~60cm，直径1.5~2.0cm。若脐带过短（30cm以下），易造成胎盘早剥和出血；若脐带过长（120cm以上），易缠绕胎儿肢体、颈部或脐带打结，影响胎儿发育，严重时可致胎儿死亡。

二、胎盘

胚胎早期，由滋养层从子宫蜕膜中吸收营养；继之，经绒毛膜从绒毛间隙中吸取营养；最后，通过脐带从胎盘中吸取营养。胎盘是胎儿与母体进行物质交换的重要结构，并具有重要的屏障作用和内分泌功能。

（一）胎盘的形态结构

胎盘（placenta）由胎儿面的丛密绒毛膜与母体面的底蜕膜共同构成。足月胎儿的胎盘呈圆盘状，中央厚，边缘薄，平均厚度 2.5cm，直径 15~20cm，重约 500 克。胎盘的胎儿面被覆有羊膜，表面光滑，中央或近中央处有脐带附着，透过羊膜可见以脐带附着处为中心呈放射状走行的脐血管分支。母体面粗糙，为剥离后的底蜕膜，由纵横交错的浅沟将母体面分隔为 15~30 个稍突起的胎盘小叶（图 17-17，图 17-18）。

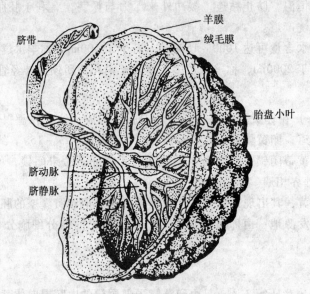

图 17-17　胎盘的外形

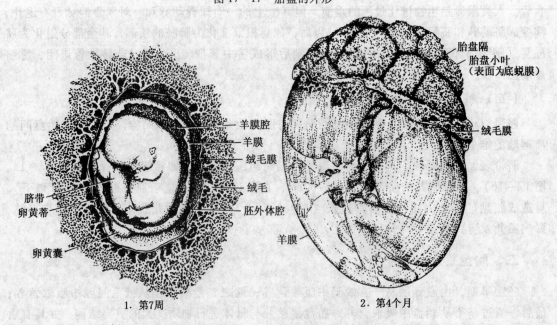

1. 第7周　　　　　　　　　2. 第4个月

图 17-18　胚胎与胎盘

在胎盘的垂直切面上（彩图 33），可见羊膜深部为滋养层和胚胎性结缔组织构成的**绒毛膜板**，内有脐血管的分支。绒毛膜板发出 40~60 个绒毛干（固定绒毛），其末端借细胞滋养层壳固定于底蜕膜上，每个绒毛干呈树状分支，又形成若干细小的游离绒毛，脐血管的分支经绒毛干到达游离绒毛内形成毛细血管。底蜕膜中的螺旋动脉及静脉开口于绒毛间隙，使绒毛直接浸浴在盛有母体血液的绒毛间隙中，汲取母体血液中的营养物质并排出代谢产物。胎盘小叶由 1~4 个绒毛干及其分支构成，小叶之间有从底蜕膜发出的楔形小隔，称**胎盘隔**（placental septum），其远端呈游离状态，使胎盘小叶间相互连通。

（二）胎盘的血液循环

胎盘内有母体和胎儿两套独立的血液循环通路（表 17-2，彩图 34）。母体动脉血经底蜕膜的子宫螺旋动脉进入绒毛间隙，与绒毛内毛细血管的胎儿血进行物质交换后，由静脉回流入母体子宫静脉。胎儿脐动脉及分支所含的静脉血经绒毛毛细血管与绒毛间隙内的母体血进行物质交换后，形成动脉血经脐静脉返回到胎儿体内（彩图 33，彩图 34）。

胎血与母血并不直接相通，其间隔有合体滋养层、细胞滋养层及基膜、绒毛内薄层结缔组织、绒毛内毛细血管的基膜及内皮，合称**胎盘屏障**（placental barrier）或**胎盘膜**（placental membrane）（图 17-19）。胎盘屏障是胎儿血与母体血之间进行物质交换所经过的天然屏障，可进行选择性通透，完成物质交换。到妊娠晚期，胎盘屏障变薄，仅有绒毛毛细血管内皮和薄层合体滋养层及两者的基膜构成，更有利于物质交换（表 17-2）。

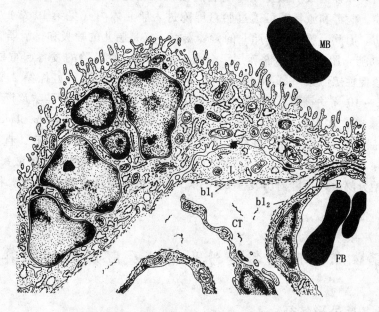

图 17-19 胎盘屏障超微结构模式图
MB：母体血液中红细胞　FB：胎儿血液中红细胞
S：合体滋养层　L：细胞滋养层　bl_1：滋养层细胞的基膜
CT：胎儿结缔组织　bl_2：胎儿毛细血管的基膜　E：胎儿毛细血管的内皮

表 17－2 胎盘血循环及物质交换

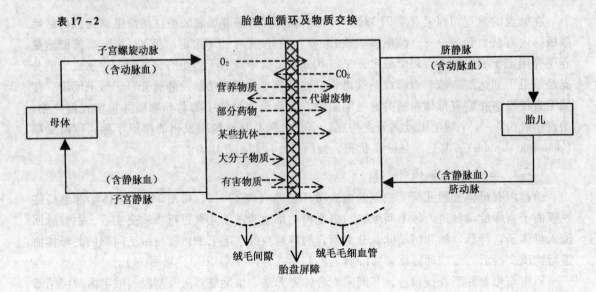

(三) 胎盘的功能

1. **物质交换及屏障功能** 胎儿与母体的物质交换是通过胎盘屏障完成的 (表 17－2)。胎儿经胎盘从母体血中获取营养物质及 O_2，排出代谢物及 CO_2，可阻止母体血液内的大分子物质及多数细菌和其他致病微生物等有害物质侵入胎儿体内，是一道重要的天然保护屏障。但某些药物、病毒和激素等可透过胎盘屏障进入胎儿体内 (见第 19 章)，影响胎儿发育，应注意预防。因此，胎盘既是胎儿的营养器官，又是胎儿的呼吸和排泄器官。

2. **内分泌功能** 胎盘的合体滋养层可分泌多种激素，对胚胎的发育起重要作用。主要有：①**人绒毛膜促性腺激素** (human chorionic gonadotropin，HCG)，妊娠第 2 周即可从孕妇尿中测出，第 8～10 周达高峰，以后下降。检测尿中 HCG，常用作早孕诊断的指标之一。HCG 能促进卵巢内黄体生长发育，维持妊娠。②**人胎盘催乳素** (human placental lactogen，HPL)，即**绒毛膜催乳素** (HCS)，妊娠 2 个月开始出现，第 8 个月达高峰，直至分娩。HPL 可促进母体乳腺及胎儿的生长发育。③**人胎盘孕激素** (HPL) 和**人胎盘雌激素** (HPE)，妊娠第 4 个月开始分泌，以后随着分泌量的增多，逐渐替代了母体卵巢孕激素和雌激素的功能，维持妊娠。

第四节 胚胎各期外形特征及胚胎龄的推算

一、胚胎各期外形特征

胚胎在不同的发育期具有不同的外形特征、长度、重量等 (表 17－3、表 17－4)，可通过这些特征推测胚胎龄。胚胎长度的测量径线有：①最大长度 (GL)，又称全长，适用于测 3 周前的盘状胚。②顶臀长 (CR)，又称坐高，适用于测量 4～8 周的胚。③顶跟长 (CH)，又称立高，适于测 8 周以后的胎儿 (图 17－20)。

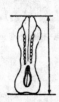

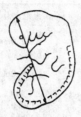
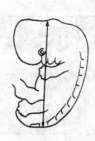
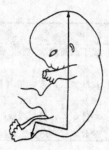

最长值（GL）   顶臀长（CR）   顶臀长（CR）   顶根长（CH）

图 17 - 20　胚胎长度测量方法示意图

表 17 - 3 　　　　　　　　　　　胚的主要形态特征及长度变化表

胚胎年龄（周）	形态特征	长度（mm）
第一周 （卵裂期）	受精，卵裂，胚泡形成，植入开始	
第二周 （两胚层期）	植入完成，圆形二胚层胚盘形成，滋养层发育，绒毛膜形成	0.1～0.4（GL）
第三周 （三胚层期）	原条出现，三胚层形成，脊索形成，神经板和神经嵴出现，体节出现	0.5～1.5（GL）
第四周 （体节期）	神经管形成，体节3～29对，胚体为圆柱形，胚内原始循环系统建立，脐带与胎盘形成	1.5～5.0（CR）
第五周	胚体可分头（大）、尾、腹部、心、肝、中肾显出，肢芽明显，体节30～40对	4.0～8.0（CR）
第六周	头部比例很大，前胸向左右扩大，眼泡发育成眼杯，上肢较下肢发达	7.0～12.0（CR）
第七周	颜面形成，下肢开始分化出大腿、小腿和足等，上肢开始出现手指，体节消失	10.0～21.0（CR）
第八周	头抬起，眼已形成，耳廓出现，颜面具人形，外生殖器出现，尚难辨性别	19.0～35.0（CR）

表 17 - 4 　　　　　　　　　　胎儿期主要形态特征及长度、体重变化表

胚胎年龄（月）	形态特征	坐高（CR）	立高（CH）	重量（g）
第三月	胎儿头部较大，约占全身1/3，眼睑闭合，外阴可辨性别，骨化中心出现，颈明显	87.0mm	101.0mm	45.0
第四月	肌肉神经发达，有胎动，耳竖起	140.0mm	167.0mm	200.0
第五月	头部占全身1/4，有毛发生长，胎毛出现，可听到胎儿心音	190.0mm	229.0mm	460.0
第六月	胎体瘦小，皮肤有皱纹，眉毛、睑缘睫毛发生，指甲出现	230.0mm	280.0mm	820.0
第七月	胎儿皮下积累脂肪，皮肤红，微皱，眼睑分开，呼吸、吞咽及体温等调节中枢已建立，有瞳孔对光反射，此时出生能存活	270.0mm	329.0mm	1300.0

（续表）

胚胎年龄（月）	形态特征	坐高（CR）	立高（CH）	重量（g）
第八月	皮下脂肪增厚，胎儿睾丸由腹腔下降至阴囊，乳腺分化完成	300.0mm	368.0mm	2100.0
第九月	皮肤皱纹消失，指（趾）甲平齐指（趾）尖，味觉、嗅觉发育	340.0mm	419.0mm	2900.0
第十月	胎体丰满，表面有胎脂，胸部发育好，胎毛基本脱落，颅骨未完全闭合，有囟门	360.0mm	443.0mm	3400.0

二、胚胎龄的推算

胚胎龄的计算方法有两种：①临床上常采用月经龄，即从孕妇末次月经的第一天算起，到胎儿娩出日为止，共 280 天左右，约 40 周。月经龄不是胚胎的真实年龄。月经龄常有误差，因月经周期有个体差异，且易受环境因素的影响。常用于孕妇预产期的推算。②胚胎学上常采用受精龄，即从受精之日算起，到胎儿娩出为止，266 天左右，约 38 周。受精一般发生在末次月经的第 14 天。受精龄常用于科学研究。

胚胎学家对大量胚胎标本进行观察、测量及统计学处理，得出了多项胚胎发育的参数，根据观察和测量结果，对照这些参数可推算胚胎龄（见表 17 - 3，4）。

三、预产期的推算

参照胚胎月经龄，临床上计算预产期的方法是：孕妇末次月经的年份加 1，月份减 3，日加 7。简化为：年加 1，月减 3（不够减则加 9），日加 7。例：某孕妇末次月经第一天为 2000 年 7 月 22 日，其预产期是 2001 年 4 月 29 日。若某孕妇末次月经第一天为 2002 年 1 月 12 日，其预产期是 2002 年 10 月（月份加 9）19 日。

四、影响胎儿生长的因素及围生期

胎儿生长与母体、胎儿及胎盘的状况密切相关。胚胎发育早期，其受母体影响较大；妊娠后期主要受胎儿、胎盘的影响。影响胎儿生长的因素有：①宫内营养状况。胎儿生长依赖母体提供营养物和氧气，若母亲营养不良、偏食或母体有疾病（糖尿病、贫血、心脏病、感染等）均可影响生长。②胎盘功能。如母体、胎盘血循环量不足，胎盘本身功能不良或组织缺陷，胎盘早剥等。③不良嗜好。孕妇吸烟、酗酒或孕妇被动吸烟。④多胎妊娠。其后期胎儿的总需要量超过胎盘的供给能力。⑤其他。如母体或胎盘激素分泌异常、遗传因素、药物、射线、子宫内环境等。

围生期指胚胎发育的第 26 周起至出生后 4 周。此阶段对胎儿、新生儿及母体的保健医学称围生医学，目的是加强胎儿及母体的保健与护理，降低胎儿、新生儿死亡率，降低畸形儿出生率、孕妇死亡率，避免或减少孕妇并发症。

第五节 双胎、多胎和联胎

一、双胎

双胎（twins）又称孪生（twins），指一次娩出两个新生儿。双胎的发生率约占新生儿的1%。

单卵孪生指由一个受精卵发育形成两个胎儿。由于孪生儿的遗传基因相同，因此性别相同，相貌酷似，体态、血型、组织相容性抗原等生理特性相同，双方器官移植时不会发生排斥反应。单卵孪生的形成机制：①一个受精卵发育为两个胚泡，各自植入，孪生儿有各自独立的羊膜腔和胎盘。②一个胚泡形成两个内细胞群，两个胚胎在各自的羊膜囊内发育，但共享一个绒毛膜和胎盘。③一个胚盘上形成两个原条，诱导、发育为两个胚胎，两者同位于一个羊膜腔内，共享一个胎盘（图17-21，右）。

双卵孪生指一次排出的两个卵分别受精发育形成两个胎儿。他们有各自的胎膜、胎盘，他们的性别、相貌及生理特性等也有差异，如同一般的亲兄弟姐妹，仅年龄相同。双卵孪生占双胎的大多数，有家族性，且发生率随母亲年龄的增长而增加（图17-21，左）。

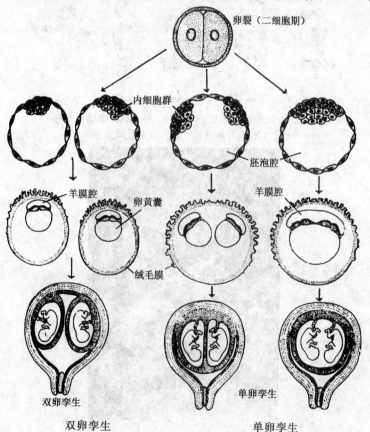

图 17-21 孪生形成示意图

二、多胎

多胎（multiplets）指一次娩出两个以上新生儿。其发生率很低，三胎约万分之一，四胎约百万分之一。多胎的形成可有单卵性、多卵性、混合性。混合性多胎较常见。多胎数目越多，发生率越低，但畸形率、流产率、死亡率随之增高。使用促排卵药物治疗排卵障碍的妇女，易致多胎发生。

三、联胎

联体双胎（conjoined twins）指两个未完全分离的单卵双胎。表现为两个胎儿未完全分开（图17-22）。多因一个胚盘出现的两个原条靠得太近，使各自发育的胚体局部相连。若两个胚胎大小相仿，称**对称型联体双胎**，依联体部位的不同，分为头联体、胸腹联体、臀连体等。

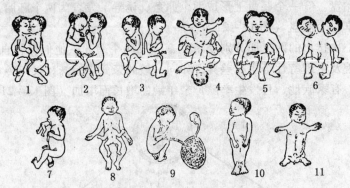

图17-22　胎儿畸形模式图
1~6. 为对称型联体双胎　7~9. 为不对称型联体双胎
10. 为并肢畸形　11. 为无肢畸形

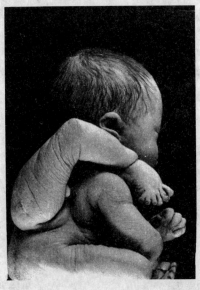

图17-23　寄生胎（刘黎青　图）

若两胚胎大小悬殊，称**不对称型联体双胎。寄生胎**为小胎发育不全并寄生在大胎体上（图17－23），胎内胎为大胎体内包裹小而发育不全的胚胎，**纸样胎**为小胚胎被挤压成薄片状。

"试管婴儿"的诞生与发展

世界第一例"试管婴儿"路易斯·布朗（Lourise Brown）于1978年7月25日诞生于英国，10年后我国第一例"试管婴儿"诞生于北京。20多年来，经各国专家、学者的不懈努力和潜心研究，人类辅助生殖技术不断创新、完善，已由第一代"试管婴儿"进入到第三代"试管婴儿"。第一代"试管婴儿"的技术程序是：体外受精－胚胎移植（in vitro fertilization－embryo transfer, IVF－ET）。体外受精（IVF）指用人工方法诱发超排卵，取卵后，在试管或者培养皿中使其与精子结合成受精卵的过程。胚胎移植（ET）指将体外受精获取的受精卵培养至2~8细胞期（现认为最好是2~4细胞期）时，移植入子宫。该技术主要针对女性不孕，但女方子宫功能需正常。若女方因各种原因不宜妊娠，可选择代孕，即将母体的卵细胞经体外受精后移植入另一名妇女的子宫内孕育，称异体"试管婴儿"。

第二代"试管婴儿"的技术程序是：卵质内单精注射和胚胎移植。即在显微镜下将精子直接注入卵子的细胞质内，受精后进行胚胎移植。主要针对男性不育。该技术可精选精子，直接将其注入卵子，提高受精率。若用精子微注射法和冷冻卵子相结合受精，经胚胎移植，则发育形成"冷冻卵子试管婴儿"。

第三代"试管婴儿"的技术程序是：早胚精选和胚胎移植。即在早胚时期，对其细胞进行遗传学检测，精选出无遗传缺陷的早期胚进行移植。通过这种人为的检测、筛选，可获得较理想的新个体，以提高"试管婴儿"的质量标准，做到优生优育，提高人类素质及生存质量。目前，世界各地的"试管婴儿"均健康成长，为不育家庭带来了福音和欢乐。1993年在布达佩斯诞生了四胞胎"试管婴儿"。1989年北京诞生了第一例3胞胎"试管婴儿"。1998年3月我国的"试管婴儿"在北京欢聚一堂，庆祝我国第一例"试管婴儿"10周岁生日。现今我国"试管婴儿"技术已达世界水准。由于实验胚胎学技术的推广、应用及发展，生殖工程学已成为胚胎学研究领域的又一枝奇葩。

第十八章

胚胎学各论

第一节　颜面、口腔和颈的发生

人胚第 4 周时，随着胚体头端、尾端及两侧缘的卷折，胚体已成圆柱形。神经管头端发育迅速，膨大成脑泡（为脑原基）。脑泡腹侧的局部间充质增生，致使胚体头部外观呈较大的圆形隆起，称**额鼻突**（frontonasal process）。**心突**（heart process）位于口咽膜的下方（图18－1）。

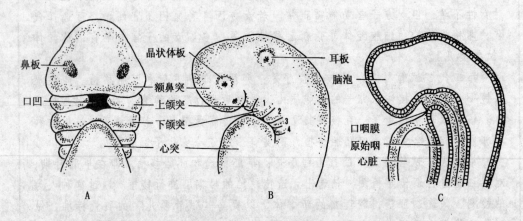

图 18－1　第 4 周人胚头部
A. 腹面观　B. 侧面观（1～4 示鳃弓）　C. 矢状切面

一、鳃弓及咽囊的发生

在第 4 周初，人胚头颈部两侧的间充质增生，形成背腹方向的柱状隆起，左右对称，共有 6 对，称为**鳃弓**（branchial arch）。相邻鳃弓之间的凹陷称为**鳃沟**（branchial groove），共5 对。在鳃弓发生的同时，原始消化管头段（原始咽）的内胚层向两侧膨出，形成左右 5 对**咽囊**（pharyngeal pouch）。咽囊与鳃沟相对应，二者之间隔以薄层的**鳃膜**（branchial membrane）。上述几种结构存在短暂，是人类个体重演种系发生，它们与颜面的发生及颈部的形成有密切关系。

二、颜面的形成

鳃弓形成后，第一鳃弓腹侧部分迅速分为两支，称**上颌突**（maxillary process）与**下颌突**

(mandibular process)。左右两侧的下颌突很快在胚体腹侧的中线愈合,将口咽膜与心突隔开。此时,胚体头部正面由额鼻突、左右上颌突、已愈合的左右下颌突以及这五个突起包围的**口凹**(stomodeum)构成(图18-2)。口凹即原始口腔,它的底是由外胚层与内胚层直接相贴而成的口咽膜,将口凹与原始消化管隔开。

第4周末,额鼻突下缘两侧局部外胚层细胞增生,形成左、右一对**鼻板**(nasal placode)。鼻板中央凹陷形成**鼻窝**(nasal pit),其下缘有一条细沟与口凹相通。鼻窝周围的间充质增生突起,分别形成位于鼻窝内侧的**内侧鼻突**(median nasal process)及位于鼻窝外侧的**外侧鼻突**(lateral nasal process)。

颜面的形成是由两侧向正中方向发展。首先是左右下颌突愈合,发育形成下颌与下唇。与此同时,两侧的鼻窝向中线靠近,左右内侧鼻突愈合,形成上唇的正中部分和人中。左右上颌突向内生长,先后与外侧鼻突和内侧鼻突愈合,封闭鼻窝与口凹之间的细沟。上颌突发育形成上颌、上唇的外侧部和颊的上半部;外侧鼻突参与鼻外侧壁和鼻翼的组成;额鼻突形成额、鼻梁和鼻尖。鼻形成后,随着鼻梁、鼻尖等结构的形成,鼻窝由向前方开口逐渐转向下方,即外鼻孔。鼻窝向深部扩大,形成原始鼻腔。眼最初发生于额鼻突的外侧,随着脑与颅的迅速增大以及上颌与鼻的形成,两眼向中央靠近。至第2月末,胚胎颜面已初具人形(图18-2)。

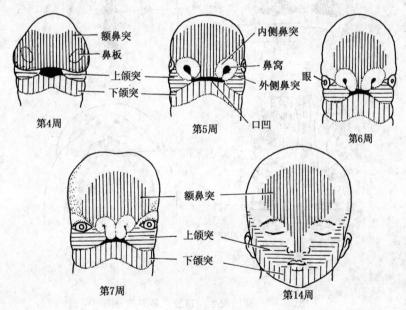

图18-2 颜面形成过程

三、腭的发生与口腔、鼻腔的分隔

腭的发生从第5周开始至第12周完成。腭来源于两个部分,即正中腭突和外侧腭突。**正中腭突**(median palatine process)是由左右内侧鼻突之间部分的内侧面向原始口腔内发生的一个短小的突起,形成腭前部的小部分;**外侧腭突**(lateral palatine process)是由左右上颌突的内侧面向原始口腔内长出的一对长形突起，它们向中线愈合，形成腭的大部分，其前缘与正中腭突愈合，其连接处残留一小孔即切齿孔。腭的形成将原始口腔与原始鼻腔分隔开（图18－3）。

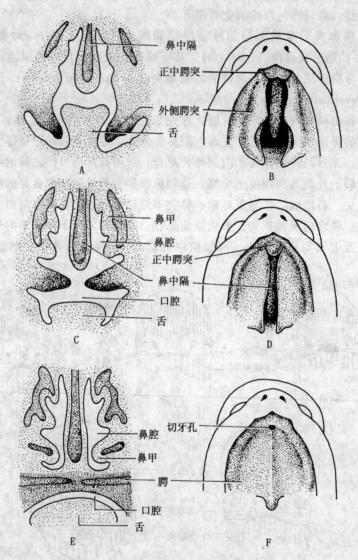

鼻中隔
正中腭突
外侧腭突
舌

A

B

鼻甲
鼻腔
正中腭突
鼻中隔
口腔
舌

C

D

鼻腔
鼻甲
腭
口腔
舌

切牙孔

E

F

图18－3　腭的发生与口腔、鼻腔的分隔
A、C、E 冠状切面　　B、D、F 口腔顶部观

四、颈部的形成

颈部由第2、3、4和第6对鳃弓发育形成。第2对鳃弓向尾侧生长迅速，逐渐越过第3、4、6对鳃弓，并覆盖在它们的表面，第2对鳃弓与下方三个较小鳃弓之间的间隙称**颈窦**（cervical sinus）。以后，第2对鳃弓与下方的鳃弓愈合，颈窦消失，颈部成形。随着鳃弓的

生长，食管和气管的增长，以及心脏位置的下降，颈部逐渐延长成形。

五、先天性畸形

1. **唇裂**（cleft lip） 是最常见的颜面畸形，因上颌突与同侧的内侧鼻突未愈合所致。唇裂多为单侧，也可双侧，或伴有腭裂（图 18 - 4，图 18 - 5）。

2. **面斜裂**（oblique facial cleft） 位于眼内眦与口角之间，因上颌突与同侧的外侧鼻突未愈合所致（图 18 - 4）。

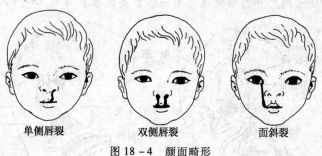

单侧唇裂　　　　双侧唇裂　　　　面斜裂

图 18 - 4 颜面畸形

3. **腭裂**（cleft palate） 较多见，可有多种类型。正中腭突与外侧腭突未愈合可致前腭裂（单侧或双侧，常伴发唇裂）；左、右外侧腭突未愈合可致正中腭裂；二者复合存在为完全腭裂（图 18 - 5）。

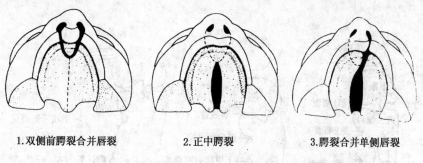

1.双侧前腭裂合并唇裂　　　2.正中腭裂　　　3.腭裂合并单侧唇裂

图 18 - 5 唇裂与腭裂

第二节　消化系统和呼吸系统的发生

人胚第 3 ~ 4 周时，胚盘向腹侧卷折形成一圆柱形胚体，卵黄囊顶部的内胚层被包卷入胚体内，形成一头尾方向的纵行管道，称**原始消化管**（primitive gut），它是消化系统和呼吸系统的原基。原始消化管的头段称**前肠**（foregut），尾段称**后肠**（hindgut），与卵黄囊相连的中段称**中肠**（midgut）（图 18 - 6）。前肠与后肠的末端，分别以口咽膜和泄殖腔膜封闭。以后，口咽膜和泄殖腔膜相继破裂，原始消化管的两端与外界相通。

原始消化管各段的分化结果如下：前肠将分化为咽、食管、胃、十二指肠的上段、肝、胆、胰以及喉以下的呼吸系统；中肠将分化为从十二指肠中段至横结肠右 2/3 部的肠管；后肠将分化为从横结肠左 1/3 部至肛管上段的肠管。

一、消化系统的发生

（一）咽的发生及咽囊的演变

原始咽位于前肠头端的膨大部，呈左右较宽、背腹扁、头宽尾细的漏斗状，其头端有口咽膜封闭，第 4 周口咽膜破裂，咽与原始口腔和原始鼻腔相通。在原始咽的侧壁有 5 对囊状突起称咽囊，随着胚胎的发育，咽囊演化出一些重要的器官（图 18 – 7）。

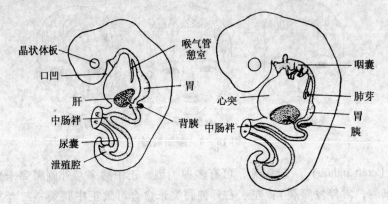

图 18 – 6　原始消化管的早期演变

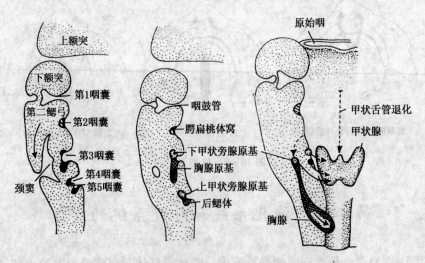

图 18 – 7　咽囊的演化及甲状腺的发生

第 1 对咽囊：向第 1 鳃沟伸长形成咽鼓管，其末端膨大形成中耳鼓室，第 1 鳃膜分化为鼓膜，第 1 鳃沟形成外耳道。

第 2 对咽囊：外侧份退化，内侧份演化为腭扁桃体的表面上皮。

第 3 对咽囊：腹侧份上皮细胞增生，形成左右两条细胞索，为胸腺原基。胸腺原基的内胚层细胞分化为胸腺上皮细胞，由造血器官迁移来的淋巴干细胞分化为胸腺细胞。头端细胞索退化，若不退化，可形成副胸腺。背侧份上皮细胞增生，随胸腺原基下移至甲状腺原基的背下方，分化为下一对甲状旁腺。

第4对咽囊：背侧份上皮细胞增生，向甲状腺原基的背侧迁移，分化形成上一对甲状旁腺，腹侧份退化消失。

第5对咽囊：形成一细胞团，称**后鳃体**，其部分细胞迁入甲状腺内，分化为滤泡旁细胞。

原始咽的其余部分形成咽，其尾端与食管相移行。

（二）甲状腺的发生

第4周初，在原始咽底壁正中线处（相当于第1对咽囊平面）的内胚层细胞增生，向间充质内下陷形成的盲管，称**甲状舌管**（thyroglossal duct），为甲状腺的原基。它沿颈部正中下降，其末端向两侧增生扩大，形成甲状腺的侧叶（图18-7）。甲状舌管的上段不久退化，仅在起始处残留一浅凹，即舌盲孔。

（三）食管、胃、肠的发生

1. **食管的发生** 人胚第4周时，食管为位于原始咽尾侧的一短管，以后随颈部的形成、胸部器官的发育而延长。其表面上皮由单层增生为复层，甚至过度增生，致使管腔一度闭锁，约在第8周，部分细胞退化吸收，管腔重新出现。

2. **胃的发生** 第4～5周时，食管尾侧的前肠膨大呈梭形，为胃的原基。其背侧缘生长较快，形成胃大弯，腹侧缘生长缓慢，形成胃小弯。由于胃背系膜生长迅速突向左侧形成网膜囊，使胃大弯从背侧转向左侧，胃小弯从腹侧转向右侧，使胃沿胚体纵轴向右旋转了90°，并由原来的垂直方位变为由左上至右下的斜行方位（图18-8）。

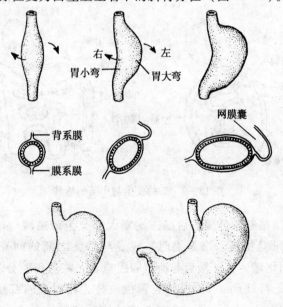

图18-8 胃的发生

3. **肠的发生**　肠是由胃以下的原始消化管分化而成。最初为一直管，借背系膜连于腹后壁。第5周后，由于肠管生长速度快，形成向腹部弯曲的"U"字形袢，称**中肠袢**（mid-gut loop）。其顶端连于卵黄蒂，此相连处将中肠袢分为头支和尾支两部分。尾支近卵黄蒂处有一突起，称**盲肠突**（caecal bud），为小肠与大肠的分界线，是盲肠和阑尾的原基。第6周，中肠袢生长迅速，由于肝、肾的发育，腹腔容积相对较小，致使肠袢突入脐带内的胚外体腔，即**脐腔**（umbilical coelom），形成胚胎的生理性脐疝。

肠袢在脐腔中生长的同时，以肠系膜上动脉为轴作逆时针90°旋转，即头支由位于上方转为位于胚胎右侧；尾支由位于下方转为位于胚胎的左侧。胚胎10~12周，由于腹腔容积增大，肠袢从脐腔返回腹腔，同时以肠系膜上动脉为轴逆时针旋转180°，头支转向左侧，以后发育为十二指肠远侧部、空肠及大部分回肠；尾支转向右侧，分化成升结肠、横结肠、乙状结肠。盲肠突位于右上腹部，肝右叶的下方，以后下降到右髂窝。（图18-9）

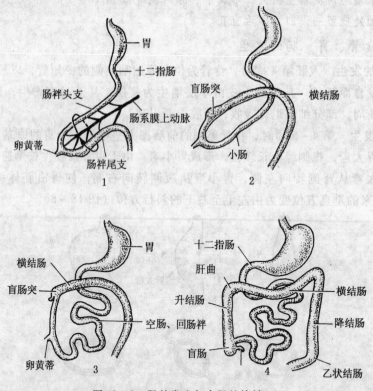

图18-9　肠的发生与中肠的旋转

4. **直肠的发生与泄殖腔的分隔**　后肠末端膨大部分为**泄殖腔**（cloaca），有泄殖腔膜与外界隔开，其腹侧与尿囊相连。第7周时，尿囊与后肠之间的间充质增生形成**尿直肠隔**（urorectal septum），向尾端生长，最后与泄殖腔膜愈合，将泄殖腔分隔为背侧的原始直肠和腹侧的**尿生殖窦**（urogenital sinus）。泄殖腔膜也被分为相对应的**肛膜**（anal membrane）及**尿生殖膜**（urogenital membrane）。原始直肠发育为直肠和肛管上段，而尿生殖窦发育为膀胱和尿道（图18-10）。肛管下段由外胚层向内凹陷形成的**肛凹**（anal pit）演变形成。

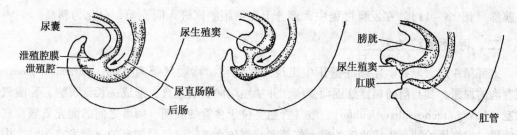

图 18 - 10　泄殖腔的分隔

（四）肝与胆的发生

第 4 周初，前肠末端腹侧壁的内胚层上皮增生，形成一向外突出的囊状突起，称**肝憩室**（hepatic diverticulum）（图 18 - 11），为肝和胆的原基。肝憩室生长迅速，并伸入原始横膈内。憩室末端膨大，分为头尾两支，头支较大，是形成肝的原基，尾支是形成胆囊及胆道的原基。头支细胞增生迅速，形成树枝状分支，其近端分化为肝管及小叶间胆管，末端分支旺盛，形成肝细胞板，并将附近的卵黄静脉、脐静脉分隔成血窦。胚胎肝有造血功能。

肝憩室尾支的近端伸长形成胆囊管，远端扩大形成胆囊。肝憩室的基部发育为胆总管，并与胰腺导管合并，开口于十二指肠（图 18 - 11）。

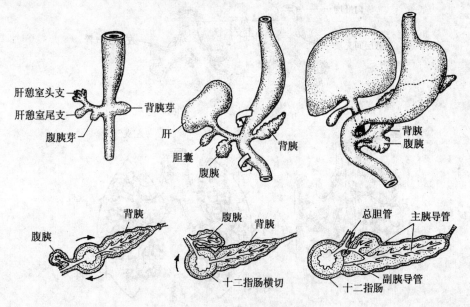

图 18 - 11　肝、胆及胰腺的发生

（五）胰腺的发生

第 4 周末，在前肠末端靠近肝憩室处，内胚层上皮增生，形成两个突起，一个位于肝憩室的下方，称**腹胰芽**（ventral pancreas bud），一个位置略高于肝憩室，称**背胰芽**（dorsal pancreas bud），它们是胰腺的原基（图 18 - 11）。背胰芽、腹胰芽上皮细胞增生，并反复分支，末端形成腺泡，与腺泡相连的分支形成各级导管。由于胃和十二指肠的旋转和肠壁的不均等生长，致使腹胰转向右侧，背胰转向左侧，腹胰移至背胰的下方并与之融合，形成单一的胰腺（图18-11）。在发育过程中，部分上皮细胞游离进入间充质，分化为胰岛。

二、呼吸系统的发生

人胚第4周，原始咽尾端底壁正中出现一纵行沟，称**喉气管沟**（laryngotracheal groove）。随着沟的加深，其与前肠相连处逐渐变窄，并从尾端向头端愈合，形成一长形盲囊，称**喉气管憩室**（laryngotracheal diverticulum）。喉气管憩室位于食管的腹侧，两者之间的间充质隔称气管食管隔。它将原始咽分隔成腹侧的喉、气管和背侧的食管。喉气管憩室的上端发育为喉，中段发育为气管，末端膨大的两个分支称**肺芽**（lung bud），是主支气管和肺的原基。肺芽呈树枝状反复分支，第24周时达17级左右，分别形成肺的导管部及呼吸部的各级分支（图18-12）。第28周时，随着肺泡数量的增多，肺泡上皮分化，可区分出Ⅰ型和Ⅱ型肺泡上皮细胞。

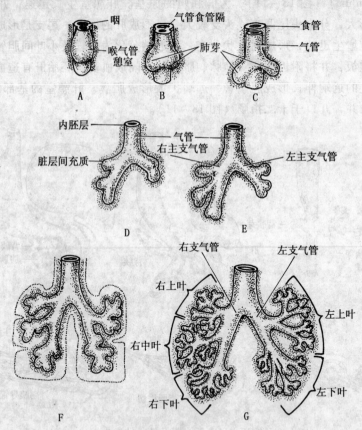

图18-12　呼吸系统的发生

三、消化系统及呼吸系统的先天性畸形

1. **消化管狭窄和闭锁**（gut stenosis or atresia）　消化管发育过程中，上皮细胞曾一度出现过度增生而使管腔狭窄或闭锁。若增生细胞不发生凋亡、退化，则造成消化管局部的狭窄或闭锁。主要见于食管和十二指肠部位。

2. **麦克尔憩室**（Meckel's deverticulum）　又称回肠憩室，是由于卵黄蒂近端未退化所致。

表现为回肠壁上距回盲部 40～50cm 处的囊状突起，其顶端可有纤维索与脐相连（图 18－13）。

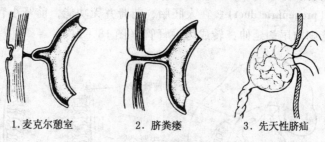

1.麦克尔憩室　　　　2.脐粪瘘　　　　3.先天性脐疝

图 18－13　肠管先天性畸形

3. 先天性脐疝（congenital umbilical hernia）　是由于脐腔未闭锁所致，脐部有孔与腹腔相通。当腹压升高时，肠管可从脐部膨出（图 18－13）。

4. 脐粪瘘（umbilical fistula）　又称**脐瘘**，是由于卵黄蒂未退化，使肠管与脐相通。出生后，肠管内容物可由脐部溢出（图 18－13）。

5. 肛门闭锁　又称**不通肛**，是由于肛膜未破，或肛凹与直肠末端未相通所致，并常因尿直肠隔发育不全而伴有直肠尿道瘘。

6. 气管食管瘘（tracheoesophageal fistula）　由于气管食管隔发育不良，气管与食管之间分隔不完全，两者之间有瘘管相通。

7. 透明膜病（hyaline membrane disease）　又称**呼吸窘迫综合征**，由于肺泡Ⅱ型细胞分化不良，不能分泌表面活性物质，致使肺泡表面张力增大，不能随呼吸运动而扩张。镜下可见肺泡萎缩，间质水肿，肺泡上皮表面覆盖一层从血管渗出的血浆蛋白膜。此病主要见于早产儿。

第三节　泌尿系统和生殖系统的发生

泌尿系统与生殖系统的发生有着密切的关系，它们的主要器官均起源于体节外侧的间介中胚层。胚第 4 周初，间介中胚层头段呈节段性生长，称**生肾节**（nephrotome），尾段细胞增生形成左右两条纵行细胞索，称**生肾索**（nephrogenic cord）。第 4 周末，生肾索进一步增生，在腹后壁中轴两侧形成一对纵行隆起，称为**尿生殖嵴**（urogenital ridge）。而后，尿生殖嵴的中央出现一纵沟，将嵴分为内侧细而短的**生殖腺嵴**（genital ridge），为生殖腺原基，外侧粗而长的**中肾嵴**（mesonephric ridge），是肾原基。

一、泌尿系统的发生

（一）肾和输尿管的发生

人胚肾的发生可分为三个阶段，即前肾、中肾和后肾，它们先后由颈部向尾端发生，最终仅有后肾保留，成为成体的肾脏。

1. 前肾（pronephros）　又称原肾。第 4 周初，在生肾节内形成 7～10 条横行的细胞索或小管，称**前肾小管**（pronephric tubule）。其外侧端均向尾侧延伸，并互相连接成一条纵行的管，称**前肾管**（pronephric duct）。在人胚胎，前肾并无功能，前肾小管很快于第4周末退化消失，但前肾管则向尾侧延伸，转成为中肾管（图18-14）。

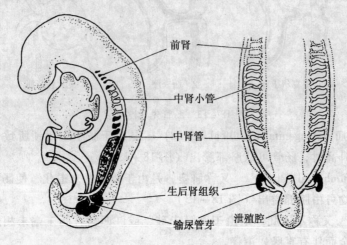

图18-14 前肾、中肾、后肾发生示意图

2. **中肾**（mesonephros） 第4周末，当前肾退化时，其尾侧的生肾索细胞相继发生许多横行的"S"形的**中肾小管**（mesonephric tubule），其内侧端膨大凹陷形成肾小囊，包绕由背主动脉分支而来的毛细血管球构成肾小体。中肾小管的外端与向尾端走行的前肾管通连，前肾管改称**中肾管**（mesonephric duct），也称**沃尔夫管**（Wolffian duct）。中肾管的尾端通入泄殖腔（图18-14）。中肾可能有短暂的功能活动。至第2个月末，当后肾发生后，除中肾管和尾端的少数中肾小管外，中肾大部分退化。

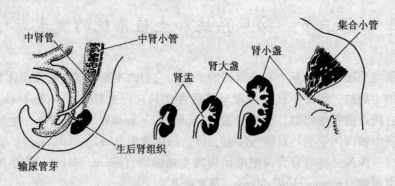

图18-15 后肾的发生

3. **后肾**（metanephros） 胚胎第5周初，中肾管尾端近泄殖腔处向背侧长出一盲管，称**输尿管芽**（ureteric bud），输尿管芽向胚体头侧方向生长，长入中肾嵴的尾端，在其诱导下，中肾嵴细胞进一步分化形成**生后肾组织**（metanephrogenic tissue）（图18-14，图18-15）。输尿管芽在中肾嵴内继续向头端延伸，反复分支达12级以上。起始的两级分支扩大合并为肾盂，第3级、第4级分支扩大合并成为肾盏，第5级以上分支演变为集合小管。集合

小管的末端呈"T"形分支（将演化为弓形集合小管），分支的弓形盲端被呈帽状的局部生后肾组织覆盖。在集合小管的诱导下，生后肾组织演化为"S"形小管，一端膨大凹陷形成双层肾小囊，包绕毛细血管球形成肾小体，另一端演化为肾小管，并与集合小管相通。肾小管进一步发育，延长分化出各段肾小管的结构，与肾小体组成肾单位（图18-16）。在人胚第3月，后肾已能分辨出皮质和髓质，并具有泌尿功能。后肾最初位于盆腔，后因腹腔器官的生长，输尿管的伸展，胚体直立，肾移至腰部。

（二）膀胱与尿道的发生

胚胎第4~7周，尿直肠隔将泄殖腔分隔为尿生殖窦和直肠两部分。尿生殖窦分为三段，上段较膨大，发育为膀胱，其顶端与**脐尿管**相连，出生前，后者闭锁，演化为脐中韧带；中段较窄，保持管状，在男性形成尿道的前列腺部和膜部，在女性形成尿道；下段在男性发育为尿道海绵体部，在女性扩大成为阴道前庭。

二、生殖系统的发生

人胚的性别，虽在受精时已由精子的核型确定，但直至胚胎第7周，生殖腺才能分辨出是睾丸或卵巢，而外生殖器的性别则到第12周时才能区分，因此生殖系统的发生可分为性未分化期和性分化期两个阶段。

（一）生殖腺的发生

1. **未分化性腺的发生** 第5周时，生殖腺嵴表面的体腔上皮细胞增生，并向其下方的间充质内伸入，形成许多不规则的上皮细胞索，称**初级性索**（primary sex cord）。在初级性索内有源于卵黄囊顶近尿囊处内胚层的

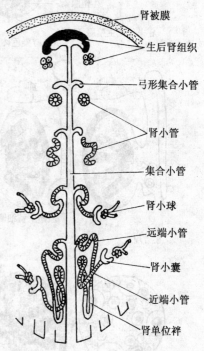

图18-16 集合小管与肾单位的发生

大而圆的**原始生殖细胞**（primordial germ cell），第6周经背系膜迁移入发生中的生殖腺内。此时不能辨认性别，故称为未分化性腺。

2. **睾丸的发生** 睾丸的发生取决于原始生殖细胞内的Y染色体。Y染色体短臂近着丝点处有编码**组织相容性Y抗原**（histocompatibility Y antigen，H-Y antigen）的基因，其编码位于细胞膜上的H-Y抗原，使未分化性腺分化为睾丸。在男性，胚胎第7周时，初级性索与生殖腺嵴上皮脱离，继续向深部增生，分化为细长弯曲的生精小管，其末端吻合为睾丸网。第8周，生殖腺上皮下方的间充质形成白膜，生精小管之间的间充质细胞分化为睾丸间质细胞，并分泌雄激素。早期生精小管尚无管腔，含有两类细胞，即由初级性索分化来的支持细胞和由原始生殖细胞分化来的精原细胞，青春期开始时才出现管腔（图18-17）。

3. **卵巢的发生** 原始生殖细胞内无Y染色体存在，未分化性腺则向卵巢的方向分化。此过程晚于睾丸的分化。第10周时，初级性索退化，未分化性腺的表面上皮再次向间充质伸入，形成**次级性索**或皮质索。约于第16周时，次级性索断裂，形成许多细胞团，即为**原**

图中标注（从上到下）：肾被膜、生后肾组织、弓形集合小管、肾小管、集合小管、肾小球、远端小管、肾小囊、近端小管、肾单位袢

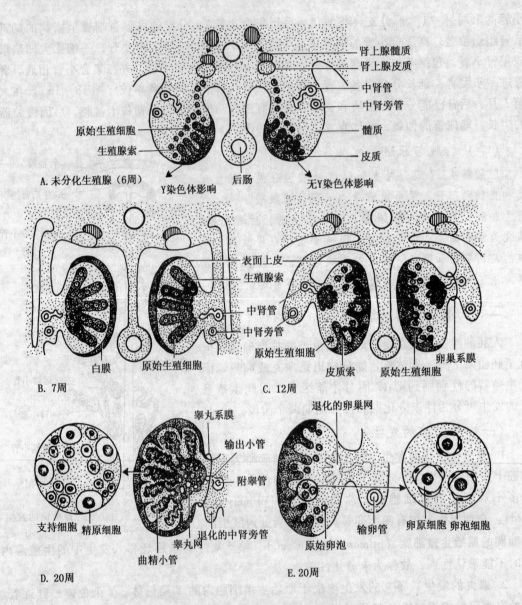

图 18 - 17　生殖腺的发生与分化模式图
A 未分化的生殖腺　B、D 分化为睾丸　C、E 分化为卵巢

始卵泡。其中央为原始生殖细胞分化成的卵原细胞，周围是一层由次级性索细胞分化来的扁平的卵泡细胞（图 18 - 17）。胎儿期的卵原细胞不断增生，在出生前已分化为初级卵母细胞，并停留于第一次减数分裂前期。表皮下方的间充质形成卵巢的白膜，卵泡之间的间充质细胞分化为卵巢的间质。

4. **睾丸和卵巢的下降**　生殖腺原位于后腹壁上方，随着生殖腺的增大，其突向腹腔，逐渐与后壁以系膜相连，称尿生殖系膜。继之，系膜头段退化消失，尾段连于生殖腺的尾端与阴囊或大阴唇之间，称引带。以后胚体逐渐伸长，引带相对缩短，导致生殖腺下降。第 3

月末时，卵巢停留在盆腔，而睾丸继续下降，通过腹股沟管，在第8月达阴囊。包于睾丸周围的腹膜形成鞘突，随睾丸进入阴囊形成鞘膜囊，以后，腹膜腔与鞘膜腔之间的通道逐渐闭锁。

（二）生殖管道的发生及演化

1. 未分化期　人胚第6周时，无论男性或女性都先后形成两对生殖管道，即**中肾管**和**中肾旁管**（paramesonephric duct），又称**米勒管**（Müllerian duct）。中肾旁管是由中肾嵴体腔上皮凹陷后闭合而成，其头端纵行于中肾管外侧，尾端左右愈合成一盲端，突入尿生殖窦的背侧壁，在窦腔内形成一隆起，称**窦结节**（sinus tubercle）。中肾管开口于窦结节的两侧。

2. 男性生殖管道的分化　如果生殖腺分化为睾丸，生精小管内的支持细胞分泌抗中肾旁管激素使中肾旁管退化，睾丸间质细胞分泌的雄激素作用于中肾小管和中肾管，使其发育成男性生殖管道。与睾丸相邻的10余条中肾小管分化为附睾的输出小管，中肾管分化为附睾管、输精管、精囊和射精管。

3. 女性生殖管道的分化　如果生殖腺分化为卵巢，由于雄激素缺乏，中肾管退化，而中肾旁管发育。中肾旁管头段发育成输卵管，尾段左右融合在一起演变成子宫和阴道的穹隆部。尿生殖窦背侧壁的窦结节增生形成**阴道板**，阴道板最初是实心板，到第5个月时，演变成中空的阴道，但在管道外口有一薄层的处女膜与阴道前庭相隔。

三、泌尿系统和生殖系统的先天性畸形

1. 多囊肾（polycystic kidney）　由于远端小管未与集合小管相通，尿液在肾小管内积聚，使肾内出现许多大小不等的囊泡。囊泡挤压周围的正常肾组织，而引起肾功能障碍。

2. 异位肾（ectopic kidney）　肾上升过程中受阻，未达正常位置所致。异位肾多停留在盆腔。

3. 马蹄肾（horseshoe kidney）　由于后肾发生过程中受阻于肠系膜下动脉根部，两肾下端互相融合成马蹄形，故称马蹄肾。

4. 脐尿瘘（urachal fistula）　由于脐尿管未闭锁，胎儿出生后，尿液从脐部外溢。若仅部分脐尿管未闭，则可形成脐尿管囊肿。

5. 隐睾（cryptorchidism）　睾丸未降入阴囊，停留于腹腔或腹股沟处，称隐睾。可发生于单侧或双侧。睾丸在腹腔内因温度高而影响精子的发生，可致男性不育。

6. 先天性腹股沟疝（congenital inguinal hernia）　由于腹腔与鞘膜腔之间的通路未闭合，当腹内压增高时，部分肠管可突入鞘膜腔，称为先天性腹股沟疝。

7. 双子宫　是左右中肾旁管下段未愈合所致，常伴有双阴道。如仅子宫体的上部分未合并则为双角子宫。

8. 阴道闭锁（vaginal atresia）　窦结节未形成阴道板，或阴道板未能形成管道，致使阴道闭锁。有的是阴道口处女膜未穿通，外观不见阴道，称处女膜闭锁。

9. 两性畸形（hermaphroditism）　又称半阴阳，是由于性分化异常导致的性别畸形。表现为外生殖器介于男女两性之间。可分为三种：①**真两性畸形**：患者同时具有卵巢和睾丸，染色体核型为46，XX/46，XY嵌合型。极少见。②**男性假两性畸形**：生殖腺为睾丸，核型为46，XY，由于雄激素分泌不足，导致外生殖器向女性方向不完全分化。③**女性假两性畸**

形：生殖腺为卵巢，核型为 46，XX，由于肾上腺分泌过多雄激素，使外生殖器向男性方向不完全分化。

第四节   心血管系统的发生

在胚胎第 3 周，由于胚胎生长迅速，单纯的简单弥散方式已不能满足胎儿的营养需要，心血管系统因而发生，成为胚胎发生中最早形成和执行功能的系统。心血管系统是由中胚层分化而来，胚胎早期心血管系统是左右对称的，后来通过生长、合并、新生、扩大和萎缩等复杂的改建过程而逐渐完善。

一、原始心血管系统的建立

人胚第 2 周末，首先卵黄囊壁的胚外中胚层细胞增殖分化形成间充质细胞索或细胞团，称**血岛**（blood island），不久，血岛内出现间隙，周边的细胞变扁，分化为内皮细胞，中央部分的细胞分化成游离的造血干细胞。相邻的血岛内皮细胞相互融合连通，形成原始血管。此后 2～3 天，胚体内各处的间充质中出现许多裂隙，裂隙周围的细胞分化为内皮细胞，形成胚内毛细血管，相邻血管内皮以出芽方式相互通连，形成胚体内的**内皮管网**。第 3 周末，胚内与胚外的血管相互连接，形成一弥散的内皮管网。此后，有的内皮管因相互融合及血液汇流而增粗，有的则因血流过少而萎缩消失，这样便逐渐形成了**原始心血管系统**（primitive cardiovascular system）。

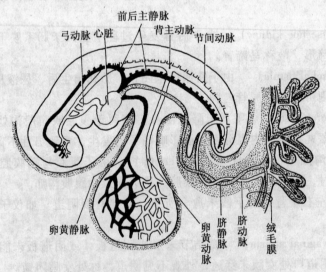

图 18-18   原始心血管系统模式图（第 4 周）

原始的心血管系统是左右对称的，其组成包括：①**心管** 1 对。第 4 周时，左右心管合并为一条，向背侧连于背主动脉。②**背主动脉** 1 对，借**弓动脉**（aortic arch）连于心管头端，向尾侧走行，沿途发出分支：数对**卵黄动脉**（vitelline artery），分布于卵黄囊；1 对**脐动脉**（umbilical artery），经体蒂分布于绒毛膜；若干对**节间动脉**，分布于胚体。③静脉，包括 1 对**前主静脉**（anterior cardinal vein），收集胚体头侧的血液；1 对**后主静脉**（posterior cardinal vein），收集胚体尾侧的血液；1 对**卵黄静脉**，1 对**脐静脉**，分别收集卵黄囊及绒毛膜的血液。第 4 周时，胚体内外已建立了胚体循环、卵黄囊循环和脐循环三个血循环通路（图 18－18）。

二、心脏的发生

（一）原始心脏的形成

在人胚第 18～19 天，位于口咽膜头侧的生心区的内胚层出现一腔隙，称**围心腔**（pericardiac coelom），围心腔腹侧的中胚层细胞集聚形成一对长条的细胞索，称**生心板**（cardiogenic plate），板的中央出现腔隙，形成两条纵管，称**心管**（cardiac tube）。与此同时，由于头褶的发生，原来位于口咽膜头侧的围心腔及心管便转到咽的腹侧，心管也由围心腔的腹侧转至它的背侧。随着胚胎侧褶的发生，左右心管逐渐向中线靠拢，融合成一条心管。由于围心腔的不断扩大，位于围心腔背侧的心管逐渐陷入围心腔内，借**心背系膜**悬于围心腔的背侧（图 18－19）。不久，系膜中央部退化消失，形成一个左右两侧相互交通的孔道，称**心包横窦**。心管除头侧和尾侧连于心背系膜外，其余部分游离于围心腔内，围心腔发育成心包腔。

（二）心脏外形的建立

心管头端与动脉相连，尾端与静脉相连，两端借心背系膜连于心包上。由于心管各段生长速度不同，心管出现三个膨大，由头端向尾端依次为**心球**（bulbus cordis）、**心室**和**心房**。心球的头端与动脉干相连。以后，在心房的尾端又出现一个膨大，称**静脉窦**（sinus venosus）。

由于心管两端固定，而心管的发育较心包腔快，心管首先弯曲成"U"形，进而转变成"S"形。心房转向背侧、头侧，心室转向腹侧、尾侧。以后心房与心室各自增大，心房吸收了静脉窦，并向两侧膨大，将来形成左右心房。心室在发育过程中，将心球并入其中。心房和心室之间出现缩窄，使房室之间形成狭窄的**房室管**（atrioventricular canal）（图 18－20）。

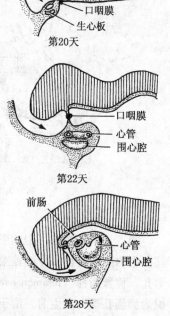

图 18－19　原始心脏的位置变化（纵切面）

（三）心脏内部的分隔

1. 房室管的分隔　第 4 周末，房室管背侧壁和腹侧壁的心内膜组织增生，各形成一个隆起，称**心内膜垫**（endocardiac cushion）。两个心内膜垫对向生长，互相融合，将房室管分为左、右房室孔。房室孔处的心内膜组织局部增厚，形成心瓣膜，左侧为二尖瓣，右侧为三尖瓣（图 18－21）。

2. **心房的分隔** 大约在心内膜垫发生的同时，心房的头端背侧壁的正中线处发生一个镰状薄膜，称**第一房间隔**，它向心内膜垫的方向生长，隔的下缘与心内膜垫之间留有一孔，称**第一房间孔**，此孔以后逐渐闭合。在第一房间孔闭合之前，第一房间隔上部的中央变薄而穿孔，若干小孔融合成一个大孔，称**第二房间孔**。

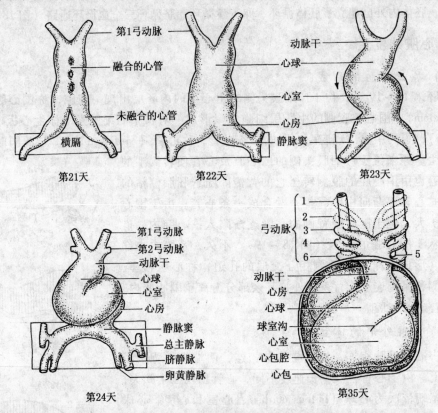

图 18 – 20 心脏外形的建立

第5周末，在第一房间隔的右侧，从心房顶端腹侧又形成一新月形隔膜，称**第二房间隔**，其向心内膜垫生长，并遮盖第二房间孔，但在第二房间隔与心内膜垫接触时，下方留有一卵圆形孔，称**卵圆孔**（foramen ovale）。卵圆孔的左侧被第一房间隔遮盖，称这部分第一房间隔组织为**卵圆孔瓣**。出生前，由于右心房的压力大于左心房，血液可冲开卵圆孔瓣进入左心房；出生后，左心房压力大，压迫卵圆孔瓣，使其与第二房间隔愈合，形成完整的房间隔（图18 –21）。

3. **心室的分隔** 第4周末，心室底壁的心尖处发生一半月形的肌性隔膜，称**室间隔肌部**，其向心内膜垫的方向生长，但其上缘凹陷处与心内膜垫之间留有一孔，称**室间孔**（inter-ventricular foramen），直至第7周末，室间孔由来自左、右心球嵴及心内膜垫的**室间隔膜部**封闭（图18 –21）。

4. **心球与动脉干的分隔** 第5周时，心球及动脉干的内膜组织增生，形成两条相对应呈螺旋状走行的嵴，分别称**心球嵴**和**动脉干嵴**，两嵴在中线相互愈合后形成一螺旋状走行的

主动脉肺动脉隔（aortico - pulmonary septum），将动脉干和心球分隔成升主动脉和肺动脉干，肺动脉干缠绕升主动脉，主动脉与左心室相通，而肺动脉干与右心室相通。主动脉与肺动脉起始处的内膜组织增厚，各形成三个隆起，逐渐演变为袋状的半月瓣。

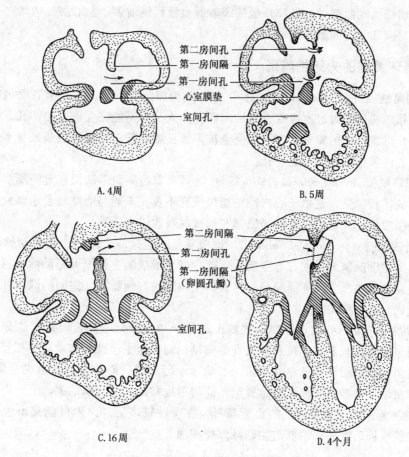

A. 4周　　　　　　　　　　　　　B. 5周

第二房间孔
第一房间隔
第一房间孔
心室膜垫
室间孔

C. 16周　　　　　　　　　　　　D. 4个月

第二房间隔
第二房间孔
第一房间隔
（卵圆孔瓣）
室间孔

图 18 - 21　心房与心室的分隔

三、胎儿的血液循环及出生后变化

出生前，胎体内的血液是经脐动脉到达胎盘绒毛的毛细血管内，与母体进行物质交换。来自胎盘的富含氧及营养物质的血液，经脐静脉流入肝脏后，大部分经肝内静脉导管流入下腔静脉，下腔静脉还收集由下肢、盆腔和腹腔器官等来的静脉血，将其共同注入右心房。右心房的大部分血液经卵圆孔进入左心房，通过左心室进入主动脉。主动脉的血液，大部分经主动脉弓上的三大分支分布到头、颈和上肢，以充分供应胎儿头部发育所需的营养和氧；小部分血液流入降主动脉。由头、颈和上肢回流的静脉血经上腔静脉进入右心房，与下腔静脉来的小部分血液混合后，经右心室进入肺动脉，其中大部分经动脉导管注入降主动脉。降主动脉的血液除分布到盆腔、腹腔器官和下肢外，还经脐动脉运送至胎盘，与母体进行物质交换后，经脐静脉返回到胎儿体内。

胎儿血液循环的特点包括：①有通向胎盘的脐动脉和脐静脉；②肝内有静脉导管；③房

间隔上有卵圆孔；④肺动脉和主动脉之间有动脉导管。

胎儿出生后血液循环的变化：①脐动脉大部分闭锁为脐外侧韧带，近侧端保留为膀胱上动脉；②脐静脉（腹腔内部分）闭锁，成为肝圆韧带；③肝的静脉导管闭锁成为静脉韧带；④动脉导管闭锁为动脉韧带；⑤肺呼吸使肺静脉血液回流增多，左心房压力增高，卵圆孔瓣膜紧贴第二房间隔，使卵圆孔闭锁。

四、循环系统的先天性畸形

1. **房间隔缺损**（atrial septal defect）　最常见为卵圆孔未闭，其产生原因包括：①第一房间隔形成第二房间孔时过度吸收，导致卵圆孔瓣太小，不能完全遮盖卵圆孔；②第二房间隔发育异常，形成过大的卵圆孔，不能完全被卵圆孔瓣遮盖；③心内膜垫发育不良，使第一房间隔未与心内膜垫愈合而留有一孔。

2. **室间隔缺损**（ventricular septal defect）　可有室间隔膜部缺损和室间隔肌部缺损两种类型。膜部缺损较常见，是由于心内膜垫组织发育不良，未能与心球嵴及肌部愈合所致；室间隔肌部缺损较少见，是由于室间隔肌部在形成时吸收过度所致。

3. **法洛四联症**（tetralogy of Fallot）　比较常见，包括四个畸形：①肺动脉狭窄；②室间隔缺损；③主动脉骑跨；④右心室肥大。这种畸形形成的主要原因是动脉干与心球的分隔不均，致使肺动脉狭窄和室间隔缺损，粗大的主动脉向右侧骑跨在室间隔缺损处，由于肺动脉狭窄，造成右心室肥大。

4. **主动脉和肺动脉错位或狭窄**　主要由动脉干和心球分隔异常所致。如分隔时，主动脉肺动脉隔不呈螺旋状走行，而是形成直的间隔，则引起主动脉与肺动脉的相互错位。此畸形常伴有室间隔的缺损和动脉导管未闭。如动脉干与心球分隔不均，则形成一侧动脉粗大，另一侧动脉狭小，即肺动脉或主动脉狭窄。此畸形也常伴有室间隔缺损。

5. **动脉导管未闭**　为最常见的血管畸形，在女性较多见。原因可能是出生后动脉导管的平滑肌未能收缩，致使肺动脉与主动脉保持相通。

第五节　中枢神经系统的发生

神经系统起源于**神经外胚层**，由神经管和神经嵴分化而成。**神经管**分化为脑和脊髓等；**神经嵴**分化为周围神经系统的神经节等。

一、神经管的早期分化

胚胎第3周末，胚体背部中轴的外胚层在脊索的诱导下形成神经管，至第4周，神经管的头端增大，发育为脑，其余部分仍保持管状，发育为脊髓。早期神经管的管壁是假复层柱状上皮，称**神经上皮**（neuroepithelium），神经上皮细胞不断分裂增殖，部分细胞迁至神经上皮的外周，成为**成神经细胞**（neuroblast）和**成神经胶质细胞**（glioblast）。在神经上皮细胞外周由成神经细胞和成神经胶质细胞构成一新的细胞层，称**套层**（mantle layer），此层的两种细胞能分化形成神经元和神经胶质细胞。原来的神经上皮停止分化，变成一立方形或矮柱状细胞层，称**室管膜层**（ependymal layer）。套层的神经细胞长出突起，并伸至套层的外周，与随之迁出的神经胶质细胞一起形成一层新的结构，称**边缘层**（marginal layer）（图18 -22）。神经细胞的存活及其突起的发生主要受靶细胞产生的神经营养因子的调控，如神经生长因子、成纤维细胞生长因子、表皮生长因子等。

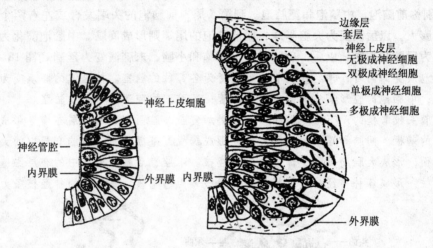

图18-22　神经管上皮的早期分化

二、脊髓的发生

神经管的尾段发育为脊髓。管腔演化为脊髓的中央管，套层分化为脊髓的灰质，边缘层分化为白质。神经管的管壁并不平均发育，其顶部及底部的细胞不增殖成为较薄的**顶板**及**底板**。两侧部的神经上皮细胞迅速增殖，向套层迁移，分化为成神经细胞和成胶质细胞。由于套层中成神经细胞和成胶质细胞的增生，使其两侧部迅速增厚，形成腹侧的左右两个**基板**及背侧的左右两个**翼板**，两者的分界在神经管内表现为两条纵行的**界沟**。基板形成脊髓灰质的前角，其中成神经细胞主要分化为躯体运动神经元。翼板形成脊髓灰质的后角，其中的成神经细胞分化为感觉神经元。另有一部分成神经细胞聚集于基板和翼板之间，形成脊髓侧角，分化为内脏传出神经元。神经管外的间充质分化成脊膜（图18-23）。

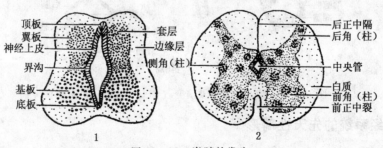

图18-23　脊髓的发生

胚胎第 3 个月时，脊髓与脊柱等长，此后脊柱的生长比脊髓快，脊髓的位置相对地上移，至出生前，脊髓下端与第 3 腰椎平齐。

三、脑的发生

神经管的头段分化为脑。第 4 周末，神经管的头段形成三个膨大的**脑泡**（brain vesicle），分别称**前脑泡、中脑泡**和**菱脑泡**。到第 5 周，前脑泡的头端发育成左右两个**端脑**，端脑向两侧膨大，以后演变为大脑半球；而前脑泡的尾端则形成**间脑**。中脑泡演化为中脑。菱脑泡演变为**后脑和末脑**，以后，后脑演变为桥脑和小脑，末脑演变为延髓（图 18－24）。

在脑泡演变的同时，神经管的管腔也演变为各部位的脑室。前脑泡的腔演变为侧脑室和第三脑室；中脑泡的腔形成狭窄的中脑导水管；菱脑泡的腔演变为第 4 脑室。

神经管头段管壁的演变与尾端相似，但更加复杂。脑两侧壁的套层亦增厚形成背部的翼板和腹部的基板。间脑和端脑的套层大部分形成翼板，基板甚小。端脑套层中的大部分细胞迁至外表面，形成大脑皮质；少部分形成神经核。中脑、后脑和末脑中的套层细胞多聚集成细胞团或柱，形成各种神经核，翼板中的神经核多为感觉核，基板中的神经核多为运动核。

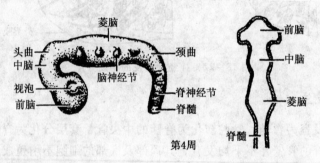

第4周

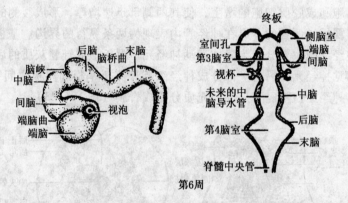

第6周

图 18－24 脑泡的发生及演变（侧面观及冠状切面观）

四、神经系统的先天性畸形

1. **无脑畸形**（anencephaly） 由于前神经孔未闭，端脑或神经管的头端脑部不发育所致。表现为颅骨发育不全，头颅顶部只盖有薄层脑膜组织，常伴有颈区的脊柱裂。

2. **脊柱裂**（spina bifida）　由于脊髓和椎骨缺损，在背部出现裂沟，称脊柱裂。多发生于腰骶区。

3. **脊膜膨出及脑膜膨出**　由于椎骨缺损，脊膜自缺损处突出，在体表形成有皮肤覆盖的囊，称脊膜膨出；如果由于颅骨发育不全，脑膜自缺损处突出，称脑膜膨出。

4. **脑积水**（hydrocephalus）　比较多见，由于脑室系统发育障碍，脑脊液生成和吸收平衡失调所致。由于脑室积液，脑压加大，临床常见胎儿头部特别大，脑壁变薄，颅缝变宽。

第六节　眼与耳的发生

一、眼的发生

眼的发生始于胚胎第4周，当神经管前端闭合形成前脑时，向外膨出，形成左右一对囊泡，称**视泡**（optic vesicle），视泡远端膨大凹陷形成一双层杯状结构，称为**视杯**（optic cup）。视泡近端变细，称**视柄**（optic stalk），与前脑分化成的间脑相连。在视泡发生的同时，与视泡相对的外胚层在视泡的诱导下增生变厚，形成**晶状体板**（lens placode）。随后，晶状体板内陷入视杯内，与表面的外胚层脱离，形成**晶状体泡**（lens vesicle）。眼的各部分就是由视杯、视柄、晶状体泡及它们周围的间充质分化形成的（图18－25）。

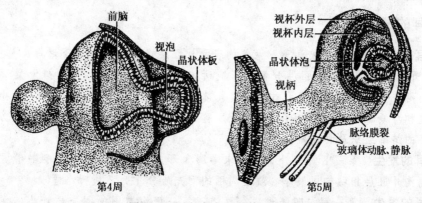

图18－25　视杯与晶状体的发生

1. **视网膜的发生**　由双层视杯发育而成。视杯的外层分化为视网膜的色素上皮层，其内层分化为视网膜的神经层，含有视杆细胞、视锥细胞、双极细胞和节细胞等。节细胞的轴突集合成视神经，走行于视柄中。

2. **晶状体的发生**　由晶状体泡演变而成。晶状体泡前壁为立方形上皮，后壁细胞呈高柱状，并逐渐向前壁方向伸长，形成晶状体纤维。泡腔逐渐缩小直至消失，使晶状体变为实体结构。

3. **角膜、巩膜和脉络膜的发生**　角膜上皮是在晶状体泡诱导下，由其表面的外胚层分

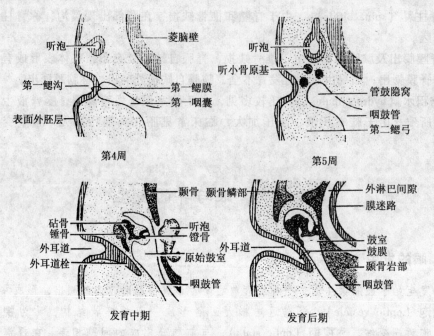

图 18 - 26 耳的发生

化而成。角膜上皮后面的间充质分化为角膜其余各层。视杯周围的间充质外层较致密，分化为巩膜；而间充质的内层则较疏松，并富含血管和色素细胞，以后形成脉络膜。

二、耳的发生

1. **内耳的发生** 第4周初，菱脑两侧的表面外胚层在菱脑的诱导下增厚，称听板（otic placode）。听板凹陷，并与外胚层分离，形成听泡（otic vesicle）。听泡初为梨形，以后向背、腹方向延伸生长，形成前庭囊和耳蜗囊，前庭囊形成三个半规管和椭圆囊的上皮；耳蜗囊形成球囊和耳蜗管的上皮。这样，听泡就发育成了膜迷路的上皮部分。听泡外方的间充质形成膜迷路的结缔组织及骨迷路。

2. **中耳的发生** 第一咽囊向外伸长，末端膨大形成鼓室，近端形成咽鼓管。鼓室的外壁与第一鳃沟外胚层相贴构成鼓膜。鼓室周围的间充质分化为三块听小骨。

3. **外耳的发生** 第一鳃沟凹陷形成外耳道。第一鳃沟周围的间充质增生，在外耳道口两侧形成6个结节状隆起，称为耳丘，后来耳丘生长，围绕外耳道口，相互合并形成耳廓。

三、眼、耳的先天性畸形

1. **先天性无虹膜** 属常染色体显性遗传性异常，可能是视杯前缘生长和分化障碍所致。虹膜不能发育，而瞳孔特别大。

2. **瞳孔膜残留** 瞳孔膜未全部退化所致。在瞳孔处有薄膜或蛛网状细丝遮盖在晶状体前面。轻度残留者通常不影响视力及瞳孔活动。

3. **先天性白内障**（congenital cataract） 晶状体混浊不透明，呈灰白色，多为遗传性，属于常染色体显性遗传。也可由于感染风疹病毒、母体甲状腺机能低下、营养不良及维生素缺乏等引起。

4. 先天性耳聋（congenital deafness）　有遗传性和非遗传性两类。遗传性耳聋属常染色体隐性遗传，主要由内耳发育不全、听小骨发育缺陷、耳蜗神经发育不良或外耳道闭锁等原因所致；非遗传性耳聋与妊娠早期感染风疹病毒、使用大量链霉素或新生儿溶血性黄疸等原因有关。先天性耳聋患儿由于听不到语言，不能进行语言学习与锻炼，故常伴有哑。

第七节　四肢的发生

　　大约在第4周末，在胚体左右外侧体壁先后出现上下两对小突起，称为**上肢芽**和**下肢芽**（limb bud），它们由深部增殖的中胚层组织和表面的外胚层组成（图18-27）。肢芽逐渐增长变粗，先后出现近端及远端两个收缩环，将每一肢芽分为三段。上肢芽被分为臂、前臂和手，下肢芽被分为大腿、小腿和足。肢体中轴的间充质先形成软骨，很快便以软骨内成骨的方式形成骨，其周围的间充质分化形成肢体的各肌群，同时，脊神经向肢体内长入。随着肢体的不断伸长及关节形成，肢体由最初的向外侧伸直方位转向体壁弯曲。肢体的手和足最初为扁平浆板状，而后其远端分别各出现四条纵行的沟，手板和足板遂呈蹼状；到第8周蹼膜消失，即形成各自分开的手指和足趾（图18-28）。

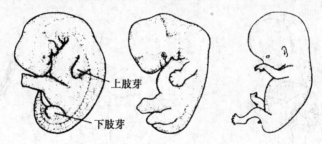

图18-27　肢体的发生

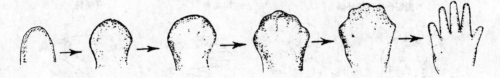

图18-28　手的形态演变

第十九章
先天性畸形

　　先天性畸形（congenital malformation）是由于胚胎发育紊乱而导致的、以形态结构异常为主要特征的出生缺陷（图19-1）。其发生原因是多方面的，与遗传因素、环境因素及两者的相互作用密切相关。随着现代工业的快速发展及环境污染的加剧，先天性畸形的发生率有上升趋势，严重影响了人类的生存质量。先天性畸形是常见病之一，也是死胎、流产、早产和新生儿死亡的主要原因。先天性畸形的发生重在预防。

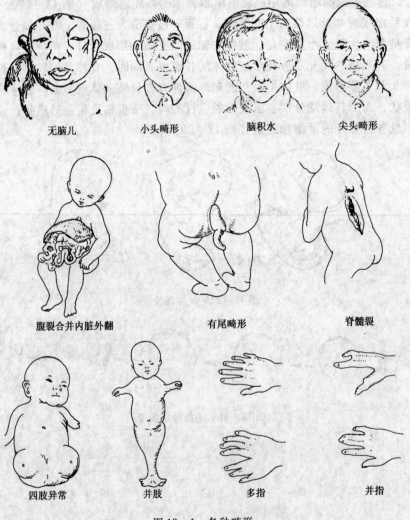

无脑儿　　　　小头畸形　　　　脑积水　　　　尖头畸形

腹裂合并内脏外翻　　　　有尾畸形　　　　脊髓裂

四肢异常　　　　并肢　　　　多指　　　　并指

图19-1　各种畸形

第一节 先天性畸形的发生原因

一、遗传因素

在人类的各种先天性畸形中，因遗传因素导致的畸形占25%，约有2000种。

（一）染色体畸变

染色体畸变（chromosome aberration）包括染色体数目与结构的异常。可由亲代遗传，也可因生殖细胞发育异常所致。

1. **染色体数目异常** 多因减数分裂中同源染色体不分离所致。表现为染色体数目的增加（常见于三体型）或减少（常见于单体型），可发生在常染色体，也可发生在性染色体。①三体型：如唐氏综合征（Down syndrome），又称先天性愚型，为21号染色体三体（47，XY，+21）。先天性睾丸发育不全，即klinefelter综合征，为性染色体三体（47，XXY）。②单体型：常染色体单体型的胚胎几乎不能存活；性染色体单体型的胚胎成活率很低，约为3%。如先天性卵巢发育不全，即Turner综合征（45，XO）。

2. **染色体结构异常** 多因染色体断裂，其断片发生缺失、易位、倒置、重复等。如猫叫综合征（cat's cry syndrome）为5号染色体短臂末端断裂缺失，婴儿哭声似猫叫（喉软骨不全）。慢性粒细胞白血病为22号染色体长臂断裂，其断片易位至9号染色体。

（二）基因突变

基因突变（gene mutation）指染色体上基因的碱基组成或排列顺序发生变化，染色体组型不变，染色体外形未见异常。基因突变所致的遗传病主要表现在微观结构或功能方面，如苯丙酮酸尿症、镰刀状细胞贫血、软骨发育不全、小头畸形、多囊肾、肾上腺肥大等。睾丸女性化综合征即X染色体上Tfm位点的基因突变，使患者机体合成雄激素受体的能力缺乏，产生的雄激素不能发挥作用。

二、环境因素

由环境因素引起的先天性畸形占10%。能引起先天性畸形的环境因素统称为**致畸因子**（teratogen）。胚胎发育受胚胎微环境、母体内环境及母体外环境的影响。

（一）生物性致畸因子

生物性致畸因子可穿过胎盘屏障直接影响胚胎发育，或通过影响母体正常代谢（发热、酸中毒、缺氧等），干扰胎盘的转运功能，损伤胎盘屏障，诱发胚胎发育异常。现已明确感染风疹病毒、巨细胞病毒、单纯疱疹病毒、弓形体、梅毒螺旋体等，对人类胚胎有致畸作用。

（二）化学性致畸因子

随着社会现代化程度的提高，化学污染日益加剧，工业"三废"、农药、某些食品添加剂、防腐剂中，均有致畸因子。某些重金属汞、铅、镉、砷等有致畸作用，如"水俣病"是孕妇食用被汞污染的鱼虾，影响胎儿神经系统发育异常而导致的畸形。某些含磷的农药如敌枯双，某些多环芳香碳氢化合物、亚硝基化合物、烷基和苯类化合物等，也有致畸作用。

（三）物理性致畸因子

各种射线、机械性压迫（脐带缠绕等）和损伤等均可影响胚胎发育，导致畸形。微波、高温、严寒等对人类胚胎是否有致畸作用，尚需进一步证实。

（四）致畸性药物

多数抗肿瘤药物，某些抗惊厥药物及治疗精神病的药物，某些抗生素、抗凝血药物、激素等，有致畸作用。如抗肿瘤药物氨基蝶呤，能导致神经系统及四肢畸形；抗惊厥药可致胎儿心脏畸形、面裂（图18-4）等。反应停（又称酞胺派啶酮）在20世纪60年代为治疗妊娠呕吐的药物，结果导致大批短肢、无肢的畸形儿发生（图19-1）。大剂量链霉素、新生霉素可导致先天性耳聋、先天性白内障、短肢畸形等。

（五）其他致畸因子

缺氧、严重营养不良可影响胎儿发育而致畸。酒精及香烟中的尼古丁不仅能经孕妇体内直接影响胚胎的正常发育，而且能因父亲精子异常而影响胚胎神经系统的发育。吸烟、酗酒对子代的影响已引起人们的高度重视。吸烟者的吸烟量与胚胎畸形发生率成正比，与新生儿体重成反比。亲代酗酒可致子代发生多种畸形，**称胎儿酒精综合征**（fetal alcohol syndrome），可致胎儿发育迟缓，小头、小眼、眼距小等。

三、遗传因素与环境因素共同作用

由遗传因素与环境因素相互作用而引起的先天性畸形，约占65%。在这种相互作用中，衡量遗传因素所起作用（大小）的指标称遗传度。如无脑儿的遗传度为60%，先天性心脏畸形的遗传度为35%，先天性幽门狭窄的遗传度为75%，先天性巨结肠的遗传度为80%。环境致畸因子可引起基因突变或染色体畸变，导致胚胎发育异常；而胚胎的基因型（遗传因素）可决定并影响胚胎对环境致畸因子的易感程度，它在种间及个体间均有差异。如考的松对小白鼠有较明显的致畸作用，引起腭裂，但对猪、猴等几乎无影响。如反应停的使用，可导致人类和其他灵长类动物发生残肢畸形，即易感程度高，而对灵长类动物以外的其他哺乳动物几乎无任何致畸作用。流行病学调查发现，在相同环境条件下，同期怀孕的妇女，同时感染了同型风疹病毒，结果有的新生儿出现先天性畸形，有的则完全正常，显示每个胚胎的遗传基因对风疹病毒的敏感性不同。

第二节　致畸敏感期

致畸敏感期（susceptible period）指胚胎在致畸因子的作用下最易发生畸形的发育时期。在胚胎的整个发育过程中，各发育阶段对致畸因子的敏感性是不同的。这不仅与致畸因子的作用强度及胚胎的遗传特性有关，而且与该发育阶段胚胎细胞的分裂速度、分化程度密切相关，故各器官的致畸敏感期与其发生期大致相同（图19-2）。

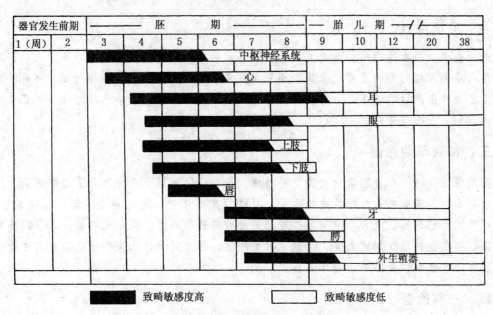

器官发生前期	胚	期						胎 儿 期				
1（周）	2	3	4	5	6	7	8	9	10	12	20	38

图 19-2　人胚胎主要器官的致畸敏感期

（致畸敏感度高 ■　　致畸敏感度低 □）

胚前期，细胞分化程度低，对致畸因子不太敏感；若致畸作用强，可导致胚胎死亡，引起流产；若致畸作用弱，则少量细胞受损或死亡的细胞由周围正常细胞代偿，一般不发生畸形。胚期，胚胎细胞分裂、分化活跃，代谢旺盛，极易受到致畸因子的干扰，影响胚胎正常发育，是胚胎全部发育过程中的致畸敏感期。由于各器官原基的发生和分化时间不同步，致畸敏感期也有一定的差别。胎儿期，对致畸因子的敏感性降低，致畸因子多影响组织结构和功能，一般无器官水平的畸形。而外生殖器、耳、腭、神经系统等器官发育较晚或持续时间长，仍可有畸形发生。

反应停的致畸敏感期为胚胎发育的第21～40天。风疹病毒的致畸敏感期为受精后第1个月，致畸率为50%，第3个月仅为6%～8%。故不同致畸因子作用于胚胎有各自不同的致畸敏感期。

第三节　先天性畸形的预防

随着社会的发展，人口素质的提高，预防先天性畸形的发生，防患于未然，已成为当今世界人口控制中一项极为重要的课题。

一、提高健康水平

我国人口政策包括控制人口数量与提高人口素质。优生是提高人口素质的重要环节，包括普及优生知识，禁止近亲结婚，保护生态环境，减少大气污染与废物排放，养成良好的生活习惯，饮食规律，无不良嗜好及恶习，有病及时就医等，有利于提高健康水平。

二、遗传咨询

遗传咨询是防止遗传病和由遗传因素所致先天性畸形发生的重要措施。医务人员应对患有遗传病或先天性畸形的患者、家属等相关人员提出的有关遗传病的各种问题进行解答，提出防治方法和应采取的措施，供患者在婚姻、生育等问题上做出正确选择。对不适宜结婚或生育的人们，应明确告知。

三、加强孕期保健

孕期保健是防止环境因素致畸的重要措施。孕期应注意以下几方面：①预防感染，尤其在妊娠前8周，避免感染生物性致畸因子，可进行免疫注射，远离感染源等。②谨慎用药。孕期用药需严格选择，尤其在孕早期；若必须用致畸药物治疗，应中止妊娠。③孕期要戒除烟、酒，并重视被动吸烟的危害。④减免射线照射，因为对母体无害的照射剂量就可能影响胚胎发育。⑤注意饮食搭配，合理营养。

四、产前检查

产前检查可防止严重畸形儿的出生，对有遗传病家族史的夫妇，生过畸形儿或有多次自然流产、死胎的孕妇，以及孕期接触各种环境致畸因子的孕妇，是十分必要的。常用的产前检查方法有以下三方面：

（一）羊水检查

可在妊娠4个月左右时进行。行羊膜穿刺法抽取羊水，进行染色体分析和生化分析。羊水细胞的染色体组型检查和DNA分析可反映胚胎的遗传状况，检测出由染色体异常而引起的先天性畸形。羊水的化学成分分析，如若羊水中检测出乙酰胆碱同工酶，甲胎蛋白含量明显增高（高于正常数十倍），为开放性神经管畸形。测定17-羟孕酮在羊水中的含量，可作为肾上腺性征综合征的诊断标准。

（二）绒毛膜活检

可诊断胚胎染色体异常，因胚胎与绒毛膜染色体组型相同。在妊娠第8周可进行该检查。

（三）仪器检查

B型超声波为一安全、简便的常规产前检查方法，可发现胎儿外部及某些内脏的畸形。胎儿镜是一种较直观的检查方法，它是用光导纤维制成的内窥镜，可集观察胎儿外形、采取胎儿血样或皮肤、给胎儿注射药物等为一体。

附录一 主要参考书目和期刊

参考书目：

1. 贲长恩主编．组织学与胚胎学．北京：学苑出版社，1999
2. 邹仲之主编．组织学与胚胎学．第五版．北京：人民卫生出版社，2001
3. 成令忠主编．组织学与胚胎学．第四版．北京：人民卫生出版社，1997
4. 聂毓秀主编．组织学与胚胎学．第21版．北京：人民卫生出版社，2000
5. 高英茂主编．组织学与胚胎学．北京：人民卫生出版社，2001
6. 蔡文琴，等主编．实用免疫细胞化学与核酸分子杂交技术．成都：四川科学技术出版社．1994
7. 杨景山主编．医学细胞化学与生物技术．北京：北京医科大学中国协和医科大学联合出版社，1990
8. 苏慧慈主编．原位杂交．北京：中国科学技术出版社，1994
9. 谢锦玉主编．现代细胞化学技术及其在中西医药中的应用．北京：中医古籍出版社，1998
10. Su Huici（苏慧慈）（ed）．A Textbook of Histology. China Science and Technology Press. Beijing：China. 1993
11. Moore KL（何泽涌主译）．人体发生学．北京：人民卫生出版社，1982

期刊：

1. 解剖学报 中国解剖学会出版
2. 解剖学杂志 中国解剖学会出版
3. 中国组织化学与细胞化学杂志 中国解剖学会出版
4. 中国解剖科学进展 中国解剖学会出版
5. 中国中西医结合杂志 中国中西医结合学会出版
6. 中国中医基础医学杂志 国家中医药管理局出版

附录二 组织学与胚胎学常用名词英汉对照

组 织 学

centroacinar cell 泡心细胞 121

chief cell 主细胞（甲状旁腺） 180

chief cell 主细胞（胃） 109

chondroblast 成软骨细胞 28

chondrocyte 软骨细胞 28

chromaffin cell 嗜铬细胞 181

chromophobe cell 嫌色细胞 184

ciliary body 睫状体 167

ciliated cell 纤毛细胞 133

cilium 纤毛 15

Clara cell 克拉拉细胞 137

collagen fibril 胶原原纤维 23

collagenous fiber 胶原纤维 23

collecting tubule 集合小管 149

compact bone 密质骨 29

cone cell 视锥细胞 169

connective tissue 结缔组织 21

continuous capillary 连续毛细血管 82

cornea 角膜 164

corneal limbus 角膜缘 166

corona radiata 放射冠 203

corpus albicans 白体 206

corpus luteum 黄体 205

cortical labyrinth 皮质迷路 143

corticotroph 促肾上腺皮质激素细胞 184

covering epithelium 被覆上皮 8

crista ampullaris 壶腹嵴 173

cumulus oophorus 卵丘 204

cytochemistry 细胞化学术 5

D

D cell D 细胞 115

dendrite 树突 51

dense connective tissue 致密结缔组织 25

dental pulp 牙髓 106

dentin 牙本质 105

dermis 真皮 158

desmosome 桥粒 16

diffuse lymphoid tissue 弥散淋巴组织 89

diffuse neuroendocrine system, DNES 弥散神经内

分泌系统 188

distal tubule 远端小管 149

duodenal gland 十二指肠腺 115

dust cell 尘细胞 140

E

sweat gland 汗腺 160

ECL cell ECL 细胞 118

elastic artery 弹性动脉 78

elastic cartilage 弹性软骨 28

elastic fiber 弹性纤维 23

enamel 釉质 105

endocardium 心内膜 75

endochondral ossification 软骨内成骨 31

endometrium 子宫内膜 207

endothelial cell 内皮细胞 77

endothelium 内皮 8

eosinophilic granulocyte, eosinophil 嗜酸粒

细胞 35

ependymal cell 室管膜细胞 56

epiphyseal plate 骺板 32

epithelial tissue 上皮组织 8

erythrocyte, red blood cell 红细胞 33

extracellular matrix 细胞外基质 1

F

fat – storing cell 贮脂细胞 126

fenestrated capillary 有孔毛细血管 83

fibroblast 成纤维细胞 23

fibrosa 纤维膜 103

fibrous cartilage 纤维软骨 28

filtration membrane 滤过膜 146

filtration membrane 滤过屏障 146

follicular cell 卵泡细胞 202

follicular dendritic cell 滤泡树突状细胞 90

fundic gland 胃底腺 108

G

gland 腺 12

ganglion cell 节细胞 73

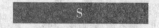

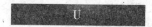
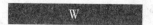
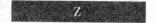
胚 胎 学

教材与教学配套用书

新世纪全国高等中医药院校规划教材

注：凡标○号者为"普通高等教育'十五'国家级规划教材"；凡标★号者为"普通高等教育'十一五'国家级规划教材"

（一）中医学类专业

1　中国医学史（常存库主编）○★
2　医古文（段逸山主编）○★
3　中医各家学说（严世芸主编）○★
4　中医基础理论（孙广仁主编）○★
5　中医诊断学（朱文锋主编）○★
6　内经选读（王庆其主编）○★
7　伤寒学（熊曼琪主编）○★
8　金匮要略（范永升主编）★
9　温病学（林培政主编）★
10　中药学（高学敏主编）★
11　方剂学（邓中甲主编）○
12　中医内科学（周仲瑛主编）○★
13　中医外科学（李曰庆主编）★
14　中医妇科学（张玉珍主编）○★
15　中医儿科学（汪受传主编）○★
16　中医骨伤科学（王和鸣主编）○★
17　中医耳鼻咽喉科学（王士贞主编）○★
18　中医眼科学（曾庆华主编）○★
19　中医急诊学（姜良铎主编）○★
20　针灸学（石学敏主编）○★
21　推拿学（严隽陶主编）○★
22　正常人体解剖学（严振国　杨茂有主编）★
23　组织学与胚胎学（蔡玉文主编）○★
24　生理学（施雪筠主编）○★
　　生理学实验指导（施雪筠主编）
25　病理学（黄玉芳主编）○★
　　病理学实验指导（黄玉芳主编）
26　药理学（吕圭源主编）
27　生物化学（王继峰主编）○★
28　免疫学基础与病原生物学（杨黎青主编）○★
29　诊断学基础（戴万亨主编）★
30　西医外科学（李乃卿主编）★
31　内科学（徐蓉娟主编）○

（二）针灸推拿学专业（与中医学专业相同的课程未列）

1　经络腧穴学（沈雪勇主编）○★
2　刺法灸法学（陆寿康主编）★
3　针灸治疗学（王启才主编）
4　实验针灸学（李忠仁主编）○★
5　推拿手法学（王国才主编）○★
6　针灸医籍选读（吴富东主编）★

（三）中药学类专业

1　药用植物学（姚振生主编）○★
　　药用植物学实验指导（姚振生主编）
2　中医学基础（张登本主编）
3　中药药理学（侯家玉　方泰惠主编）○★
4　中药化学（匡海学主编）○★
5　中药炮制学（龚千锋主编）○★
6　中药鉴定学（康廷国主编）★
　　中药鉴定学实验指导（吴德康主编）
7　中药药剂学（张兆旺主编）○★
8　中药制剂分析（梁生旺主编）○
9　中药制药工程原理与设备（刘落宪主编）★
10　高等数学（周　喆主编）
11　中医药统计学（周仁郁主编）
12　物理学（余国建主编）
13　无机化学（铁步荣　贾桂芝主编）★
　　无机化学实验（铁步荣　贾桂芝主编）

14 有机化学（洪筱坤主编）★　　　　　　16 分析化学（黄世德　梁生旺主编）

　　有机化学实验（彭松　林辉主编）　　　　　分析化学实验（黄世德　梁生旺主编）

15 物理化学（刘幸平主编）　　　　　　　17 医用物理学（余国建主编）

（四）中西医结合专业

1 中外医学史（张大庆　和中浚主编）　　　9 中西医结合传染病学（刘金星主编）

2 中西医结合医学导论（陈士奎主编）★　　10 中西医结合肿瘤病学（刘亚娴主编）

3 中西医结合内科学（蔡光先　赵玉庸主编）★　11 中西医结合皮肤性病学（陈德宇主编）

4 中西医结合外科学（李乃卿主编）★　　　12 中西医结合精神病学（张宏耕主编）★

5 中西医结合儿科学（王雪峰主编）★　　　13 中西医结合妇科学（尤昭玲主编）★

6 中西医结合耳鼻咽喉科学（田道法主编）★　14 中西医结合骨伤科学（石印玉主编）★

7 中西医结合口腔科学（李元聪主编）　　　15 中西医结合危重病学（熊旭东主编）★

8 中西医结合眼科学（段俊国主编）★　　　16 中西医结合肛肠病学（陆金根主编）★

（五）护理专业

1 护理学导论（韩丽沙　吴瑛主编）★　　　12 外科护理学（张燕生　路潜主编）

2 护理学基础（吕淑琴　尚少梅主编）　　　13 妇产科护理学（郑修霞　李京枝主编）

3 中医护理学基础（刘虹主编）★　　　　　14 儿科护理学（汪受传　洪黛玲主编）★

4 健康评估（吕探云　王琦主编）　　　　　15 骨伤科护理学（陆静波主编）

5 护理科研（肖顺贞　申杰主编）　　　　　16 五官科护理学（丁淑华　席淑新主编）

6 护理心理学（胡永年　刘晓虹主编）　　　17 急救护理学（牛德群主编）

7 护理管理学（关永杰　宫玉花主编）　　　18 养生康复学（马烈光　李英华主编）★

8 护理教育（孙宏玉　简福爱主编）　　　　19 社区护理学（冯正仪　王珏主编）

9 护理美学（林俊华　刘宇主编）★　　　　20 营养与食疗学（吴翠珍主编）★

10 内科护理学（徐桂华主编）上册★　　　　21 护理专业英语（黄嘉陵主编）

11 内科护理学（姚景鹏主编）下册★　　　　22 护理伦理学（马家忠　张晨主编）★

（六）七年制

1 中医儿科学（汪受传主编）★　　　　　　10 中医养生康复学（王旭东主编）

2 临床中药学（张廷模主编）○★　　　　　11 中医哲学基础（张其成主编）★

3 中医诊断学（王忆勤主编）○★　　　　　12 中医古汉语基础（邵冠勇主编）★

4 内经学（王洪图主编）○★　　　　　　　13 针灸学（梁繁荣主编）○★

5 中医妇科学（马宝璋主编）○★　　　　　14 中医骨伤科学（施杞主编）○★

6 温病学（杨进主编）★　　　　　　　　　15 中医医家学说及学术思想史（严世芸主编）○★

7 金匮要略（张家礼主编）○★　　　　　　16 中医外科学（陈红风主编）○★

8 中医基础理论（曹洪欣主编）○★　　　　17 中医内科学（田德禄主编）○★

9 伤寒论（姜建国主编）★　　　　　　　　18 方剂学（李冀主编）○★

新世纪全国高等中医药院校创新教材（含五、七年制）

1 中医文献学（严季澜主编）★　　　　　　4 中医临床护理学（杨少雄主编）★

2 中医临床基础学（熊曼琪主编）　　　　　5 中医临床概论（金国梁主编）

3 中医内科急症学（周仲瑛　金妙文主编）★　6 中医食疗学（倪世美主编）

新世纪全国高等中医药院校规划教材配套教学用书

（一）习题集

（二）易学助考口袋丛书

中医执业医师资格考试用书

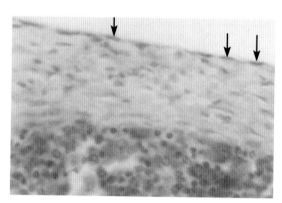

彩图1　单层扁平上皮 HE 染色（↑脾脏间皮）

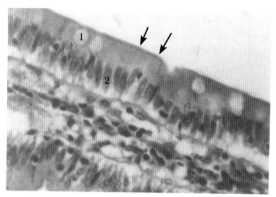

彩图2　小肠单层柱状上皮及基膜　HE 染色
↑纹状缘；1. 杯状细胞；2. 柱状细胞

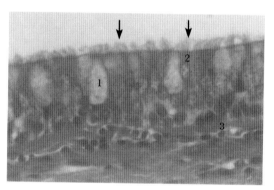

彩图3　气管假复层纤毛柱状上皮及基膜　HE 染色
↑纤毛；1. 杯状细胞；2. 柱状细胞；3. 基膜

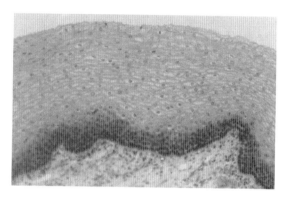

彩图4　食管复层扁平上皮　HE 染色

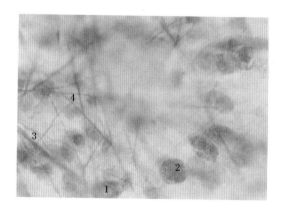

彩图5　疏松结缔组织　混合染色
1. 巨噬细胞；2. 肥大细胞；3. 胶原纤维；4. 弹性纤维

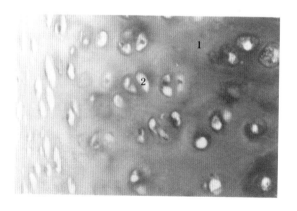

彩图6　透明软骨　HE 染色
1. 软骨基质；2. 软骨陷窝

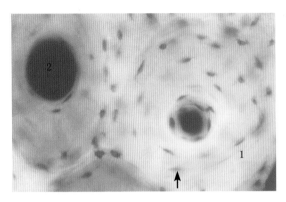

彩图 7　骨磨片　HE 染色
↑骨陷窝及发出的骨小管；1.哈弗斯骨板；2.中央管

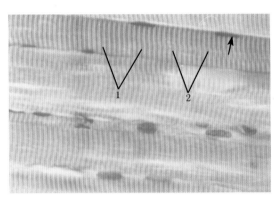

彩图 8　骨骼肌　铁苏木素染色
1.暗带；2.明带；↑细胞核

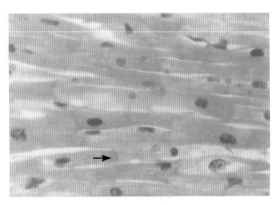

彩图 9　心肌纤维及闰盘　HE 染色
↑闰盘

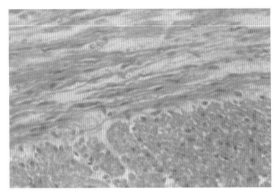

彩图 10　平滑肌　HE 染色
上　纵切面；下　横切面

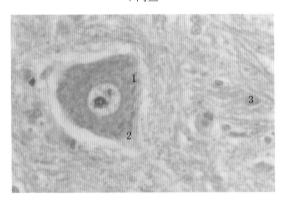

彩图 11　脊髓运动神经元　HE 染色
1.尼氏体；2.轴丘；3.神经胶质细胞核

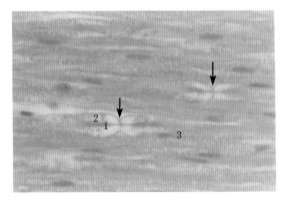

彩图 12　有髓神经纤维　HE 染色
↑郎飞结；1.轴突；2.髓鞘；3.施万细胞核

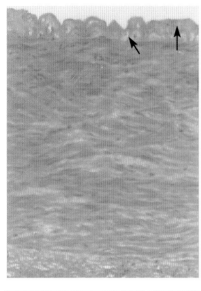

彩图 13
中动脉
HE 染色
↑ 内弹性膜；
1. 外弹性膜

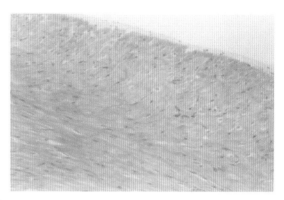

彩图 14　心内膜与心肌膜　HE 染色

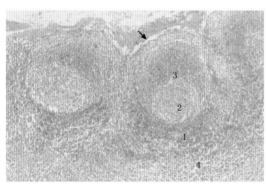

彩图 15　淋巴结皮质　HE 染色
1. 暗区；2. 明区；3. 小结帽；4. 副皮质区；↑被膜下窦

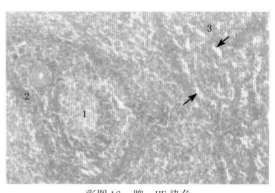

彩图 16　脾　HE 染色
1. 脾小体；2. 动脉周围淋巴鞘；3. 脾索；↑脾窦

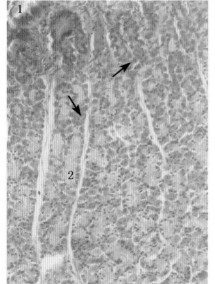

彩图 17
胃黏膜
HE 染色
1. 胃小凹；
2. 主细胞；
↑壁细胞

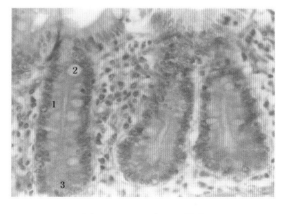

彩图 18　小肠腺　HE 染色
1. 柱状细胞；2. 杯状细胞；3. 潘氏细胞

4

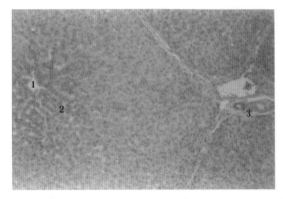

彩图 19　猪肝　HE 染色
1.中央静脉；2.肝索；3.门管区

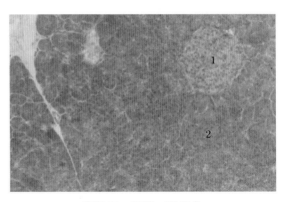

彩图 20　胰腺　HE 染色
1.胰岛；2.外分泌部

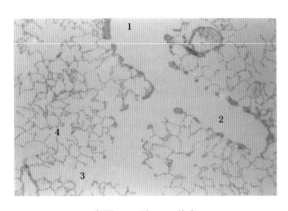

彩图 21　肺　HE 染色
1.呼吸性细支气管；2.肺泡管；3.肺泡囊；4.肺泡

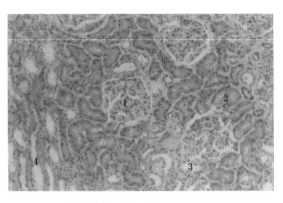

彩图 22　肾皮质　HE 染色
1.肾小体；2.近曲小管；3.远曲小管；4.髓放线

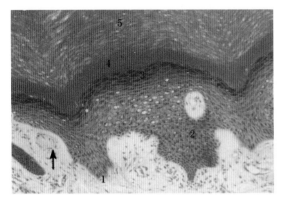

彩图 23　手指皮　HE 染色
1.基底层；2.棘层；3.颗粒层；4.透明层；5.角质层；
↑触觉小体

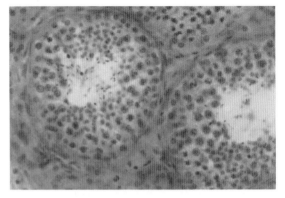

彩图 24　睾丸　HE 染色

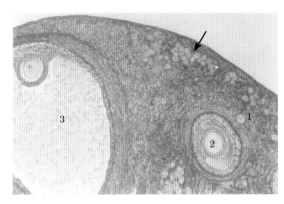

彩图 25　卵巢　HE 染色
↑原始卵泡；1.初级卵泡；2.次级卵泡；3.成熟卵泡

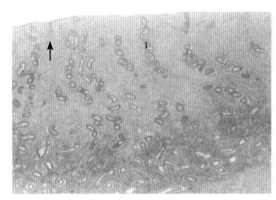

彩图 26　增生期子宫内膜　HE 染色
↑螺旋动脉；1.子宫腺

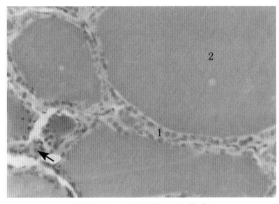

彩图 27　甲状腺　HE 染色
1.滤泡上皮；2.胶质；↑滤泡旁细胞

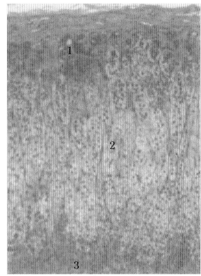
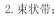

彩图 28
肾上腺皮质
HE 染色
1.球状带；
2.束状带；
3.网状带

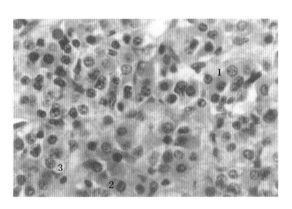

彩图 29　腺垂体远侧部　HE 染色
1.嗜酸性细胞；2.嗜碱性细胞；3.嫌色细胞

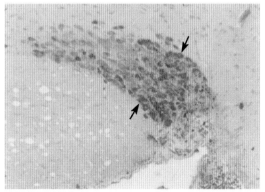

彩图 30　免疫组织化学（PAP 法），↑示视上核
血管加压素细胞呈阳性
（于永霞教授提供）

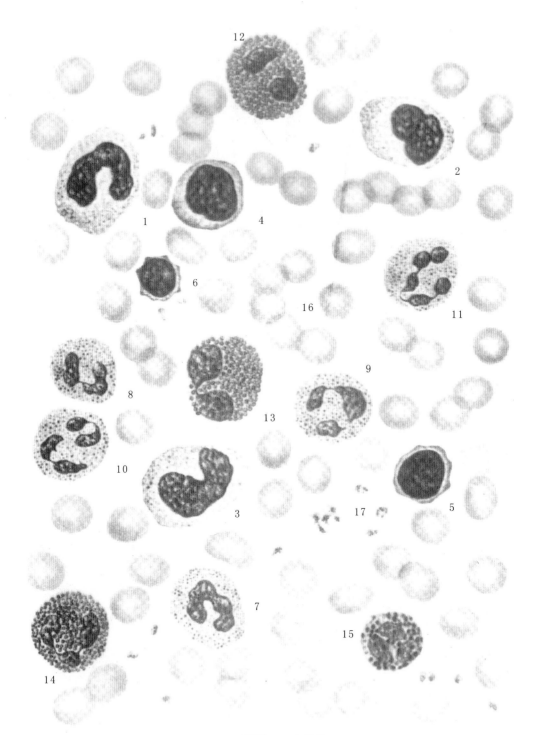

彩图31　血细胞
1.2.3.单核细胞　4.5.6.淋巴细胞　7.8.9.10.11.中性粒细胞
12.13.14.嗜酸粒细胞　15.嗜碱粒细胞　16.红细胞　17.血小板

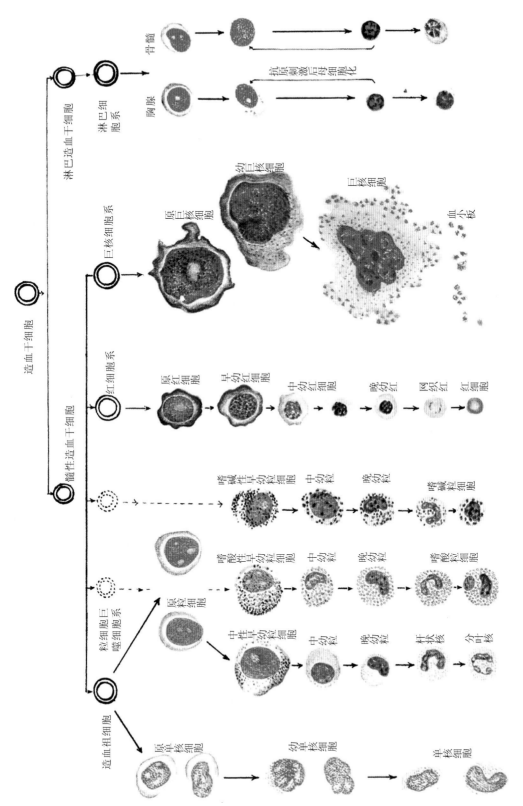

彩图32 血细胞的发生

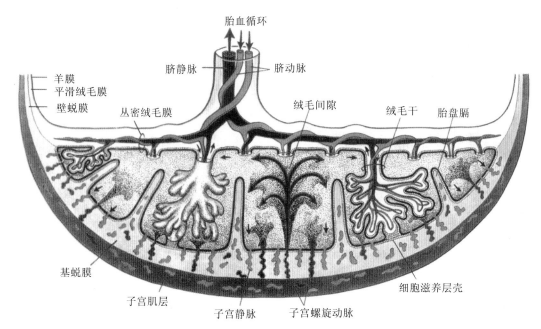

胎血循环

脐静脉　　　　　　　脐动脉

羊膜
平滑绒毛膜
壁蜕膜
丛密绒毛膜　　　　　绒毛间隙　　　　　　绒毛干　　胎盘膈

基蜕膜　　　　　　　　　　　　　　　　　　　　　细胞滋养层壳

子宫肌层　　　子宫静脉　　子宫螺旋动脉

彩图 33　　胎盘的结构与血循环模式图（箭头示血流方向）
红色示富含营养与 O_2 的血，蓝色示含代谢废物与 CO_2 的血

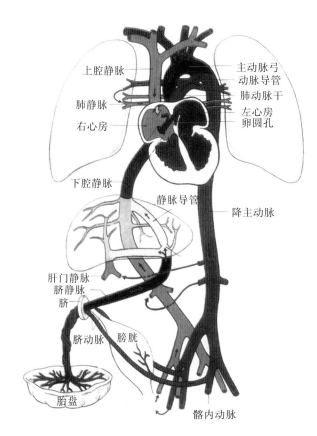

上腔静脉　　　　　　　　　主动脉弓
　　　　　　　　　　　　　动脉导管
　　　　　　　　　　　　　肺动脉干
肺静脉　　　　　　　　　　左心房
右心房　　　　　　　　　　卵圆孔

下腔静脉

静脉导管　　　　　降主动脉

肝门静脉
脐静脉
脐

脐动脉　　膀胱

胎盘　　　　　　　　　髂内动脉

彩图 34　胎儿血液循环模式图

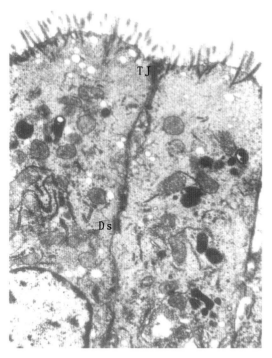

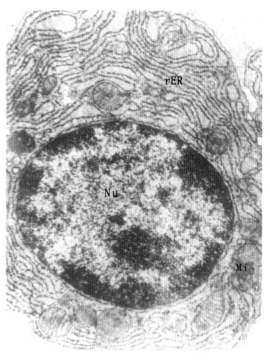

电镜图 1　人直肠上皮细胞间连接

可见相邻细胞间有紧密连接（TJ）和桥粒（Ds）。细胞游离面有稀少微绒毛　×10000

电镜图 2　人肾间质内浆细胞

细胞核(Nu)呈卵圆形，靠近细胞一侧。胞质内含丰富的粗面内质网(rER)和线粒体(Mi)　×23000

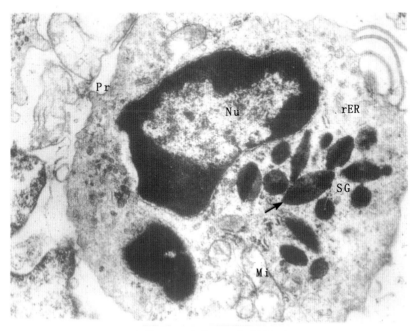

电镜图 3　人外周血嗜酸粒细胞

细胞表面有小突起(Pr)。细胞核(Nu)分为两叶。胞质内有嗜酸性颗粒(SG)，颗粒呈梭形或圆形，外有膜包被，内有呈高电子密度的长形结晶体(↑)，胞质内还有线粒体(Mi)、粗面内质网(rER)等　×30000

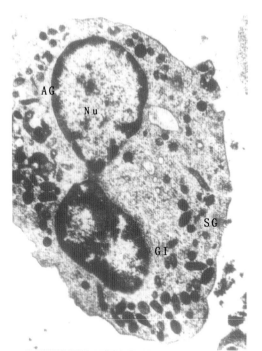

电镜图4　人外周血中性粒细胞

胞核(Nu)分两叶。胞质内可见许多特殊颗粒(SG)和
嗜天青颗粒(AG)，散在的多糖体(GI)　×28000

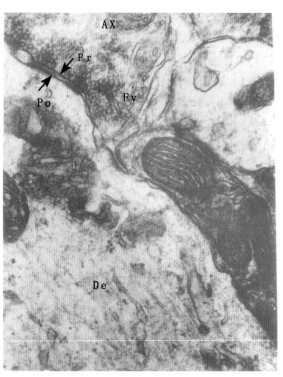

电镜图5　胎儿脊髓前角轴－树突触

可见突触前膜(Pr↑)、突触后膜(Po↑)及两者间的突触间
隙。突触小体内有密集扁平小泡(FV)　×50000

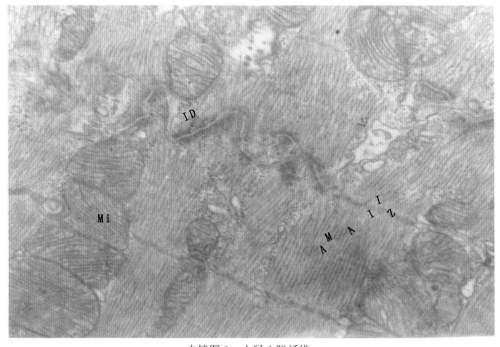

电镜图6　小鼠心肌纤维

暗带(A)、M线(M)、明带(I)、Z线(Z)，可见闰盘(ID)，肌间丰富的线粒体(Mi)　×38000

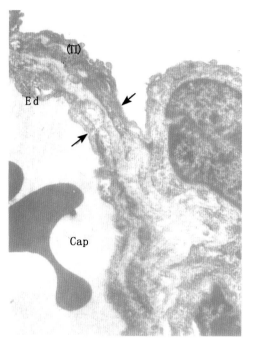

电镜图7　人胃黏膜下层连续毛细血管

内皮细胞(Ed)含核部较厚，向管腔内突出。细胞表面有许多小突起(↑)。内皮外侧有连续的基膜(BL)，可见周细胞(Pc)　×8000

电镜图8　兔肺气－血屏障

毛细血管(Cap)、内皮细胞(Ed)外有基膜与Ⅰ型肺泡细胞(TI)及其基膜共同构成气－血屏障(→←)　×7500

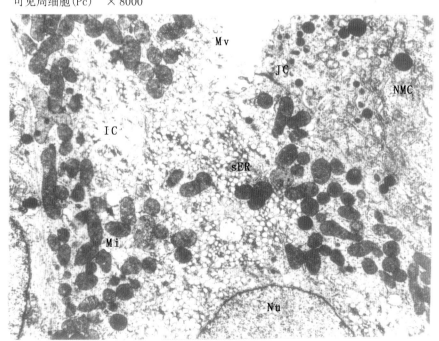

电镜图9　人胃底腺的壁细胞

可见壁细胞核(Nu)。胞质内滑面内质网(sER)发达，丰富的线粒体(Mi)，细胞内小管(IC)管腔较小，管壁上的微绒毛(Mv)也较短小。壁细胞与颈黏液细胞(NMC)间可见连接复合体(JC)　×14000

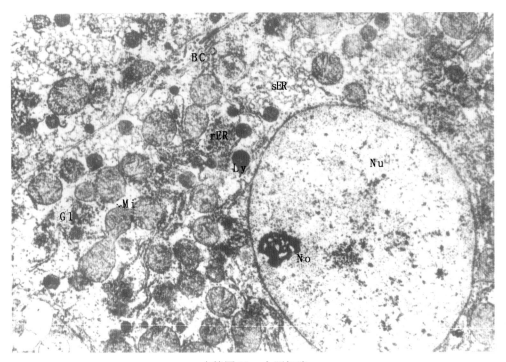

电镜图 10　人肝细胞

细胞核(Nu)呈圆形，可见核仁(No)。胞质内可见丰富的细胞器：粗面内质网(rER)、滑面内质网(sER)、线粒
体(Mi)、溶酶体(Ly)及糖原颗粒(GI)等。相邻肝细胞间可见胆小管(BC)　×6000

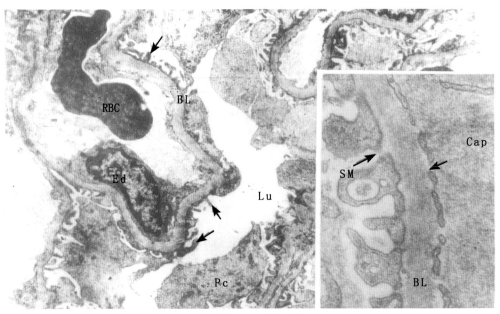

电镜图 11　人肾小体

毛细血管内皮细胞(Ed)含核部分突向管腔，管腔内可见红细胞(RBC)。足细胞(Pc)伸出许多次级突起(↑)贴
附在毛细血管基膜(BL)上。图中央部为肾小囊腔(Lu)。右下图显示人肾小体的滤过屏障。毛细血管(Cap)内
皮的窗孔(↑)、基膜(BL)及足细胞次级突起的裂孔膜(SM↑)　×45000